中国县级医院眼科护理教程

Ophthalmic Nursing Tutorial for County-level Hospitals in China

主　　编　王宁利

分册主编　李　越　刘淑贤　董桂霞

编　　委（按姓氏笔画排序）

马张芳（首都医科大学附属北京同仁医院）　　何为民（四川大学华西医院）

马晓薇（首都医科大学附属北京同仁医院）　　张　颖（首都医科大学附属北京同仁医院）

王文鲜（首都医科大学附属北京同仁医院）　　陈　俊（四川大学华西医院）

王宁利（首都医科大学附属北京同仁医院）　　罗　瑛（首都医科大学附属北京同仁医院）

王晶雪（首都医科大学附属北京同仁医院）　　金　颖（首都医科大学附属北京同仁医院）

井　卉（首都医科大学附属北京同仁医院）　　赵　雁（首都医科大学附属北京同仁医院）

刘淑贤（首都医科大学附属北京同仁医院）　　骆洪梅（四川大学华西医院）

刘敬楠（首都医科大学附属北京同仁医院）　　唐　丹（首都医科大学附属北京同仁医院）

李　越（首都医科大学附属北京同仁医院）　　黄馨颖（首都医科大学附属北京同仁医院）

杨　慧（首都医科大学附属北京同仁医院）　　董桂霞（首都医科大学附属北京同仁医院）

杨晓平（首都医科大学附属北京同仁医院）　　曾继红（四川大学华西医院）

U0294677

人民卫生出版社

图书在版编目（CIP）数据

中国县级医院眼科护理教程 / 王宁利主编. —北京：人民卫生出版社，2017

中国县级医院眼科团队培训系列教程

ISBN 978-7-117-24019-2

Ⅰ. ①中… Ⅱ. ①王… Ⅲ. ①眼病－护理－技术培训－教材 Ⅳ. ①R473.77

中国版本图书馆 CIP 数据核字（2017）第 012386 号

人卫智网	www.ipmph.com	医学教育、学术、考试、健康，购书智慧智能综合服务平台
人卫官网	www.pmph.com	人卫官方资讯发布平台

中国县级医院眼科团队培训系列教程

中国县级医院眼科护理教程

主　　编：王宁利

出版发行：人民卫生出版社（中继线 010-59780011）

地　　址：北京市朝阳区潘家园南里 19 号

邮　　编：100021

E - mail：pmph @ pmph.com

购书热线：010-59787592　010-59787584　010-65264830

印　　刷：北京人卫印刷厂

经　　销：新华书店

开　　本：787×1092　1/16　印张：15

字　　数：365 千字

版　　次：2017 年 4 月第 1 版　2017 年 4 月第 1 版第 1 次印刷

标准书号：ISBN 978-7-117-24019-2/R・24020

定　　价：108.00 元

打击盗版举报电话：010-59787491　E-mail：WQ @ pmph.com

（凡属印装质量问题请与本社市场营销中心联系退换）

序

"十二五"期间，我国政府大力推进防盲治盲工作，基本形成了适合我国国情的眼病防治模式，重要致盲性眼病得到了有效遏制：如2015年我国百万人口白内障手术率超过1500，较"十一五"末期提高了56%。但是必须清醒地认识到我国人口众多、目前经济发展欠均衡，80%的视力残疾病人生活在农村地区，作为基层防盲治盲工作的主要实施者——县级医院，将面临着我国眼健康服务的大量工作。2015年国务院办公厅下发文件《关于推进分级诊疗制度建设的指导意见》，明确指出建立分级诊疗制度，合理配置医疗资源、促进医疗卫生服务均等化是深化医药卫生体制改革、建立中国特色基本医疗卫生制度的重要内容。如何扎实有序地推进眼科分级诊疗制度，关键问题在于解决目前基层医疗机构(尤其是县级医院)眼科服务能力弱、服务水平较低的现状，以"强基层"为重点完善分级诊疗服务体系。

"强基层"的第一要素是专业人才的培养，眼科学人才是眼健康服务的实践者，也是保证眼健康效果和质量的关键因素。因此，加强县级医院眼科医务工作者培训，建立由防盲管理人员、眼科医师、护士、验光师组成的眼科团队，发挥基层防盲主战场、基层医生防盲主力军的作用，切实提高县级医院眼科服务能力，真正实现眼科医疗服务的全覆盖、可及性、公平性和有效性。基于此，在国家卫生计生委的主导下，全国防盲技术指导组启动了"中国县级医院眼科团队培训项目"(Standardized Training to Elevate Eyecare in Rural China. China STEER)，目标是通过对县级医院眼科团队的培训，加强县级医院眼科基本服务能力，从"输血帮扶模式"转变成建立"自身造血的模式"，形成可持续发展的模式，落实"十三五"时期精准扶贫理念、有序推进眼科分级诊疗制度。该项目得到国家卫生计生委、中华医学会眼科学分会、国际眼科理事会(ICO)、亚太眼科学分会的大力支持，经过两年的筹备，通过调研、资料收集、内容设计、撰写、图片制作、审核等过程，形成了适合中国县级眼科医生、护士培训，验光师培训、防盲管理者培训的系统教材和教程。为我们县级医院眼科团队培训提供了标准、规范的教材。

县级医院眼科团队培训全套教材共包括如下四个分册：《中国县级医院眼科诊疗技术教程》《中国县级医院眼科护理教程》《同仁眼科手术基础教程》及《中国县级医院眼科验光教程》。该系列教材基于眼科临床实践、突出常见眼病的适用性，归根于眼科医疗团队建设,避免知识陈旧及简单重复,强调启发性及创新意识、创新思维培养,让基层眼科医务工作者真正掌握常见眼病诊疗方法,促进眼科事业长远健康发展。本书每章后的思考题便于进行培训后效果的考核,使教材具有可推广性及可操作性,为加强中国县级医院眼科基本服务能力提供了教材保障。

  中国县级医院眼科团队培训教材是我国眼科学教育史上的重要创举,非常有幸为该书作序,相信随着培训项目的顺利开展,将不负我国医疗卫生体系改革的使命和重任,为培养县级医院具有综合素质和发展潜能的眼科学人才做出更大的贡献。也希望各位眼科同道、防盲事业管理者不吝赐教,以便于这套教材能够与时俱进、不断完善。

国家卫生计生委医政管理局

2016 年 8 月 2 日于北京

前　言

　　为协助基层医院从"等待帮助"走向"自我可持续发展"，全国防盲技术指导组于2016年5月启动"千人培训项目"，希望通过规范化培训的方式将先进的诊疗护理检查技术普及至广大基层医院和贫困县区域，以点带面提高基层眼科医务人员服务能力，加强基层眼保健网络和防盲治盲队伍的建设，为实现世界卫生组织和国际防盲协会提出的"2020年前消除可避免盲"的防盲治盲全球性战略目标而共同努力。

　　《中国县级医院眼科护理教程》是依据中国县级医院眼科人员培训要求制定的中国县级医院眼科团队培训系列教程之一。全书共分为八章，依据基层医院基本诊疗与护理情况而设置，从眼科基本设施与要求到专科检查与操作的规范，从急救的处理到眼科手术室的手术配合以及专科疾病的护理，都进行了详细的论述。

　　本书以独特的视角为广大眼科护理工作者展现眼科疾病护理过程中的临床思维变化，并对疾病护理过程和护理操作过程中的重点加以解读，因为主要面向的是基层医院的眼科护理人员，所以在编写中特别注重使用大量图片和表格等形式来代替文字描述，内容言简意赅，图文并茂，提升了基层人员的阅读兴趣，也增加了该书的可读性和可操作性。

　　本书的编写团队集合了国内多家眼科中心具有丰富临床护理经验的护理人员，为了进一步提高本书的质量，以供再版时修改，因而诚恳地希望各位读者、专家提出宝贵意见。同时也衷心感谢王宁利教授以及国家防盲指导办公室对本书的指导和帮助。

李　越

2016年7月31日

目　　录

第一章　眼科基本设施及要求

第一节　眼科门诊基本设施与要求

一、眼科门诊基本设施

（一）眼科诊室设施（图 1-1-1）

包括：视力表、裂隙灯、直接检眼镜、间接检眼镜、眼球突出计、色盲本、房角镜、医师工作站（电脑、打印机）、诊桌、诊椅、诊床。

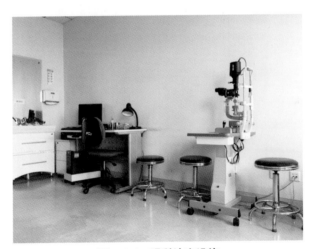

图 1-1-1　眼科诊室设施

眼科诊室设施包括：医师工作站（电脑、打印机）、裂隙灯、直接检眼镜、间接检眼镜、眼球突出计、色盲本、房角镜、视力表等

（二）眼科治疗室设施（图 1-1-2）

包括：治疗操作台（备有：一次性注射器、一次性输液器、生理盐水、受水器、无菌持物钳、无菌罐、无菌器械盒、开睑器、眼睑拉钩、眼用弯剪、眼用镊）（图 1-1-3）、治疗车（备有：无菌持物镊、无菌罐、敷料盒、75% 酒精小瓶、安尔碘、无菌棉签、5% 碘酊、表面麻醉眼药水）（图 1-1-4）、诊床、冷光单孔照明灯、眼压计（非接触眼压计、压陷式眼压计、回弹式眼压计）、输液架、抢救设备及相关药品、氧气等。

1

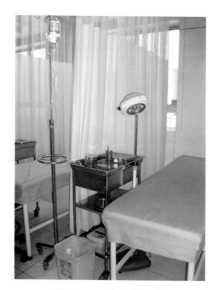

图 1-1-2　治疗室设施

治疗室备有：诊床、冷光单孔照明灯、输液架、抢救设备及相关药品等

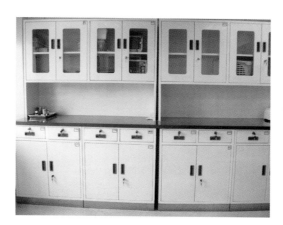

图 1-1-3　治疗操作台

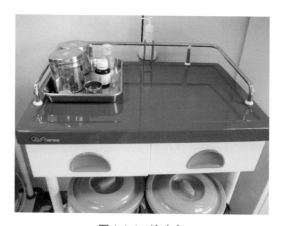

图 1-1-4　治疗车

（三）眼科特殊检查室设施（图 1-1-5）

包括：验光仪、镜片箱、三面镜、视野计、眼科用 A/B 超声诊断仪、眼科超声生物显微镜（ultrasound biomicroscopy，UBM）、角膜曲率计、角膜内皮细胞计数仪、眼科电生理仪、相干光断层扫描仪（optical coherence tomography，OCT）、角膜地形图仪、视网膜荧光眼底造影机、YAG 激光仪、光凝激光设备、氩离子激光机等。

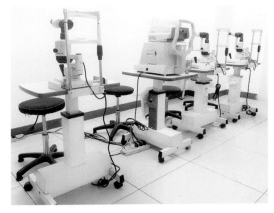

图 1-1-5　眼科特殊检查室

二、眼科门诊的管理

眼科门诊护理的主要任务是作好开诊前的准备，安排病人有序就诊，协助医师进行检查治疗，做好健康教育与指导。

1．诊室卫生　做到清洁、整齐、明亮、通风，开诊前准备好洗手消毒液等各项准备工作。

2．诊室物品　检查医疗电脑处于工作状态，确保各种医疗用品完好。

3．分诊要求　准确无误开诊，合理安排好就诊次序。熟悉掌握眼科多发病、常见病的特点，年老体残病人优先照顾（图 1-1-6）。

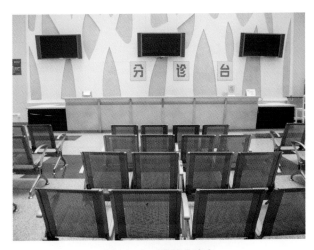

图 1-1-6　眼科分诊台

眼科分诊台包括分诊区和病人等候区；分诊要求：准确无误开诊，合理安排好就诊次序

4. 协助检查　协助医师提前做好视力检查，对双眼视力低下的病人应给予护理照顾。

5. 巡诊要求　经常巡视诊区，及时补充各种消耗品，注意观察医师是否需要以便及时提供帮助，为医师做好一切必要服务。

6. 便民服务　分诊台张贴便民措施并为病人提供便民箱，并认真、耐心解答病人的疑难问题[1]。

第二节　眼科病房基本设施与要求

一、眼科病房基本设施

眼科病房的基本设施应根据医院的等级和科室的具体情况设置。病区应配备有住院病房、治疗室、换药室、检查室、办公室、护士站、卫生间、浴室、医务人员休息室等[2]。

1. 住院病房（图1-2-1）　可根据房间大小设置床位数量，两床之间相隔1m以上，每张病床配备有床头治疗带（氧气、空气、负压）、床旁紧急呼叫设备、床旁小桌、看护椅、房顶滑轨输液装置（也可备有输液架）、储物柜。

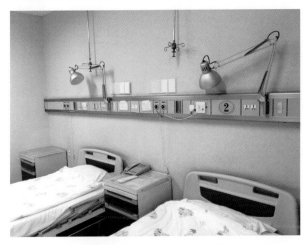

图1-2-1　眼科病房基本设施

2. 治疗室（图1-2-2）　配备有治疗操作台（备有：一次性注射器、一次性输液器、生理盐水、受水器、无菌持物钳、无菌持物罐）、治疗车（备有：无菌持物镊、无菌镊子罐、敷料盒、75%酒精小瓶、安尔碘、无菌棉签、表面麻醉眼药水、医嘱眼药）、药品柜、物品柜、发药车、医用冰箱、水池、紫外线消毒灯。

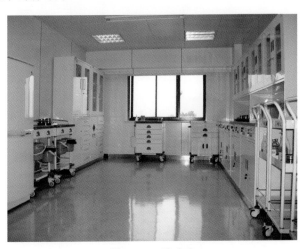

图1-2-2　治疗室

3. 换药室 配备有诊床、冷光单孔照明灯、换药车、换药台、药品柜、物品柜、水池、紫外线消毒灯。

4. 检查室（图1-2-3） 配备有视力表、视功能检查台、裂隙灯、眼压计、检眼镜等眼科常用检查仪器，还应备有治疗车（备有：无菌持物镊、无菌镊子罐、敷料盒、75%酒精小瓶、安尔碘、无菌棉签、表面麻醉眼药水、常用眼科眼药水），如检查室有窗户，应配备双层窗帘，保证需要时可满足暗室环境。

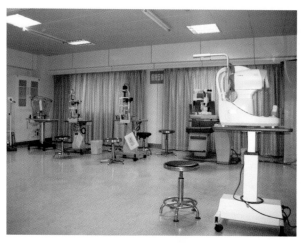

图1-2-3 检查室

5. 医师办公室 应配备办公桌椅、文件柜、医师工作站（电脑、打印机）。

6. 护士站（图1-2-4） 应配备护士工作台、护士工作站（电脑、打印机）、文件柜、病历车等。

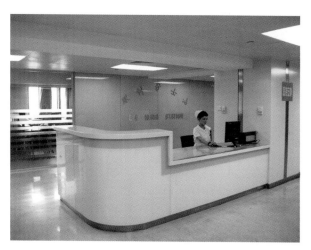

图1-2-4 护士站

7. 病人卫生间及浴室 应配备无障碍卫生设备，防滑倒地垫，墙壁扶手，紧急呼叫设备。

二、眼科病房的管理

1. 保持病房安静、整洁、舒适和安全，注意通风。

2. 眼科病房管理的重点是病人的安全管理,尤其着重预防病人跌倒、烫伤等意外伤害发生,楼道专设有安全扶手。因此,病房物品摆放要固定位置,不要随意悬挂物品,楼道不要摆放任何障碍物,楼道及卫生间要设有扶手及地面防滑设施。保持病房安静、整洁、舒适和安全,注意通风(图 1-2-5)。

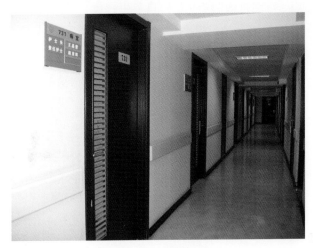

图 1-2-5　眼科病房

3. 规范操作,严格遵守查对制度预防事故的发生。

第三节 手术室基本设施与要求

眼科手术室是眼科疾病诊治和抢救病人视力的重要场所。因眼球及眼附属器结构精细而脆弱,生理功能复杂,特别是内眼手术,一旦发生感染,后果不堪设想。眼科手术属于一级切口手术,对无菌环境要求甚高,故眼科手术室最好设置专科或专用手术间,条件允许可设洁净手术室。

一、眼科手术室建筑与布局设施

(一)眼科手术室的建筑布局

应遵守国家相关标准,功能流程合理、洁污分明。眼科手术室分为手术间和辅助用房两部分,布局应做到分区明确,洁污分流,减少交叉感染。手术间、刷手间、无菌敷料间应布置在内走廊周围,内走廊为手术室工作人员及无菌器械和无菌敷料进出,外走廊为污染器械和敷料进出[3]。每个手术间的使用面积应≥30m²,且只放置1张手术床。手术间内不应设置地漏,走廊的地漏应采用设有防污染措施的专用的密封地漏。

(二)手术室基本设施

手术室可以分为门诊手术室和住院手术室,其基本设施主要包括以下几部分:

1. 准备间(图1-3-1) 主要用于手术前准备。

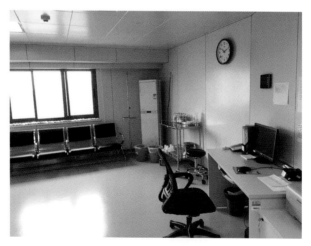

图1-3-1 准备间

准备间主要用于手术前准备,包括病人等候区和护士工作区,备有输液架,用于为病人冲洗结膜囊

2. 手术间(图1-3-2) 主要用于进行眼科手术。其中应配备手术床、手术椅、空气净化器、紫外线、显微镜、超声乳化机、玻切机等。

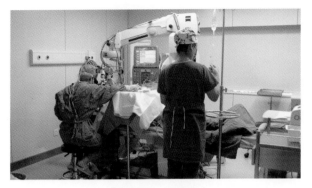

图 1-3-2　手术间

手术间配备手术床、手术椅、空气净化器、紫外线、显微镜、
超声乳化机、玻切机等,主要用于进行眼科手术

3. 刷手间(图 1-3-3)　用于手术前消毒双手,刷手区域(间)应至少容纳 3 名医护人员
同时刷手。

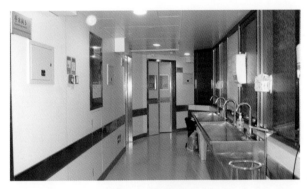

图 1-3-3　刷手间

刷手间主要包括:感应式洗手池和洗手液,用于手术前消毒
双手,刷手区域(间)应至少容纳 3 名医护人员同时刷手

4. 器械室(图 1-3-4)　应配备手术车、消毒锅、空气净化器、无菌敷料柜。

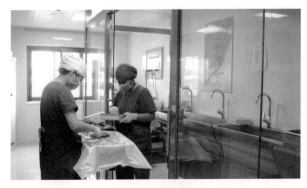

图 1-3-4　器械室

5. 无菌敷料室(图 1-3-5)　放置手术用无菌物品。

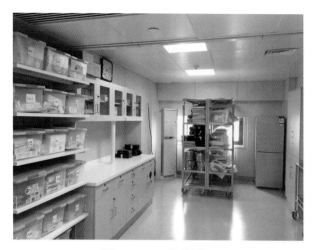

图 1-3-5　无菌敷料间

无菌敷料室主要配备：储物架，主要放置手术用无菌物品

6. 洗涤室（图 1-3-6）　应配备超声振荡器、高压清洗机、水池及操作台。

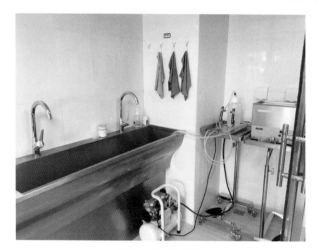

图 1-3-6　洗涤室

7. 高值耗材库（图 1-3-7，图 1-3-8）　为方便手术中应用，高值耗材库可设在手术室内。

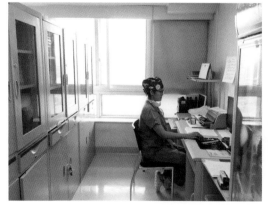

图 1-3-7　眼科手术室高值耗材库（一）

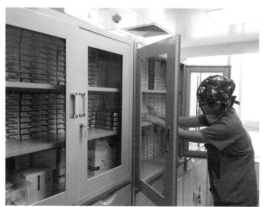

图 1-3-8　眼科手术室高值耗材库（二）

（三）手术室分区

手术室应有严格分区，即限制区、半限制区、非限制区。其中限制区包括：手术间、器械室、刷手间、无菌物品室、手术间内走廊。半限制区包括：准备间、洗涤（清洗器械）室、晶状体等高值耗材库、手术间外走廊、恢复室等。非限制区包括：办公室、医师工作站、标本室、污物间、值班室、更衣室、医护休息室、家属等候区等。

（四）眼科手术间常用设备

眼科手术间常用设备包括手术床、无影灯、器械台、麻醉机、麻醉床、监护仪、抢救车及其抢救设备、转椅、治疗台、治疗柜、计时钟、污物桶等。由于眼科专业特点，内外眼及前后节手术要求均有差异，故根据手术要求还需配有眼科手术显微镜、玻璃体切割机、激光机、冷冻机、白内障超声乳化机等。

二、手术室消毒隔离要求

（一）建筑布局合理、工作流程符合要求

1. 布局合理，分区明确，限制区、半限制区、非限制区标识清楚，洁污区域分开。
2. 各工作区域功能与实际工作内容保持一致。
3. 环境清洁整齐。
4. 手术床单位清洁整齐无杂物。
5. 水供正常无渗漏。
6. 医务人员仪表符合着装要求。
7. 轮椅、平车床单被罩定期更换，干净整洁。

（二）环境、人员、消毒隔离质量控制要求

1. 环境要求
（1）布局合理，符合功能流程和洁污分开要求。眼科手术室分为 3 区，即限制区、半限制区、非限制区，除必要的工作人员外，限制其他人员进入手术室，手术期间不应互串手术间，并在限制范围内活动。每个手术间不应超过 3 个观摩人员，观摩人员与术者距离应在 30cm 以上，脚凳高度不应超过 40～50cm。
（2）手术室天花板、墙壁、地面无裂隙，表面光滑，有良好的排水系统，便于清洗和消毒。刷手间安置感应式或非接触式水龙头。
（3）手术室应设感染手术间，无条件设感染手术间时应将传染病病人的手术安排至最后，其手术器械做特殊处理（彻底清洁，双消毒）。
（4）手术进行中手术间门窗应关闭，且禁止在手术间内抖动布单。
（5）患有呼吸道感染或有其他感染灶者应暂停手术。
2. 着装要求
（1）工作人员（图 1-3-9，图 1-3-10）
1）进入手术室必须着手术室专用服装，换专用拖鞋或鞋套、戴帽子、口罩，帽子要完全

遮挡头发,口罩完全盖住口、鼻,口罩不使用时不能挂于颌下或头上。

2)进行手术需穿灭菌手术衣。

3)特殊情况需离开手术间,则应更换外出衣,返回后重新刷手、换衣服。

4)若连台手术时,需要脱掉手套再消毒双手后方可更换无菌手术衣,若无菌手套、帽子、口罩潮湿应立即更换。

5)参观人员进入手术室,着装要求同工作人员。

(2)手术病人

1)择期手术病人,手术前感染病灶应治愈后方能手术。

2)手术前嘱病人沐浴、更衣,进入手术室前需要更换手术衣、戴帽子、穿鞋套。

3. 消毒隔离要求

(1)无菌物品:

1)手术器械:手术器械及物品必须一用一消毒,凡能使用压力蒸汽灭菌的应避免使用化学灭菌剂浸泡灭菌。严格遵守一次性医疗用品的管理规定。

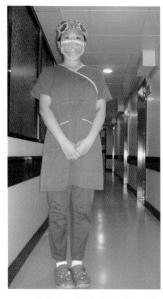
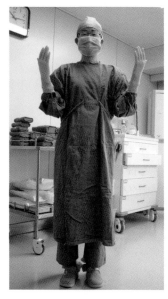

图 1-3-9　手术室工作人员着装要求(一)　　　图 1-3-10　手术室工作人员着装要求(二)

2)无菌敷料:重复使用的手术单、手术巾、包皮等物品高压灭菌前应检查是否有破损、污迹,经清洗、修补后方可进行灭菌处理。

3)一次性使用无菌医疗用品:使用前检查包装有无破损、过期。

a. 消毒物品:消毒物品必须做到一用一消毒,按照去污 - 清洗 - 消毒的流程进行,消毒后物品应放于清洁容器中干燥保存,容器需定期(1～2 次 / 周)清洁、消毒。

b. 一般物品:手术间常用物品必须保持清洁,每天手术结束后必须及时进行清洁,被血液、体液污染时及时进行消毒处理。

(2)物体表面消毒:包括空气、物体表面及医务人员手(非术者)的消毒。

1)空气消毒:每天手术前后进行常规紫外线照射消毒或连续使用空气净化器消毒。

2)物体表面消毒:每天工作前后及手术后用湿式清扫法彻底清洁手术间物表及地表环境。

3）手术前进行常规外科洗手，接台手术前应再次使用消毒剂进行手的皮肤消毒。

4）医务人员手的消毒：手术室医务人员包括麻醉师、巡回护士、卫生员等，必须保持手的清洁，两次操作之间，无明显污迹时可使用快速手消毒剂，可能被污染时应戴手套操作。

5）环境物体表面卫生学监测：每月对环境物体表面进行监测。

（3）废弃物分类处理

1）医疗垃圾：包括液体废弃物、手术敷料、一次性使用的医疗物品、帽子、口罩、手套、药品安瓿、刀片等。使用后毁形放在黄色塑料袋中，药品安瓿、刀片等锐器放在耐刺、防渗漏的容器中密闭运送至废物再存处存放，液体废弃物应加入氯制剂至 2000mg/L 的浓度，静置 30 分钟后倒入下水道。

2）生活垃圾：包括一次性使用医疗用品的外包装、废弃纸张及其他生活用品，放在黑色垃圾袋中密闭运至生活垃圾站。

4. 空气污染控制

（1）手术过程中应当保持手术室门处于关闭状态，物品准备齐全，尽量减少人员的出入。

（2）手术室各分区应有明显标识，各区域的门应当保持关闭状态，出、入门不可同时打开。

（3）医务人员应当在气流的上风侧进行操作，有对空气产生污染的操作选择在回风口侧进行。

（4）手术间尽可能采用机械通风，如无法进行有效的通风换气时可安装空气净化装置。

三、手术器械分类与保养

眼科手术器械是眼科医师实施手术的重要工具，手术能否顺利进行，与手术器械是否齐全、功能是否良好密切相关，质地优良的手术器械有助于提高手术效率和手术质量，因此，手术器械的准备工作尤为重要。

（一）手术器械的分类

1. 普通手术器械　常用普通手术器械（图 1-3-11～图 1-3-24）包括：巾钳、持针器、直（弯）血管钳、开睑器、有（无）齿镊、虹膜恢复器、直（弯）剪、刀柄、刀片、泪点扩张器、探针等。

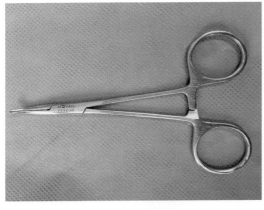

图 1-3-11　弯血管钳

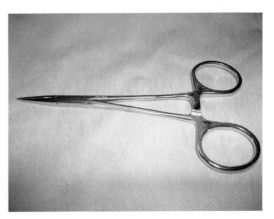

图 1-3-12　直血管钳

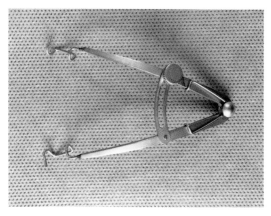

图 1-3-13 开睑器

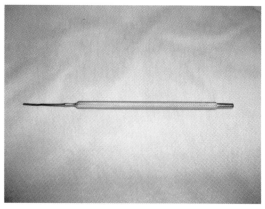

图 1-3-14 虹膜恢复器

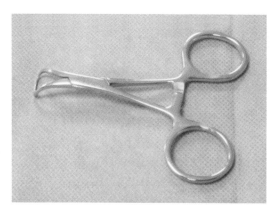

图 1-3-15 巾钳

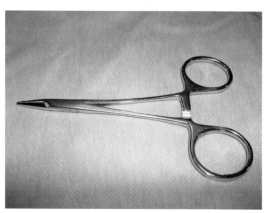

图 1-3-16 持针器

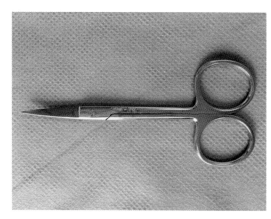

图 1-3-17 直剪

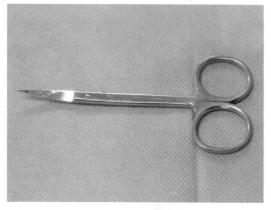

图 1-3-18 弯剪

2. 显微手术器械 常用显微手术器械包括：显微有齿镊（图 1-3-25）、显微无齿镊（图 1-3-26）、显微持针器（图 1-3-27）、显微开睑器（图 1-3-28）、显微剪刀［角膜剪（图 1-3-29，图 1-3-30）、虹膜剪、眼内组织剪、囊膜剪］等。

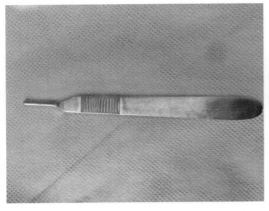

图 1-3-19　刀柄

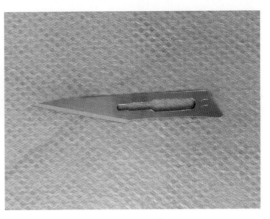

图 1-3-20　刀片

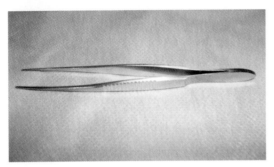

图 1-3-21　无齿镊

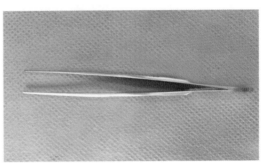

图 1-3-22　有齿镊

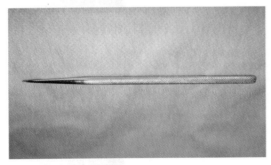

图 1-3-23　泪点扩张器

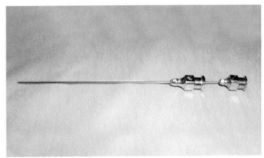

图 1-3-24　探针

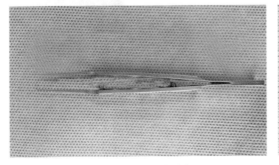

图 1-3-25　显微有齿镊

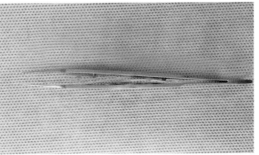

图 1-3-26　显微无齿镊

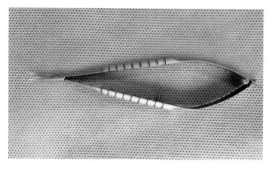

图 1-3-27 显微持针器

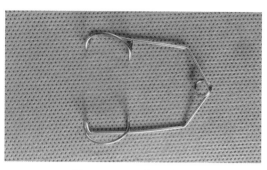

图 1-3-28 显微开睑器

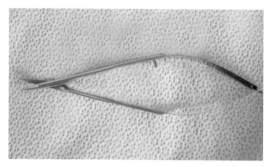

图 1-3-29 角膜直剪

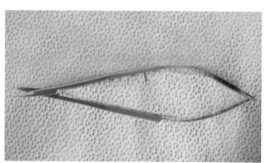

图 1-3-30 角膜弯剪

3. 特殊手术器械（本书主要介绍白内障手术特殊器械） 白内障手术特殊器械有：撕囊镊、劈核钩、晶状体调位钩、超声乳化套刀、抽吸灌注针头、注水囊圈、折叠晶状体植入器、超声乳化手柄、超声乳化针头、扳手、抽吸手柄、抽吸灌注水管等（图 1-3-31，图 1-3-32）。

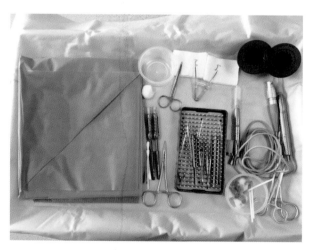

图 1-3-31 白内障超声乳化器械
白内障手术特殊器械有：撕囊镊、劈核钩、晶状体调位钩、超声乳化套刀、抽吸灌注针头、注水囊圈、折叠晶状体植入器、超声乳化手柄、超声乳化针头、扳手、抽吸手柄、抽吸灌注水管等

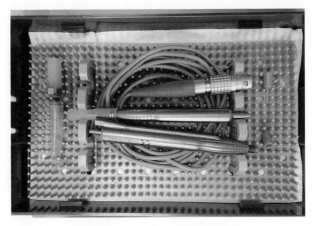

图 1-3-32　白内障超声乳化手柄

（二）常用手术器械包

1. 睑板腺囊肿切除手术器械包（图 1-3-33）

小杯	1个
有齿镊	1把
睑板腺囊肿夹	1个
睑板腺囊肿刮匙	1个
弯尖剪	1把
刀柄＋尖刀片	1套
眼垫	4块
棉签、棉球	若干
弯血管钳	1把
注射器	1个
TB针头	1个

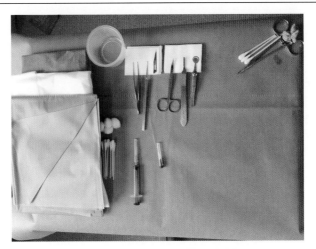

图 1-3-33　睑板腺囊肿切除手术器械包

2. 人工泪管植入手术器械包（图 1-3-34）

小杯	1个
弯血管钳	1把
持针器	1把
有齿镊	1把
直剪	1把
探针	1套
泪点扩张器	1个
OT针头	1个
注射器	1个
棉签＋棉块	若干
眼垫	2块

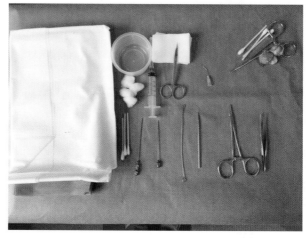

图 1-3-34　人工泪管植入手术器械包示意图

3. 白内障超声乳化联合人工晶状体植入手术器械包（图 1-3-35）

弯血管钳	1把
巾钳	1把
小杯	1个
弯尖剪	1把
显微有齿镊	1把
小开睑器	1把
撕囊镊	1把
劈核钩	1把
晶状体调位钩	1把
冲洗针头	3个
白内障超乳手柄	1套
I/A 手柄	1套
持针器	1把
穿刺刀	1套
超乳管道套包	1个
10ml 注射器	1个
扳手	2把
棉签＋棉块	若干
眼垫	2块

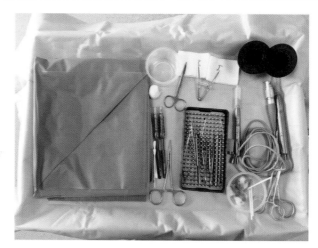

图 1-3-35　白内障超声乳化联合人工晶状体植入手术器械包示意图

4. 青光眼手术器械包（图1-3-36）

小杯	2个
巾钳	1把
弯血管钳	1把
持针器	1把
弯剪	1把
虹膜恢复器	1个
直肌镊	1把
小梁剪	1把
显微持针器	1把
显微弯剪	1把
显微有齿镊	1把
显微无齿镊	2把
小开睑器	1个
15°穿刺刀	1把
1.25隧道刀	1把
烧灼器	1把
刀柄	1把
尖刀片	1片
注射器（2ml/5ml/10ml）	
	各1个
OT针头	1个
球后针头	1个
冲洗针头	1个
缝线（4-0直肌牵引线、8-0	
可吸收线、10-0丝线）	
棉签＋棉块	若干
眼垫	2块

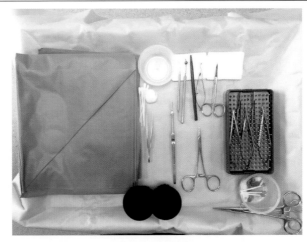

图1-3-36　青光眼小梁切除术器械包示意图

5. 皮肤裂伤缝合手术器械包（图1-3-37）

小杯	1个
弯血管钳	1把
持针器	1把
有齿镊	1把
弯剪	1把
注射器	1个
小杯	1个
棉签＋棉块	若干
眼垫	2块

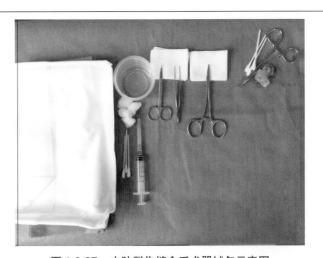

图1-3-37　皮肤裂伤缝合手术器械包示意图

6. 角膜异物取出手术器械包（图 1-3-38）

小杯	1 个
弯血管钳	1 把
显微开睑器	1 个
显微齿镊	1 把
显微虹膜恢复器	1 把
1ml 注射器	1 个
棉签 + 棉块	若干
眼垫	2 块

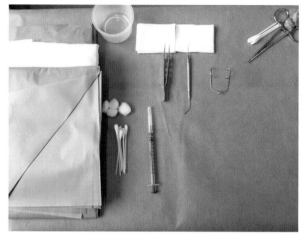

图 1-3-38 角膜异物取出手术器械包示意图

（三）基本手术器械消毒与保养（图 1-3-39）

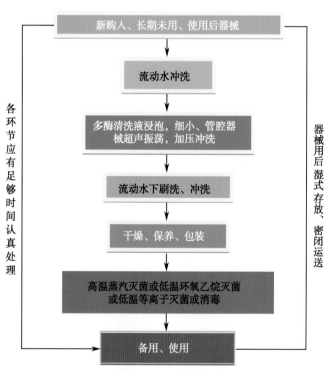

图 1-3-39 基本手术器械消毒与保养流程图

（四）显微手术器械的消毒与保养

眼部的组织有其特殊性，手术操作要精细，手术器械要合用，因为手术器械的性能不好及手术中的微小差异，都可以影响手术效果，因此，手术器械特别是显微器械的保养十分重要。

1. 显微器械使用要求

（1）显微器械小巧、精细，容易损坏，故未使用的器械应置于专用手术器械架上，存放盒注明器械名称、数量等。

（2）投入使用的器械，术中应置于专用盒内，不要与普通器械混杂放置，使用时轻拿轻放，严禁碰撞，防止跌落。

（3）正确使用，切忌使用显微器械进行其他操作（如使用显微镊子夹肌肉、皮肤或粗糙的丝线）。

（4）手术结束后，应首先整理显微器械，尖端锐利的显微器械必须使用保护套并放置于专用盒中待用。

（5）若使用超声清洗机清洗时要将显微器械置于器械盒中并分开放置，避免碰撞毁坏，清洗干净后待自然干燥并置于器械盒内待用。

（6）专人保管，定期检查其性能。

2. 显微器械消毒保养

（1）显微器械清洗的基本流程（图1-3-40）：

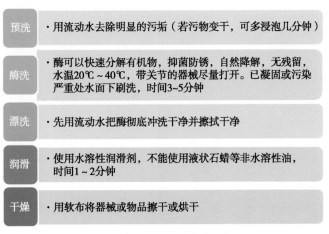

图1-3-40　显微器械清洗流程图

（2）白内障超声乳化手柄清洗流程（图1-3-41）：

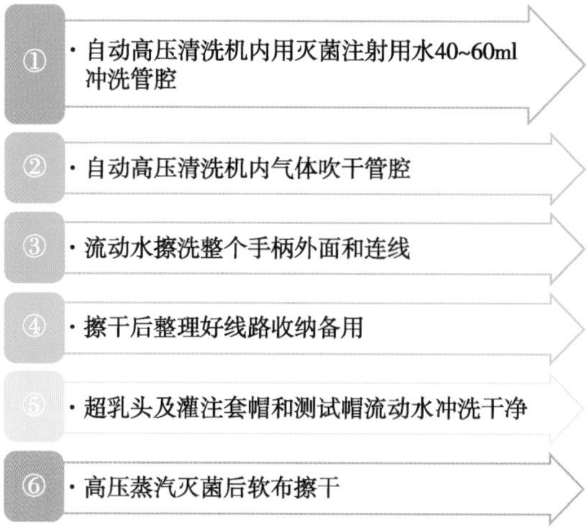

① · 自动高压清洗机内用灭菌注射用水40~60ml冲洗管腔

② · 自动高压清洗机内气体吹干管腔

③ · 流动水擦洗整个手柄外面和连线

④ · 擦干后整理好线路收纳备用

⑤ · 超乳头及灌注套帽和测试帽流动水冲洗干净

⑥ · 高压蒸汽灭菌后软布擦干

图 1-3-41　白内障超声乳化手柄清洗流程图

四、手术室常用仪器

（一）手术显微镜

1. 原理　应用多倍放大的原理，使术者能够清晰地看到组织的微小结构，从而精准地进行手术。

2. 常用种类　手术显微镜种类繁多，比较常用的有 Y2 系列手术显微镜、OPMI 系列显微镜、TOPCON OMS 手术显微镜、VISU 手术显微镜、LEICAM 系列手术显微镜、SOM 2000D 手术显微镜等。

3. 手术显微镜的结构　眼科手术显微镜（图 1-3-42）均为双目显微镜，由观察系统、照明系统、控制系统、支架系统、附属设备组成。

4. 手术显微镜操作流程图（图 1-3-43）

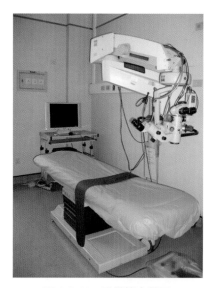

图 1-3-42　显微镜全景图

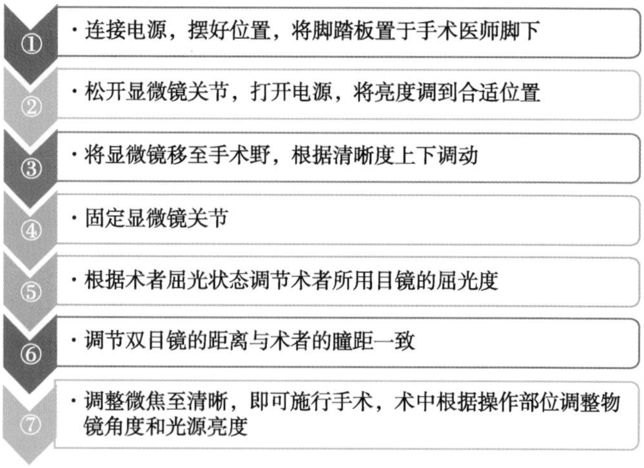

① · 连接电源，摆好位置，将脚踏板置于手术医师脚下

② · 松开显微镜关节，打开电源，将亮度调到合适位置

③ · 将显微镜移至手术野，根据清晰度上下调动

④ · 固定显微镜关节

⑤ · 根据术者屈光状态调节术者所用目镜的屈光度

⑥ · 调节双目镜的距离与术者的瞳距一致

⑦ · 调整微焦至清晰，即可施行手术，术中根据操作部位调整物镜角度和光源亮度

图 1-3-43　手术显微镜操作流程图

5. 手术显微镜使用注意事项

（1）使用时，将各个关节的旋钮拧紧。

（2）调节光源应遵循从最小亮度开始，使用完毕应将亮度调至最小再关闭电源，以延长灯泡使用寿命。

（3）备好灯泡，确保应急时更换。

6. 维护与保养

（1）手术显微镜属于精密仪器，应定位放置，专人负责保管。

（2）注意防尘，非使用期间应用防尘罩罩住整个显微镜。

（3）防止震动和撞击。每次使用完毕或推动时，收拢各节横臂，拧紧制动旋钮，锁好底座的固定装置。

（4）保持光学系统清洁。镜头用拭镜纸擦拭，透镜表面定期用软毛笔或橡皮球将灰尘掸除或吹去，然后用脱脂棉蘸无水酒精轻拭镜头表面，切忌用手或硬质棉织物擦拭。

（5）注意保护导光纤维和照明系统。导光纤维系统是手术显微镜的重要组成部分，使用时勿强行牵拉、折叠、夹压和缠绕，导光纤维的两端要定期清洁，防止污染和灰尘沉积。

（6）注意防潮、防湿、防高温和含有酸碱性的空气污染。

（7）保持各个部件的密封性。防止仪器暴晒、火烤，严禁随意拆卸目镜、示教镜等可拆卸的部分，需要拆卸时要立即加防护盖，以免潮湿气流进入仪器内，造成内部污染、发霉、生锈。

（8）手术显微镜大多数功能受脚控制，使用时勿猛踏快踩或用力过大，用毕将连接线捋顺并悬挂固定。

（9）手术显微镜设立仪器登记本，确保备用状态。

（二）超声乳化仪（图 1-3-44）

1. 原理　利用超声波的高频振动对晶状体核及皮质进行粉碎、乳化后吸收。

2. 基本功能　无论哪个厂家哪种型号的超声乳化仪，其基本功能都包括灌注、抽吸和超声粉碎。

3. 操作流程（图 1-3-45）

4. 注意事项

（1）超声乳化手柄及 I/A 手柄要轻拿轻放，高温灭菌后应自然冷却 15 分钟以上方可使用，切忌用冷水骤然冷却降温。

（2）定期保养机器负压传感器和内部电扇，定期更换内部插件弹簧管道等。

（3）每台手术结束后，应按照手册指引要求及时仔细清洁超声乳化手柄和 I/A 手柄。

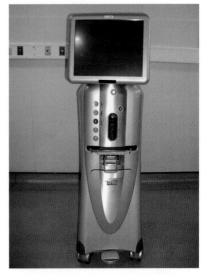

图 1-3-44　超声乳化仪全景图

原理：利用超声波的高频振动对晶状体核及皮质进行粉碎、乳化后吸收

（4）灌注压高度一般为 60～70cm，术中密切关注流速，根据手术需要及时调整。

（5）根据手术需要适当调整超声乳化的能量。能量太低，可使晶状体核粉碎发生困难、降低能见度，阻塞手柄管道系统；能量过高，易造成角膜损伤和晶状体后囊破裂。

开机
· 打开电源，机器进入操作界面

选择医师
· 用上下指示键选择医师名字并确认

安装管道及手柄
· 将蠕动管道连接到灌注液瓶，同时安装集液盒，压好压盖和蠕动泵盖，检查管路是否通畅，插好超乳手柄

放水
· 按SET UP键，将光标移动到Irrgation free flow，按下开始放水，再按下关水

操作前调试
· 将管道连接到手柄，安装好超乳针头、灌注套和测试腔，将移动光标移到Phaco prime/tune，按确认键两次，机器开始测试，测试顺畅机器自动初设的手术状态

术中操作
· 按上下键可以选择Phaco1、2、3、4，I/A1、2、3，VIT 1、2，DIA 1、2

按确认键实现
· 配合上下键和下端的类别键可以调整各种参数，升降杆控制键可以调整灌注液高度

连台操作
· 将光标移动到Endcase，按确认再按Next case重复第4、5、6操作

结束
· 将光标移动到Endcase按确认，若要储存参数，将光标移至save按确认，按save as则存为其他医师名字，按print case打印，按Purge cycle冲洗管道和手柄，按Shut down关闭程序，屏幕出现关机提示时关闭电源开关

图 1-3-45　超声乳化仪使用操作流程图（以博士伦为例）

5. 维护与保养

（1）使用完毕，用灭菌注射用水彻底清洗超声乳化仪（一般用 500ml 灭菌注射用水），并将仪器吹干。

（2）超声乳化手柄和 I/A 手柄用毕，用蒸馏水高压冲洗管腔，然后氧气吹干，以保证各个管路通畅。

（3）专人管理，定期检测，确保仪器性能。

（三）小型卡式消毒锅

1. 原理　卡式消毒锅利用抽真空方法，使灭菌盒内形成负压，蒸汽得以穿透物品内部进行灭菌。工作原理有六个阶段：置换阶段、预热阶段、升温阶段、灭菌阶段、排汽阶段、干燥阶段。

2. 适用范围　凡是标有高温高压灭菌的标志器械均可适用。

3. 操作流程（图 1-3-46）

1）准备

· 根据废水瓶判断水箱的水量；必要时加满水箱，同时将废水瓶里的水倒至MIN处

2）打开电源开关

3）将清洗干净的器械放入卡盒，内放消毒指示卡

4）插进消毒盒

· 轻轻推进，直到听见咔嗒声，再稍用力推紧

5）灭菌

· 根据被灭菌物品性质，选择适用程序，每个按键有2~3个程序，可通过反复按键循环选取（表1-3-1）
· 按开始键启动程序（循环）
· 按停止键终止干燥程序。灭菌完成后，自动进入干燥阶段，此时液晶屏显示60分钟倒计时，即可按下此键。
· 干燥结束后，按停止键复位。当屏幕提示 "SELECT A CYCLE (选择一个消毒程序)" 时，取出消毒盒

6）打开消毒盒

图 1-3-46　小型卡式消毒锅操作流程

表 1-3-1　卡式消毒锅灭菌功能选择按键

按键	图标	程序
非包裹键	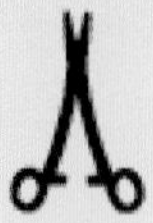	含三个程序： HOLLOW UNWRAPPED (S) 134℃/3.5min HOLLOW UNWRAPPED (S) 134℃/18min SOLID UNWRAPPED (N) 134℃/3.5min
包裹键	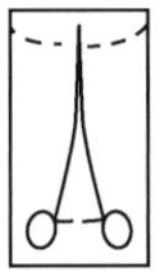	含两个程序： HOLLOW WRAPPED (S) 134℃/3.5min HOLLOW WRAPPED (S) 134℃/18min
干燥键	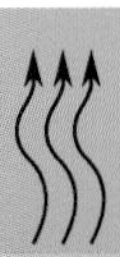	不含灭菌过程 慎用！！！
橡胶塑料制品键	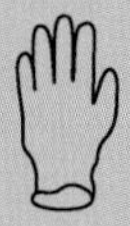	含两个程序： RUBBER/PLASTIC (S) 121℃/15min RUBBER/PLASTIC (S) 121℃/30min

4．注意事项

（1）水箱里只能使用蒸馏水（最好使用灭菌蒸馏水）或纯净水。严禁使用自来水。

（2）机器不用时，将灭菌盒向外拉出约3cm。

（3）不是所有器械或橡胶和塑料物品都可以进行蒸汽灭菌，请参照物品制造商的说明书，以确保物品不因压力蒸汽而受损。一般可以高温高压灭菌的标志："AUTOCLAVE"或1340C/273F。

（4）器械放入灭菌盒之前，要清洗干净，带有润滑油的器械必须擦掉润滑油。

（5）保持卡盒和密封圈的清洁。卡盒切勿磕碰。

（6）插拔卡盒时，注意正确持握：一手抓住卡式消毒盒手柄，一手抓住消毒盒提手。

（7）出现问题时请记下屏幕显示的内容。

（四）器械清洗机（图1-3-47）

1．原理　当换能器向清洗缸体内的清洗液发射超声波时，超声波对清洗液产生高低交互变换的压力，在低压状态下，形成了上千万个微气泡，这一过程称为"空化"现象。当转入高压状态时，微气泡爆裂，释放巨大的能量形成的效果就像成千上万把小刷子朝各个方向用力，把物体所有的表面都清洗干净。

2．使用方法

（1）加入水（或者水基清洗液）到清洗槽内至液位线。

（2）插上电源插头，接上220V交流电源。

（3）按（ON/OFF）键，启动清洗机定时控制电路电源。

（4）按（TIME+）或（TIME－）键设定定时数值。

（5）按（R/S）键启动超声。

（6）清洗完毕后，按（ON/OFF）键关闭定时控制电路电源。

（7）拔去电源插头，切断220V交流电源。

（8）排放清洗液并擦干清洗机。

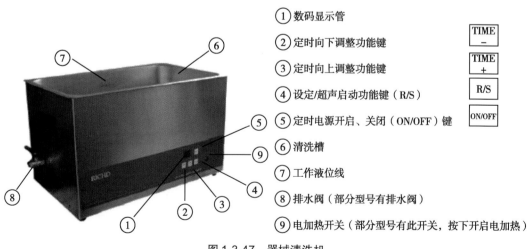

① 数码显示管
② 定时向下调整功能键　　TIME －
③ 定时向上调整功能键　　TIME ＋
④ 设定/超声启动功能键（R/S）　　R/S
⑤ 定时电源开启、关闭（ON/OFF）键　　ON/OFF
⑥ 清洗槽
⑦ 工作液位线
⑧ 排水阀（部分型号有排水阀）
⑨ 电加热开关（部分型号有此开关，按下开启电加热）

图1-3-47　器械清洗机

原理：当换能器向清洗缸体内的清洗液发射超声波时，超声波对清洗液产生高低交互变换的压力，在低压状态下，形成了上千万个微气泡，这一过程称为"空化"现象。当转入高压状态时，微气泡爆裂，释放巨大的能量形成的效果就像成千上万把小刷子朝各个方向用力，把物体所有的表面都清洗干净

3．注意事项

（1）由于空气对超声波有很强的衰减作用，所以在开始清洗前必须将清洗液中的空气除去。

（2）不要在清洗缸内无清洗液的情况下开启清洗机。

（3）清洗机必须在良好接地情况下才能使用。

（4）不要将清洗物或盛器直接放在清洗缸底，使用托盘或线绳将物品悬挂起来，否则可能造成换能器损坏并使质保失效。

（5）不要在清洗缸内液面低于液位标志线 1cm 以下时开启加热或开启超声，否则可能造成换能器以及加热片损坏并使质保失效。

（6）不要使用无机酸或含有氯气漂白剂的清洗剂，那样可能损坏清洗缸。

（7）切勿使用可燃性溶液和强酸、强碱等腐蚀性溶液。仅可使用水基清洗液。

（8）为了避免清洗机损坏，请定期更换清洗剂。

（9）不要使液温超过 70℃。

（10）当清洗机使用完后，必须关断电加热开关并将电源插头从电源插座上拔掉。

参 考 文 献

1．陈燕燕. 眼耳鼻咽喉口腔科护理学. 第 2 版. 北京：人民卫生出版社，2013.

2．韩杰，侯军华，李越. 眼耳鼻喉科护理技能实训. 北京：科学出版社，2014.

3．吴素虹. 眼科手术配合技巧. 北京：人民卫生出版社，2014.

第二章 眼科专科检查操作规范

第一节 视力检查操作规范

本节重点提示：

　　视力检查是眼科诊疗前的必要护理操作检查，它包括近视力检查和远视力检查。检查过程中要求护士掌握正确的检查方法，其中重点部分是强调视力表与病人之间的距离必须符合要求，常规检查先右后左，病人对视标字母的辨认时间为2～3秒，非受检眼必须遮盖完全且不能压迫眼球，检查时受检者头位要正，切忌歪头眯眼或用另一只眼帮忙。对于戴镜病人应先取下眼镜休息片刻再进行检查。视力低于0.02者需再进行视网膜功能检查。

　　【定义】 视力是指眼分辨最小物体的能力，它反映了眼底黄斑中心凹的形觉功能[1]。视力又分中心视力和周边视力，中心视力的检查又分为远视力和近视力，因为远视力检查比较简单、方便，作为青少年视力健康的监测指标之一，有一定意义。

　　【目的】 视力检查是眼科检查的第一步，主要目的是看黄斑的视网膜功能，是健康的检测指标之一。

　　【对象】 远视力：眼科就诊的病人、屈光不正和健康体检者。近视力：屈光不正、老年病人和需要检查近视力的其他情况。

一、远视力检查

【适应证】

1. 眼科就诊的病人。

2. 屈光不正。

3. 健康体检者。

【操作规范】

1. 操作前

（1）操作人员仪表要求：仪表端庄，服装整齐、干净；操作前洗净双手；必要时戴口罩。

（2）病人体位要求：取坐位。

（3）物品准备：国际标准视力表、视力表反光镜、视力指示棒、眼用遮盖勺（一次性，若无一次性需再准备浸泡桶、洁净小毛巾，含氯消毒液），圆凳、检查用椅。

2. 操作程序

（1）评估环境是否清洁。

（2）评估病人年龄、眼部状况、全身状况，是否有精神或智力障碍不能合作。

（3）告知病人远视力检查的目的、方法及注意事项，以取得配合。

（4）核对医嘱，做好"三查七对"及解释工作，核对好眼别，无特殊要求一般为双眼视力。

（5）协助病人取坐位。

（6）嘱病人将一只眼用遮盖勺完全遮盖，且不可加压。

（7）远视力检查时，能看清第一行者记录为 0.1，以此类推，看清第 10 行者为 1.0，看清第 12 行者记录为 1.5。

（8）对视力不及 0.1 者，应嘱病人起立并慢慢向视力表靠近，直至能够辨认视力表上最大的视标，记录的视力为：0.1 乘以被检查者与视力表的距离（m）/5。例如，在 2m 距离处看清最大视标 0.1 则视力为 0.1×2/5=0.04，以此类推。

（9）若病人在距离 1m 处仍不能够辨认视力表上的最大视标，应嘱病人背光辨别检查人员手指数目，记录能够辨认手指数目的最远距离，例如在 30cm 处能看清指数则记录为 30cm 指数或"CF/30cm"[2]。对视力小于 0.02 的病人，应在暗室中检查光感及光定位等，辨认光感的最远距离应记录为光感 / 距离；如只有眼前能看见光亮，则记录为眼前光感；如病人不能看见眼前的光亮，则记录为无光感。

（10）双眼交替检查完后，将病人使用过的遮盖勺浸泡在含氯消毒液中。

（11）准确记录。

【护理技术流程】

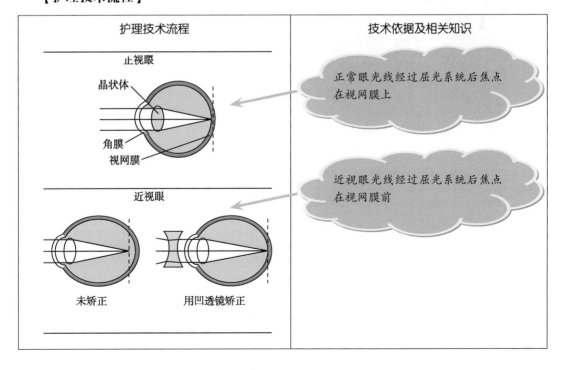

护理技术流程	技术依据及相关知识
止视眼 晶状体 角膜 视网膜	正常眼光线经过屈光系统后焦点在视网膜上
近视眼 未矫正　　用凹透镜矫正	近视眼光线经过屈光系统后焦点在视网膜前

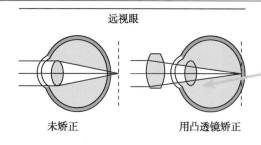

图 2-1-1 眼的屈光

远视眼

未矫正　　　　　用凸透镜矫正

远视眼光线经过屈光系统后焦点在视网膜后

什么是屈光不正？
屈光不正是指眼在不使用调节时，平行光线通过眼的屈光作用后，不能在视网膜上形成清晰的物像，而在视网膜前或后方成像。它包括远视、近视及散光[3]（图 2-1-1）。

【评估】
①评估环境是否适合此项操作。

②评估病人年龄、眼部状况，全身状况，是否有精神或智力障碍不能合作。
③告知病人视力检查的目的、方法及注意事项，以取得配合。

→环境要求：安静，光线充足，照明良好，视力检查表置于空间明亮、宽敞的环境中，避免阳光直射，视力表的照明应均匀，无眩光。
→协助病人熟悉视力检查表（图 2-1-2），病人眼部如有分泌物应帮助病人清洁眼部。

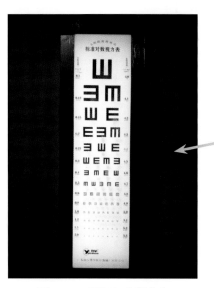

图 2-1-2 国际标准视力表

视力检查表安装于墙上或固定在专用架上。

→视力表与视力反光镜的距离为 2.5m，如无反光镜，则需与被检查者相距 5m。
→视力表的 1.0 一行应与被检查者的眼睛平行。

【操作前准备】
①操作人员仪表要求：仪表端庄，服装整齐、干净；洗手，戴口罩（图 2-1-3）。

→七步洗手法：洗手后使用烘干机烘干或使用清洁毛巾、纸张擦干（图 2-1-4）。

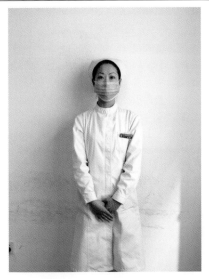

图 2-1-3　操作者仪表规范

操作人员仪表要求：仪表端庄，服装整齐、干净；洗手，戴口罩

② 病人体位要求：坐位。

③ 物品准备：国际标准视力表、视力表反光镜、视力指示棒、眼用遮盖勺、浸泡桶、洁净小毛巾、圆凳、检查用椅、含氯消毒液（消毒液浓度为 500ppm）。

【操作流程】

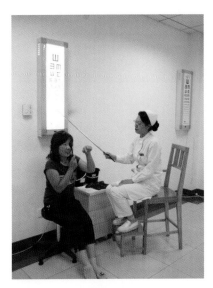

图 2-1-5　镜面反射方式测量视力

① 核对医嘱，做好"三查七对"及解释工作，核对好眼别，无特殊要求一般为双眼视力。

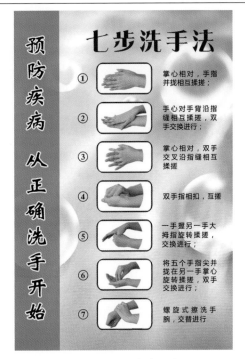

图 2-1-4　七步洗手法

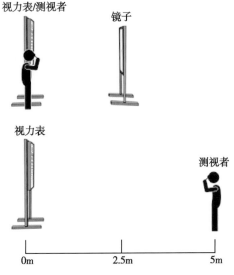

图 2-1-6　视力表与镜子距离示意图

视力表与视力反光镜的距离为 2.5m，如无反光镜，则需与被检查者相距 5m

→认真接待病人，主动热情，消除病人紧张情绪，使病人在放松的状态下，以达到检查的准确性。

② 协助病人取坐位。

③ 嘱病人将一只眼用遮盖勺完全遮盖，且不可加压。

④ 使用视力指示棒指向视标，请病人口述或用手指指向上/下/左/右方向，表达自己所看到的视标朝向（图2-1-5，图2-1-6）。

- 检查时能看清第一行者记录为0.1，以此类推，看清第10行者为1.0，看清第12行者记录为1.5。
- 对视力不及0.1者，应嘱病人起立并慢慢向视力表靠近，直至能够辨认视力表上最大的视标，记录的视力为：0.1乘以被检查者与视力表的距离（m）/5。例如，在2m距离处看清最大视标0.1，则视力为0.1×2/5=0.04，以此类推。
- 如病人在距离1m处仍不能够辨认视力表上的最大视标，应嘱病人背光辨别检查人员手指数目，记录能够辨认手指数目的最远距离，例如在30cm处能看清指数则记录为30cm指数或"CF/30cm"。
- 如5cm处仍不能辨认手指数，则检查者在病人前摆手，记录能够辨认手动的最远距离，如在5cm处能看到手动则记录为5cm手动或"HM/5cm"。

⑤ 双眼交替检查完后，将病人使用过的遮盖勺浸泡在含氯消毒液中。

⑥ 准确记录。

遮盖勺一人一用，避免交叉感染。

→常规检查是先查右眼，后查左眼，如果受检查者戴眼镜，应先检查裸眼视力，再检查戴镜视力。

→提示：检查时，病人每个字母的辨认时间为2～3秒。检查者头位要正，切忌歪头、眯眼，或用另一只眼帮忙。

视力检查时会出现数字右上角标记加减号的结果，如0.8^+就是表示病人能够辨认第8行的全部视标，同时能够辨认第9行半数以下的视标，如果病人能够辨认第8行的全部视标，同时能够辨认第9行半数以上的视标，则记录为0.9^-。

→浸泡时间为30分钟，遮盖勺的头部与手柄部应完全浸泡。

对视力为手动或光感的病人，应在暗室中检查光感及光定位，等辨认光感的最远距离应记录为光感/30cm，如只有眼前能看见光亮，则记录为眼前光感，如病人不能看见眼前的光亮，则记录为无光感。

【注意事项】

1．协助病人熟悉视力检查表，病人眼部如有分泌物应帮助病人清洁眼部。

2．视力检查表安装于墙上或固定在专用架上。视力表与视力反光镜的距离为2.5m，如无反光镜，则需与被检查者相距5m，视力表的1.0一行应与被检查者的眼睛平行。

3．认真接待病人，主动热情，消除病人紧张情绪，使病人在放松的状态下，以达到检查的准确性。

4．常规检查是先查右眼，后查左眼，如果受检查者戴眼镜，应先检查裸眼视力，再检查戴镜视力。非受检眼必须完全遮盖，但不能压迫眼球。

5．检查时，病人每个字母的辨认时间为2～3秒。检查者头位要正，切忌歪头、眯眼或用另一只眼帮忙。

6．遮盖勺一人一用，避免交叉感染。

【评价标准】

见表2-1-1。

表 2-1-1　远视力检查法的技术操作评分标准

科室　　　　　　姓名　　　　　　主考老师　　　　　　考核日期

项目		总分	技术操作要求	评分等级				实际得分	备注
				A	B	C	D		
仪表		5	仪表端庄、服装鞋帽整洁干净	5	4	3	2		
评估		10	年龄、病情、合作程度及眼部情况	4	3	2	1		
			讲解视力检查的目的及方法	3	2	1	0		
			与病人交流时态度和蔼、语言规范	3	2	1	0		
操作前准备		15	物品齐全	5	4	3	2		
			选择距离正确(5m)	5	4	3	2		
			检查视力表电源	5	4	3	2		
操作过程	安全与舒适	10	环境整洁,安静,光线充足	3	2	1	0		
			认真接待病人,核对病人年龄、性别	3	2	1	0		
			摆好正确坐位	4	3	2	1		
	检查远视力	35	病人遮盖眼部正确	5	4	3	2		
			检查顺序正确(戴眼镜病人应先查裸眼视力再查戴镜后视力,先查健眼后查患眼)	10	9	8	7		
			遮眼勺不压迫非检查眼	5	4	3	2		
			检查过程准确	5	4	3	2		
			书写报告正确	2	1	0	0		
			对待病人态度和蔼、有耐心、沟通好	8	7	6	5		
操作后		10	用物消毒方法正确	6	5	4	3		
			检查完毕,切断电源	4	3	2	1		
评价		15	对待病人态度和蔼有耐心	5	4	3	2		
			检查过程准确	5	4	3	2		
			报告书写正确	5	4	3	2		
总分		100							

二、近视力检查

【适应证】

1. 屈光不正。

2. 老年病人。

3. 需要检查近视力的其他情况眼科就诊的病人。

【操作规范】

1. 操作前

(1) 操作人员仪表要求:仪表端庄,服装整齐、干净;操作前洗净双手;必要时戴口罩。

(2) 病人体位要求:取坐位。

(3) 物品准备:选用 E 字近视力表、耶格近视力表、对数视力表、手电。

2. 操作程序

(1) 评估环境是否清洁。

（2）评估病人年龄、眼部状况，全身状况，是否有精神或智力障碍不能合作。

（3）告知病人近视力检查的目的、方法及注意事项，以取得配合。

（4）核对医嘱，做好"三查七对"及解释工作，核对好眼别，无特殊要求一般为双眼视力。

（5）协助病人取坐位。

（6）嘱病人将一只眼用遮盖勺完全遮盖，且不可加压。常规先查右眼后查左眼。

（7）检查时眼与视力表的距离为30cm。若在30cm处辨认不清字符，可将视力表移近或移远，直至辨认清楚为止。记录方法为：近视力/距离。如1.0/30cm。

（8）以能够看清最小一行字为测量结果，用小数法记录。如用耶格近视力表则用J1～J7记录，并注明检查距离。

（9）双眼交替检查完后，将病人使用过的遮盖勺浸泡在含氯消毒液中。

（10）准确记录。

【护理技术流程】

护理技术流程	技术依据和相关知识
【评估】 ①评估环境是否适合此项操作。 ②评估病人年龄、眼部状况，全身状况，是否有精神或智力障碍不能合作。 ③告知病人近视力检查的目的、方法及注意事项，以取得配合。	→环境要求：安静，光线充足，照明良好。 →协助病人熟悉视力检查表，病人眼部如有分泌物应帮助病人清洁眼部。
【操作前准备】 ①操作人员仪表要求：仪表端庄，服装整齐、干净；洗手，戴口罩。 ②病人体位要求：坐位。 ③物品准备： 选用徐广第E字近视力表、耶格近视力表、对数视力表、手电。	→七步洗手法
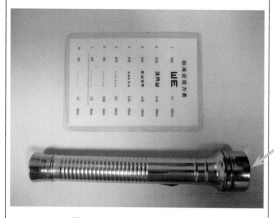 图2-1-7　近视力检查用品	一般近视力检查常用于老年病人老花眼的检查，人到40～45岁的中年时期，眼的调节能力开始减弱衰退，发生看近物困难，这就是老视现象，也就是老花眼[3]。 手电可以提供辅助光源。
【操作流程】 ①核对医嘱，做好"三查七对"及解释工作，核对好眼别，无特殊要求一般为双眼视力。	→认真接待病人，主动热情，消除病人紧张情绪，使病人在放松的状态下，以达到检查的准确性。

②协助病人取坐位。

③嘱病人将一只眼用遮盖勺完全遮盖，且不可加压。常规先查右眼后查左眼。

> 检查时，病人每个字母的辨认时间为2~3秒。非受检眼必须完全遮盖，但不能压迫眼球。检查时检查者头位要正，切忌歪头、眯眼，或用另一只眼帮忙。

> 检查时眼与视力表的距离为30cm。若在30cm处辨认不清字符，可将视力表移近或移远，直至辨认清楚为止（图2-1-7，图2-1-8）。

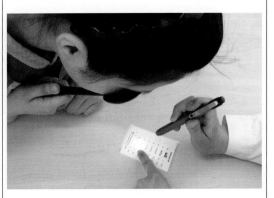

图2-1-8　近视力检查图

④能够看清最小一行字为测量结果，用小数法记录。如用耶格近视力表则用J1~J7记录，并注明检查距离。

⑤眼交替检查完后，将病人使用过的遮盖勺浸泡在含氯消毒液中。

⑥准确记录。

→浸泡时间为30分钟，遮盖勺的头部与手柄部应完全浸泡。

→记录方法为：近视力/距离
　　如1.0/30cm

【注意事项】

1. 协助病人熟悉视力检查表，病人眼部如有分泌物应帮助病人清洁眼部。

2. 认真接待病人，主动热情，消除病人紧张情绪，使病人在放松的状态下，以达到检查的准确性。

3. 常规检查是先查右眼，后查左眼，非受检眼必须完全遮盖，但不能压迫眼球。

4. 检查时，病人每个字母的辨认时间为2~3秒。检查者头位要正，切忌歪头、眯眼，或用另一只眼帮忙。

5. 遮盖勺一人一用，避免交叉感染。

【评价标准】

见表2-1-2。

表 2-1-2　近视力检查法的技术操作评分标准

科室　　　　　　　姓名　　　　　　主考老师　　　　　考核日期

项目		总分	技术操作要求	评分等级				实际得分	备注
				A	B	C	D		
仪表		5	仪表端庄、服装鞋帽整洁干净 洗手	3 2	2 1	1 0	0 0		
评估		10	年龄、病情、合作程度及眼部情况 讲解近视力检查的目的及方法 与病人交流时态度和蔼、语言规范	4 3 3	3 2 2	2 1 1	1 0 0		
操作前准备		15	物品齐全 选择距离正确（30cm） 检查手电备用状态	5 5 5	4 4 4	3 3 3	2 2 2		
操作过程	安全与舒适	10	环境整洁，安静，光线充足 认真接待病人，核对病人年龄、性别 摆好正确坐位	3 3 4	2 2 3	1 1 2	0 0 1		
	检查近视力	35	病人遮盖眼部是否正确 检查顺序正确（戴眼镜病人应先查裸眼视力再查戴镜后视力，先查健眼后查患眼） 遮盖眼勺不压迫非检查眼 检查过程准确 书写报告正确 对待病人态度和蔼、有耐心、沟通好	5 10 5 5 2 8	4 9 4 4 1 7	3 8 3 3 0 6	2 7 2 2 0 5		
操作后		10	用物消毒方法正确 检查完毕，洗手	6 4	5 3	4 2	3 1		
评价		15	对待病人态度和蔼、有耐心 检查过程准确 报告书写正确	5 5 5	4 4 4	3 3 3	2 2 2		
总分		100							

思考题

1. 视力检查的注意事项有哪些？

2. 试述小儿视力检查法？

3. 病人王某在甲医院测量裸眼视力为右 0.5、左 0.6，到乙医院测量裸眼视力为右 0.8、左 0.9，请试分析引起结果差异的原因是什么？

第二节　眼压测量检查操作规范

本节重点提示：

　　眼压测量检查要求的次序为先右后左（固定的测量顺序可以避免漏测、错测、重复测量等错误）。测量时如需固定眼睑时，切忌给眼球施加压力（如果对眼球施加额外压力会导致测量结果偏高）。遇不合作的病人，应做好解释工作，切忌强行测量（病人紧张、用力挤眼等动作均可引起眼压升高，影响测量结果的准确），如遇急性结膜炎的病人应避免测量接触式眼压，可选用非接触式眼压计（因急性结膜炎传染性较强，故应尽量避免直接接触，以免引起医源性交叉感染）。非接触眼压计是以仪器中气体脉冲力压平角膜中央区特定面积所需的力的大小与眼内压的关系来换算出眼内压的大小的检查方法，故在病情需要时可选用非接触眼压测量。

　　【定义】　眼压是眼球内容物作用于眼球壁及内容物之间相互作用的压力。眼压的形成与房水循环密切相关[4]。正常人的眼压值是 10～21mmHg，双眼压差值≤5mmHg。房水循环异常、炎症、全身疾病等多种因素都会引起病理性眼压，临床上分为两种：①眼压>21mmHg，称为高眼压症；②眼压<6mmHg，称为低眼压症。

　　【目的】　眼压是衡量是否患青光眼的重要标志。除此以外，测量眼压还能提早预知眼睛是否有其他的健康问题，有着非常重要的临床意义。

　　【对象】　需要了解眼压的病人。

一、Schiötz眼压计测量法

【适应证】

需要了解眼压的病人。

【禁忌证】

1. 全身情况不允许采取仰卧位者。

2. 角膜或结膜急性传染性或活动性炎症者。

3. 严重的角膜上皮损伤者。

4. 眼球开放性损伤者。

【操作规范】

1. 操作前

（1）操作人员仪表要求：仪表端庄，服装整齐、干净；操作前洗净双手；必要时戴口罩。

（2）病人体位要求：仰卧位、低枕位。

（3）物品准备：Schiötz眼压计、酒精棉球、灭菌干棉块、表面麻醉剂、抗生素眼药水。

2. 操作程序

（1）评估环境是否清洁。

（2）评估病人眼部情况及合作程度。

（3）告知病人 Schiötz 眼压计测量的目的及注意事项，以取得其配合。

（4）核对医嘱，做好"三查七对"，核对好眼别。

（5）协助病人取仰卧位或低枕位。

（6）操作者向结膜囊内滴表面麻醉剂 2 次，每次间隔 2～3 分钟，使角膜充分麻醉。

（7）检查眼压计指针是否在零点刻度位置上，指针是否灵活，用酒精擦拭眼压计足板并用消毒干棉球擦干。

（8）检查者右手持眼压计持柄，左手轻轻分开病人上、下眼睑，分别固定于上下眶缘，嘱病人双眼向正前方注视，使角膜位于水平正中位。将眼压计足板放于角膜中央，保持竖直方向，并与角膜垂直。

（9）手柄保持在眼压计圆柱上、下两端中间位置，此时可读出刻度板上指针的刻度。根据测眼压时所用砝码的重量，从眼压计所附属的换算表中查出对应的眼压值。测量眼压时，如果需要不同重量的砝码测量，一般先用 5.5g 的砝码，若读数小于 3，则更换 7.5 或 10g 的砝码，然后再以 15g 砝码测量。

（10）测量完毕后，向病人眼内滴入抗生素眼药水，用酒精棉立即将眼压计足板清洁干净并用无菌干棉球拭干，放回眼压计盒内备用。

（11）操作完毕后，洗手，告知病人注意事项。

（12）记录（记录值为：砝码重量 / 指针偏转的刻度 = 换算后的眼压值，以 mmHg 为单位）。

（13）整理用物。

【护理技术流程】

护理技术流程	技术依据和相关知识
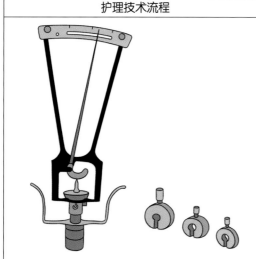 图 2-2-1　Schiötz 眼压计图	**什么是 Schiötz 眼压计?** Schiötz 压陷式眼压计为临床常用，它是以一定重量的砝码压陷角膜中央部，以测量眼压（图 2-2-1）。
【评估】 ①评估环境是否适合操作。 ②评估病人的眼部情况及合作程度。 ③告知病人测量眼压的目的及方法，以取得其配合。	→观察病人眼部情况，能否进行此项操作，对于不能合作的婴幼儿家属一定要教会病人家属约束患儿的方法，确保操作安全。

【操作前准备】
①操作人员仪表要求：仪表端庄，服装整齐、干净；洗手，戴口罩。
②病人体位要求：仰卧位、低枕位。
③物品准备：
Schiötz眼压计、酒精棉球、灭菌干棉块、表面麻醉剂、抗生素眼药水（图2-2-2）

→七步洗手法
→体位要求：头部固定不动，病人双眼向正前方注视，使角膜位于水平位置。

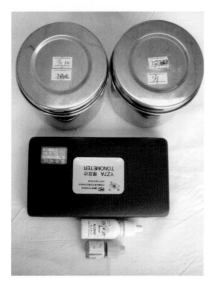

图2-2-2　Schiötz眼压计检查准备用品图

【操作流程】
①核对医嘱，做好"三查七对"，核对好眼别。
②协助病人取仰卧位或低枕位。
③操作者向结膜囊内滴表面麻醉剂2次，每次间隔2～3分钟，使角膜充分麻醉。

→核对医嘱，严格做好"三查七对"及两人核对。
→要求仰卧位且头部固定不动。

滴眼药水的方法：
　　嘱病人眼睛向上注视。结膜囊内分泌物较多者，先用消毒棉签、棉块擦净眼部分泌物或生理盐水冲洗结膜囊。用手指分开下眼睑，将药液滴入下穹窿部，一般一次1～2滴。轻提上睑使药物充分弥散。滴药后嘱病人轻轻闭合眼睑[5]。

④检查眼压计指针是否在零点刻度位置上，指针是否灵活，用酒精擦拭眼压计足板并用消毒干棉球擦干。
⑤检查者右手持眼压计持柄，左手轻轻分开病人上、下眼睑，分别固定于上下眶缘，嘱病人双眼向正前方注视，使角膜位于水平正中位。将眼压计足板放于角膜中央，保持竖直方向，并于角膜垂直（图2-2-3）。

→用酒精棉球消毒后，一定要确保用干棉球擦干足板，防止病人角膜被酒精烧伤。
→认真对照医嘱，确认病人的姓名，测眼压的是哪只眼睛，如果是双眼注意先右后左。
→操作者固定眼睑时，切忌对眼球施加压力。

一般连续测量不超过 3 次，每次测量时眼压计不得在角膜上停留过长的时间。

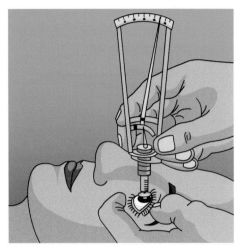

图 2-2-3　测量眼压图

⑥手柄保持在眼压计圆柱上、下两端中间位置，此时可读出刻度板上指针的刻度。

测量眼压时，如果需要不同重量的砝码测量，一般先用 5.5g 的砝码，若读数小于 3，则更换 7.5g 或 10g 的砝码，然后再以 15g 砝码测量。

⑦根据测眼压时所用砝码的重量，从眼压计所附属的换算表中查出对应的眼压值（表 2-2-1）。

⑧测量完毕后，向病人眼内滴入抗生素眼药水，用酒精棉立即将眼压计足板清洁干净并用无菌干棉球拭干，放回眼压计盒内备用。
⑨记录值为：砝码重量 / 指针偏转的刻度 = 换算后的眼压值，以 mmHg 为单位。
⑩操作完毕后，洗手，签字，告知病人注意事项。
⑪整理用物。

→眼压计足板放置在角膜上时，动作要轻，且足板要与角膜平行，时间不宜过长，否则引起眼压下降或对角膜上皮划伤。遇到不合作者，应该做好解释工作，切忌强行测量。

表 2-2-1　Schiötz 眼压计换算表

标尺刻度	5.5g		7.5g		10.0g		15.0g	
	mmHg	Kpa	mmHg	Kpa	mmHg	Kpa	mmHg	Kpa
0.0	41.38	5.52	59.14	7.88	81.65	10.89	127.45	16.99
0.5	37.78	5.04	54.21	7.23	75.11	10.01	117.87	15.71
1.0	34.52	4.60	49.76	6.63	69.27	9.24	109.28	14.57
1.5	31.61	4.21	45.76	6.10	63.96	8.53	101.44	13.52
2.0	28.97	3.86	42.12	5.62	59.10	7.88	94.32	12.57
2.5	26.56	3.54	38.80	5.17	54.66	7.29	87.99	11.73
3.0	24.38	3.25	35.76	4.77	50.62	6.75	81.78	10.90
3.5	22.38	2.98	32.97	4.40	46.86	6.25	76.20	10.16
4.0	20.55	2.74	30.39	4.05	43.48	5.78	71.03	9.47
4.5	18.86	2.51	28.01	3.73	40.18	5.36	66.23	8.83
5.0	17.30	2.31	25.81	3.44	37.19	4.96	61.75	8.23
5.5	15.88	2.12	23.87	3.17	34.40	4.59	58.02	7.74
6.0	14.57	1.94	21.89	2.92	31.82	4.24	53.61	7.15
6.5	13.35	1.78	20.14	2.67	29.42	3.92	49.94	6.66
7.0	12.23	1.63	18.52	2.47	27.16	3.62	46.46	6.19
7.5	11.20	1.49	17.10	2.27	25.06	3.34	43.22	5.76
8.0	10.24	1.37	15.61	2.08	23.09	3.08	40.17	5.36
8.5	9.36	1.25	14.31	1.91	21.26	2.83	38.13	5.08
9.0	8.54	1.14	13.10	1.75	19.55	2.63	34.56	4.61
9.5	7.79	1.04	11.79	1.60	17.96	2.39	32.02	4.27
10.0	7.10	0.95	10.94	1.46	16.48	2.20	29.61	3.95
10.5	6.64	0.86	9.98	1.33	15.10	2.01	27.37	3.65
11.0	5.87	0.78	9.09	1.21	13.81	1.84	25.26	3.37
11.5	5.34	0.71	8.28	1.10	12.62	1.68	23.27	3.10
12.0	4.85	0.65	7.50	1.00	11.50	1.53	21.42	2.86
12.5	4.39	0.59	6.82	0.91	10.48	1.40	19.69	2.63
13.0	3.96	0.53	6.18	0.82	9.52	1.27	18.05	2.41
13.5			5.59	0.75	8.64	1.15	16.53	2.20
14.0			5.04	0.67	7.83	1.04	15.12	2.02
14.5			4.54	0.61	7.08	0.94	13.71	1.83
15.0			4.09	0.55	6.40	0.85	12.57	1.68
15.5					5.76	0.77	11.43	1.58
16.0					5.19	0.69	10.38	1.38
16.5					4.66	0.62	9.41	1.25
17.0					4.17	0.56	8.50	1.13
17.5							7.67	1.02
18.0							6.92	0.92
18.5							6.26	0.83
19.0							5.57	0.74
19.5							4.87	0.65
20.0							4.45	0.59

→眼压计消毒要彻底，避免交叉感染。

→嘱病人 30 分钟内勿揉眼，以免引起角膜上皮擦伤。

【注意事项】

1. 体位要求头部固定不动，病人双眼向正前方注视，使角膜位于水平位置。

2. Schiötz 眼压计用酒精棉球消毒后，一定要确保用干棉球擦干足板，防止病人角膜被酒精烧伤。

3. 认真对照医嘱，确认病人的姓名，测眼压的是哪只眼睛，如果是双眼注意先右后左。

4. 操作者固定眼睑时，切忌对眼球施加压力。

5. 眼压计足板放置在角膜上时，动作要轻，且足板要与角膜平行，时间不宜过长，否则引起眼压下降或对角膜上皮划伤。遇到不合作者，应该做好解释工作，切忌强行测量。

6. 一般连续测量不超过 3 次。

7. 嘱病人 30 分钟内勿揉眼，以免引起角膜上皮擦伤。

8. 眼压计消毒要彻底，防止交叉感染。

【评价标准】

见表 2-2-2。

表 2-2-2　Schiötz 眼压计测量法的技术操作评分标准

科室　　　　　　姓名　　　　　主考老师　　　　　　考核日期

项目		总分	技术操作要求	评分等级				实际得分	备注
				A	B	C	D		
仪表		5	仪表端庄、服装整洁干净 洗手	3 2	2 1	1 0	0 0		
评估		10	年龄、病情、眼部情况、合作程度 讲解眼压测量的目的及方法 与病人交流时态度和蔼、语言规范	3 4 3	2 3 2	1 2 1	0 1 0		
操作前准备		15	物品齐全 检查眼压计是否正常使用 指导病人配合	5 5 5	4 4 4	3 3 3	2 2 2		
Schiötz 眼压计操作过程	安全舒适	10	环境安静整洁，舒适 病人安全 协助病人摆好体位	3 3 4	2 2 3	1 1 2	0 0 1		
	测量眼压	35	核对姓名、检查项目、眼别 检查方法正确，动作轻柔 指导病人配合，眼睛保持向前方注视，眼球不转动 书写报告准确 对待病人态度和蔼、有耐心，沟通好 操作完毕告知注意事项	5 10 5 5 5 5	4 9 4 4 4 4	3 8 3 3 3 3	2 7 2 2 2 2		
操作后		10	眼压计的清洁消毒方法正确 用物处理方法正确 洗手	5 3 2	4 2 1	3 1 0	2 0 0		
评价		15	对待病人态度和蔼、有耐心 检查方法准确、报告书写正确 眼压计的清洁消毒方法正确	5 5 5	4 4 4	3 3 3	2 2 2		
总分		100							

二、非接触眼压计测量方法

【适应证】

需要了解眼压的病人。

【禁忌证】

1. 全身情况不可配合。

2. 角膜被遮盖或严重斑翳损伤。

3. 眼球开放性损伤者。

【操作规范】

1. 操作前

（1）操作人员仪表要求：仪表端庄，服装整齐、干净；操作前洗净双手；必要时戴口罩。

（2）病人体位要求：坐位。

（3）物品准备：非接触眼压计、椅子、酒精棉球、干棉球。

2. 操作程序

（1）评估环境是否清洁。

（2）评估病人眼部情况及合作程度。

（3）告知病人非接触眼压计测量的目的及注意事项，以取得其配合。

（4）核对医嘱、做好"三查七对"，核对好眼别。

（5）协助病人取坐位。

（6）嘱病人坐在非接触眼压计之前，嘱其头部固定在眼压计的头架上，向前注视，尽量张大睑裂。

（7）调节眼压计，将眼压计压头对准角膜正中的部位，此时眼压计上自动显示待测眼别。在眼压计控制板上选择 AUTO（自动）系统进行测量眼压，嘱病人注视测压头内的绿色或红色指示灯，系统自动发出一股气体压平角膜，监视器上自动显示眼压值，如果数值为"*"则为参考数值或不显示数值。

（8）眼压计测完一只眼，自动调节测量另外一只眼。

（9）测量完成后，在控制板上选择"PRINT"（打印），打印结果。

（10）洗手、清洁消毒眼压计。

（11）操作完毕后，关闭眼压计，断开电源。

【护理技术流程】

护理技术流程	技术依据和相关知识
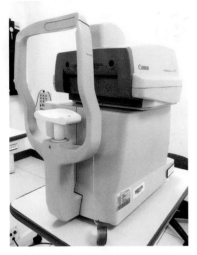 图 2-2-4　非接触眼压计图	**非接触式眼压计的原理：** 　　通过气浪打到角膜上再反射回去的压力值，以此判断眼压的高低。这样做很简单、卫生，不像接触式眼压计要先上麻药，而且减少交叉感染的可能。但非接触眼压计缺点是不太精确，常常有 4mmHg 以内的误差，因此测量时每个眼睛会测 3～4 次，取一个中间平均值。
【评估】 ①评估环境是否适合操作。 ②评估病人的眼部情况及合作程度。 ③告知病人测量眼压的目的及方法，以取得其配合。	→观察病人眼部情况，能否进行操作。
【操作前准备】 ①操作人员仪表要求：仪表端庄，服装整齐、干净；洗手，戴口罩。 ②病人体位要求：坐位。 ③物品准备：非接触眼压计、椅子、酒精棉球、干棉球。	→七步洗手法 →体位要求：坐位，头部固定不动，病人双眼向正前方注视。 →操作前擦拭好眼压计与病人接触的各个部位。并检查线路是否正常，眼压计是否工作正常。
【操作流程】 ①核对医嘱、做好"三查七对"，核对好眼别。 ②协助病人取坐位。 ③嘱病人坐在非接触眼压计之前，嘱其头部固定在眼压计的头架上，向前注视，尽量张大睑裂。 ④调节眼压计（图 2-2-4），将眼压计压头对准角膜正中的部位，此时眼压计上自动显示待测眼别。 ⑤在眼压计控制板上选择 AUTO（自动）系统进行测量眼压，嘱病人注视测压头内的绿色或红色指示灯，系统自动发出一股气体压平角膜，监视器上自动显示眼压值（图 2-2-5），如果数值为"*"则为参考数值或不显示数值。 ⑥眼压计测完一只眼，自动调节测量另外一只眼。 ⑦测量完成后，在控制板上选择"PRINT"（打印），打印结果。	→认真对照医嘱，确认病人的姓名、所测眼别，检查眼压计是否处于完好可使用的状态。 →前后移动眼压计镜头时，注意不要触碰病人。

	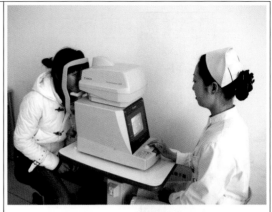 图 2-2-5 非接触眼压计测量法
⑧洗手、清洁消毒眼压计。 ⑨操作完毕后,关闭眼压计,切开电源。	→用 75% 酒精棉块擦拭病人与眼压计接触的部位(包括下颌托、额托等)。

【注意事项】

1. 操作前用 75% 酒精棉块擦拭好眼压计与病人接触的各个部位(包括下颌托、额托等)。并检查线路是否正常,眼压计是否工作正常。

2. 操作前要观察病人眼部情况,判断能否进行操作。一般角膜溃疡、角膜白斑等无法测量(角膜病变严重时,气体脉冲力压平角膜中央区特定面积所需要的力的大小会发生较大变化,故测量结果不够准确)。

3. 认真对照医嘱,确认病人的姓名,测眼压的是哪只眼睛,检查眼压计是否处于完好可使用的状态。

4. 测量时,注意保持病人头部固定不动,嘱病人双眼向正前方注视(非接触眼压计是以仪器中气体脉冲力压平角膜中央区特定面积所需要的力的大小与眼内压的关系来换算出眼内压的大小的检查方法,故需要病人角膜中央正对机器测量区中心,才能使结果更准确)。

5. 前后移动眼压计镜头时,注意不要触碰病人。

【评价标准】

见表 2-2-3。

表 2-2-3 非接触眼压计测量法的技术操作评分标准

姓名　　　　　　所在科室　　　　　　主考老师　　　　　　考核日期

项目	总分	技术操作要求	评分等级				实际得分	备注
			A	B	C	D		
仪表	5	仪表端庄、服装整洁干净	3	2	1	0		
		洗手	2	1	0	0		
评估	10	年龄、病情、眼部情况、合作程度	3	2	1	0		
		讲解眼压测量的目的及方法	4	3	2	1		
		与病人交流时态度和蔼语言规范	3	2	1	0		

续表

项目		总分	技术操作要求	评分等级				实际得分	备注
				A	B	C	D		
操作前准备		15	物品齐全	5	4	3	2		
			检查眼压计是否正常使用	5	4	3	2		
			指导病人配合	5	4	3	2		
非接触眼压计操作过程	安全舒适	10	环境安静整洁，舒适	3	2	1	0		
			病人安全	3	2	1	0		
			协助病人摆好体位	4	3	2	1		
	测量眼压	35	核对姓名、检查项目、眼别	5	4	3	2		
			检查方法正确，动作轻柔	10	9	8	7		
			指导病人配合，眼睛保持向前方注视，眼球不转动	5	4	3	2		
			书写报告准确	5	4	3	2		
			对待病人态度和蔼、有耐心、沟通好	5	4	3	2		
			操作完毕告知注意事项	5	4	3	2		
操作后		10	眼压计的清洁方法正确	5	4	3	2		
			操作完毕切断电源	3	2	1	0		
			洗手	2	1	0	0		
评价		15	对待病人态度和蔼有耐心	5	4	3	2		
			检查方法准确、报告书写正确	5	4	3	2		
			眼压计的清洁方法正确	5	4	3	2		
总分		100							

思考题

1. Schiötz 眼压计测量法的注意事项？
2. 非接触眼压计测量方法的注意事项？
3. 非接触眼压测量时哪些因素可能影响测量结果？

第三节　Schirmer 试验检查操作规范

本节重点提示：

　　操作者熟练掌握 Schirmer 试验检查法，准确得出结果，防止误诊及漏诊。确保检查过程中无刺激性因素引发流泪，如风、强光等。嘱病人检查过程中不可说话，揉眼，以免刺激泪液分泌增加，影响检查结果。

【定义】

Schirmer 试验检查是指在特定时间内，观察置于下眼睑的滤纸条浸润的长度，以观测泪液生成的多少，用于各种疾病引起的泪液分泌障碍的检测。

【目的】

检测泪膜中水液层在特定时间内的分泌量。

【对象】

流泪、溢泪的病人。眼干的病人。

【适应证】

1. 流泪、溢泪的病人。

2. 眼干的病人。

【操作规范】

1. 操作前

（1）操作人员仪表要求：仪表端庄，服装整齐、干净；操作前洗净双手；戴口罩。

（2）病人体位要求：取坐位。

（3）物品准备：Schirmer 试验试纸、计时器。

2. 操作程序

（1）评估环境是否清洁、是否存在刺激产生流泪的因素。

（2）评估病人的年龄、眼部情况、病情及合作程度。

（3）告知病人 Schirmer 泪液试验检查的目的及注意事项，以取得其配合。

（4）核对病人姓名、床号、眼别。

（5）协助病人取坐位，嘱病人睁眼向上看，用准备好的 Schirmer 泪液试验试纸将具有圆弧度的一端夹持于下眼睑中外 1/3 处结膜囊内，另一端悬挂于眼外，嘱病人轻轻闭眼。

（6）调好定时器（时间为 5 分钟），以确保结果准确。

（7）5 分钟后取下试纸，观察试纸浸湿的长度并记录（前 5mm 不记录）。

（8）处理用物。

【护理技术流程】

护理技术流程	技术依据及相关知识

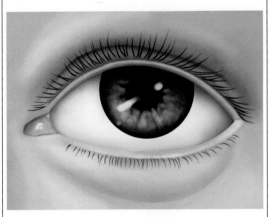

图 2-3-1 外眼图片

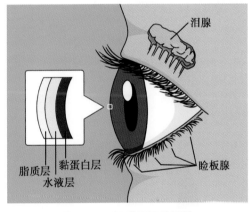

图 2-3-2 泪腺及泪液图片

泪液由脂质层、水液层及黏蛋白层组成，脂质层由睑板腺分泌，水液层则由泪腺分泌，黏蛋白则由眼表面上皮细胞分泌。水液性泪液的分泌分为基础性分泌及反射性分泌[2]（图 2-3-1，图 2-3-2）。

润滑
· 润湿眼表面，维持角膜的正常功能，润湿眼睑、球结膜表面，以利眼睑、眼球运动。

构成光学界面
· 泪膜，尤其是其表面脂质层，构成光滑的光学界面，是眼睛视物功能重要的组成部分。

屏障、保护
· 在眼表形成泪膜，防止尘土、烟雾和微生物等异物直接侵害眼表。
· 泪液中含有多种抗微生物物质，如免疫球蛋白、补体、溶菌酶及乳铁蛋白等，执行非特异和特异的免疫功能，杀灭病原微生物，可防御病原微生物对眼表的侵袭。
· 机械性冲洗、清洁眼表与泪道，清除异物及代谢产物、脱落的细胞等。

营养、代谢
· 营养角膜、结膜上皮细胞层，为其提供氧和糖分等营养，并带走一部分代谢产物。

图 2-3-3 泪液的功能

● 图 2-3-3 显示了泪液的功能。
● 基础性分泌即是泪腺在无任何刺激的情况下分泌泪液，一些研究认为基础性分泌的泪液主要来源于副泪腺，而由泪腺分泌的泪液则为反射性泪液。但临床观察表明，在睡眠、全麻或局麻下泪液的分泌较正常状态时减少，因而一些学者认为泪腺也有基础性分泌。
● 泪腺的反射性分泌是在强烈的心理或物理刺激下引起的泪腺分泌。
● 反射性泪液中含有保持眼表面上皮细胞增生和分化所必需的成分，它对眼表面伤口的愈合具有十分重要的作用。

【评估】
①评估环境是否存在刺激产生流泪的因素。
②了解病人的年龄、眼部情况、病情及合作程度。
向病人讲解 Schirmer 泪液试验检查的目的、操作方法及注意事项。
【操作前准备】
①操作人员仪表要求：仪表端庄，服装整齐、干净；洗手，戴口罩。

→是否有精神或智力障碍等情况不能配合检查。
→用和蔼可亲的态度，耐心为病人讲解以取得配合。
→七步洗手法，避免交叉感染。

②病人体位要求：取坐位。
③用物准备：Schirmer 试验试纸、计时器（图 2-3-4）。

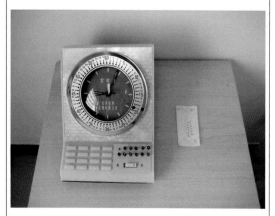

图 2-3-4　泪液试验检查用物图片

④环境要求：
检查时，若病人临窗而坐，应关窗；面向窗且阳光足时应拉窗帘。　　　　　　　　　　　→确保无刺激性因素引发流泪，如风、强光等。

【操作流程】
①主动热情接待病人，认真查对医嘱。　　　　　→认真对照医嘱，确认病人姓名、做试验的是哪只眼睛、确认 Schirmer 泪液试验的种类。
②协助病人取坐位，嘱病人睁眼向上看，用准备好的 Schirmer 泪液试验试纸将具有圆弧度的一端夹持于下眼睑中外 1/3 处结膜囊内，另一端悬挂于眼外，嘱病人轻轻闭眼（图 2-3-5）。　　　　　　　　→观察眼部有无流泪，如有流泪，应在检查前先用棉签擦干。

> 若医嘱要求检查基础的 Schirmer 泪液试验检查，应先在眼内滴入麻醉剂（临床常用盐酸丙美卡因滴眼液），5 分钟后用棉签擦干眼睑皮肤，再夹入 Schirmer 泪液试纸，并于 5 分钟后取出读数。

> 普通 Schirmer 泪液试验前病人不滴任何药物。

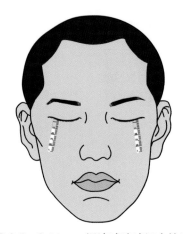

图 2-3-5　Schirmer 泪液试验试纸夹持图片

③调好定时器（时间为 5 分钟），以确保结果准确。
④5 分钟后取下试纸，观察试纸浸湿的长度并记录（前 5mm 不记录）。
⑤正确处理用物：Schirmer 泪液试验试纸为一次性物品，使用后投入黄色垃圾袋内。　　　　　　→取下试纸前应充分下拉下眼睑，完全暴露试纸顶端（即圆弧端），并嘱病人放松不要突然闭眼，以免试纸被夹断而进入结膜囊内。

【注意事项】

1. 确保无刺激性因素引发流泪，如风、强光等。

2. 认真对照医嘱，确认病人姓名、做试验的是哪只眼睛，确认 Schirmer 泪液试验的种类。

3. 观察眼部有无流泪，如有流泪，应在检查前先用棉签擦干。

4. 普通 Schirmer 泪液试验前病人不滴任何药物；若医嘱要求检查基础的 Schirmer 泪液试验检查，应先在眼内滴入麻醉剂（临床常用盐酸丙美卡因滴眼液），5 分钟后用棉签擦干眼睑皮肤，再夹入 Schirmer 泪液试纸，并于 5 分钟后取出读数。

5. 取下试纸前应充分下拉下眼睑，完全暴露试纸顶端（即圆弧端），并嘱病人放松不要突然闭眼，以免试纸被夹断而进入结膜囊内。

【评价标准】

见表 2-3-1。

表 2-3-1 Schirmer 试验检查的技术操作评分标准

所在科室　　　　　姓名　　　　　主考老师　　　　　考核日期

项目		总分	技术操作要求	评分等级				备注
				A	B	C	D	
仪表		5	仪表端庄、服装整洁干净 洗手无长指甲	3 2	2 1	1 0	0 0	
评估		10	年龄、病情、眼部情况、合作程度 讲解泪液试验的目的及方法 与病人交流时态度和蔼、语言规范	3 4 3	2 3 2	1 2 1	0 1 0	
操作前准备		10	物品齐全并检查质量标签规格 检查定时器是否正常使用 指导病人配合	3 2 5	2 1 4	1 0 3	0 2 2	
Schirmer 氏泪液试验	安全舒适	10	环境安静整洁，舒适，避风 协助病人摆好体位 擦净眼部分泌物及泪液	3 3 4	2 2 3	1 1 2	0 0 1	
	泪液试验操作	35	核对姓名、检查项目、眼别 检查方法正确，动作轻柔 指导病人配合，轻轻闭合眼睑 书写报告准确 对待病人态度和蔼、有耐心、沟通好 设定时间准确 操作完毕告知注意事项	5 5 5 5 5 5 5	4 4 4 4 4 4 4	3 3 3 3 3 3 3	2 2 2 2 2 2 2	
操作后		10	记录结果准确 用物处理方法正确 洗手	5 3 2	4 2 1	3 1 0	2 0 0	
评价		15	对待病人态度和蔼有耐心 检查方法准确、报告书写正确 用物处理方法正确	5 5 5	4 4 4	3 3 3	2 2 2	
总分		10						

思 考 题

1. 泪液的功能有哪些?
2. Schirmer 试验检查的方法是什么?
3. Schirmer 试验检查的注意事项?

参考文献

1. 韩杰. 眼科临床护理手册. 北京:科学技术文献出版社,2009.

2. 赵堪兴,杨培增. 眼科学. 第8版. 北京:人民卫生出版社,2013.

3. 狄树亭,贾俊先,梁德军. 五官科护理学. 上海:上海科学技术出版社,2012.

4. 张舒心,唐炘,刘磊. 青光眼治疗学. 第2版. 北京:人民卫生出版社,2011.

5. 刘淑贤. 同仁眼科专科护理操作技术规范与评分标准. 北京:科学出版社,2009.

第三章 眼科专科技术操作规范

第一节 滴眼药水(膏)技术

本节重点提示:

1. 掌握药物到达眼内的途径,如图3-1-1:

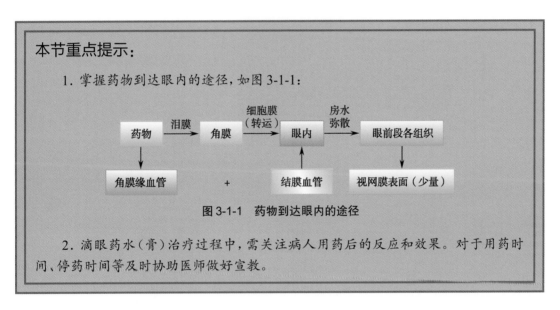

图 3-1-1 药物到达眼内的途径

2. 滴眼药水(膏)治疗过程中,需关注病人用药后的反应和效果。对于用药时间、停药时间等及时协助医师做好宣教。

【定义】 由于存在血-眼屏障(血-房水屏障、血-视网膜屏障)等特殊组织解剖结构,大多数眼病的有效药物治疗是局部给药。滴眼药水(膏)是直接将药物滴入下穹窿,增加眼前部局部药物浓度达到治疗眼前部疾病的目的,是一项简单有效的治疗眼部疾患或局部麻醉的方法。操作者除了掌握正确滴眼药的方法,更重要的是全面掌握药物的吸收途径、各种眼药的作用及副作用,从而更好地指导病人用药,减少药物的全身吸收,降低药物副作用。

【目的】 滴眼药水(膏)技术是眼科的重要治疗方法之一,主要目的是避免血眼屏障,提高到达治疗部位的药物浓度以取得较好的疗效;减少因药物吸收引发的全身反应。

【对象】 眼病病人手术前后预防感染。眼部疾患病人。需散瞳、缩瞳、麻醉的病人。

一、滴眼药水技术

【适应证】

1. 眼病病人手术前、手术后抗感染。

2. 治疗眼部疾患。

3. 眼部检查前需要滴用表面麻醉药或散瞳药等药物时。

【禁忌证】

1. 有明确的相关药物过敏史。

2. 不符合眼药水的适用范围。

【操作规范】

1. 操作前

（1）操作人员仪表要求仪表端庄，服装整齐、干净；操作前洗净双手；戴口罩。

（2）病人体位要求取坐位或仰卧位。

（3）物品准备病历本或医嘱单、眼药水、消毒棉签或棉块、无菌眼垫、快速洗手液。

2. 操作程序

（1）评估环境是否清洁。

（2）评估病人眼部情况及合作程度。

（3）告知病人用眼药的目的及注意事项，以取得其配合。

（4）核对病人姓名、床号、眼别，眼药水标签、质量、规格及有效期。

（5）嘱病人取坐位或平卧位，头稍后仰，眼睛向上注视。

（6）操作者先用消毒棉签或棉块擦净眼部分泌物，用手指分开下眼睑。

（7）将眼药水滴入下穹窿部，一般一次 1～2 滴。

（8）轻提上睑使药液充分弥散。

（9）滴药后嘱病人轻轻闭合眼睑 3～5 分钟。

【护理技术流程】

护理技术流程	技术依据及相关知识
【评估】 ①评估环境是否适合操作。 ②评估病人的眼部情况及合作程度。 ③告知病人滴眼药的目的及方法，以取得其配合。	→病人眼部有无分泌物，有无药物过敏史，是否戴隐形眼镜，小儿需要家属配合。
【操作前准备】 ①操作人员仪表要求：仪表端庄，服装整齐、干净；洗手，戴口罩。 ②病人体位要求：平卧位或坐位。 ③物品准备：病历本或医嘱单、眼药水（膏）、消毒棉签或棉块、无菌眼垫、快速洗手液。	→七步洗手法。
【操作流程】 ①核对病人姓名、床号、眼别、眼药水标签、质量、规格及有效期。	→确认病人是否为本人。
②嘱病人取坐位或平卧位，头稍后仰，眼睛向上注视。	→严格执行查对制度。
③操作者先用消毒棉签或棉块擦干净眼部分泌物，用手指分开病人下眼睑（图 3-1-2）。	→病人平卧位，操作者用消毒棉签擦拭分泌物。
④将药液滴入下穹窿部，一般一次 1 滴（眼药水量约绿豆大小量即可）（图 3-1-3）。	→若双眼用药，先滴健眼，后滴患眼

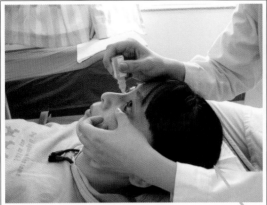

图 3-1-3 滴眼药水操作流程（二）

滴眼药时左手扒开下睑，右手将药液滴入下穹窿

⑤轻提上睑使药液充分弥散（图 3-1-4）。

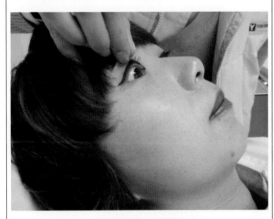

图 3-1-4 滴眼药水操作流程（三）

滴眼药后右手轻提上睑

⑥滴药后嘱病人轻轻闭合眼睑 3～5 分钟（图 3-1-5）。

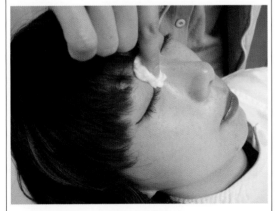

图 3-1-5 滴眼药水操作流程（四）

点某些特殊药物如散瞳剂时，用棉块按压泪囊部 3 分钟

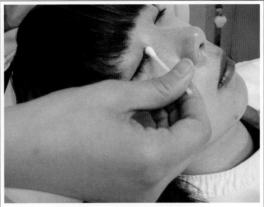

图 3-1-2 滴眼药水操作流程（一）

平卧位，操作者用消毒棉签擦拭分泌物

瓶口距离眼睑 2cm 以上，避免接触眼睑、睫毛。

多种眼药的顺序：
- 水溶性→悬浊性→油性。
- 两药间隔应在 5 分钟以上。
- 先滴刺激性弱的，再滴刺激性强的药物。
- 疗效持续性药水后点。
- 期待产生疗效的眼药水后点[3]。

散瞳药（阿托品）、β受体阻断剂（盐酸卡替洛尔）、缩瞳剂（硝酸毛果芸香碱）等滴用后需压迫内眦部 3 分钟，可减少药液经泪道进入鼻黏膜吸收引起的中毒反应[3]。

【注意事项】

1. 滴药前认真做好"三查七对"。

2. 滴药时瓶口与眼睑距离应 2cm 以上,避免触及眼睑和睫毛,以防污染。

3. 滴药时,切忌药液直接滴至角膜上。

4. 对于溢出的药液应立即拭去,以免病人不适或流入耳内、口腔内。

5. 某些药物,如散瞳药、β 受体阻断剂,滴用后需压迫泪囊部 3 分钟,可减少药液经泪道进入鼻黏膜吸收引起的中毒反应[3]。

6. 如同时滴用多种药物,两药间隔应在 5 分钟以上。

7. 使用滴眼液的顺序依次为:①水溶性;②悬浊性;③油性。先滴刺激性弱的药物,再滴刺激性强的药物。

8. 角膜溃疡、角膜裂伤者,滴药时勿给眼球施加压力。

9. 若双眼用药,先滴健眼,后滴患眼。

10. 若为传染性眼疾病人,需要实行药物隔离,用过的敷料应焚烧,用物要浸泡消毒。

【评价标准】

见表 3-1-1。

表 3-1-1 单人滴眼药水技术操作评分标准

科室　　　　　　姓名　　　　　　主考老师　　　　　　考核日期

项目		总分	技术操作要求	评分等级				实际得分	备注
				A	B	C	D		
仪表		5	仪表端庄、服装鞋帽整洁干净 洗手、无长指甲	3 2	2 1	1 0	0 0		
评估		10	病人病情、合作程度及眼部情况 讲解滴眼药的目的及方法 与病人交流时态度和蔼、语言规范 了解眼药的性质、作用	3 3 2 2	2 2 1 1	1 1 0 0	0 0 0 0		
操作前准备		10	物品齐全、放置合理 检查物品质量、标签、规格、有效期	5 5	4 4	3 3	2 2		
滴眼药操作过程	安全与舒适	10	环境整洁,安静,光线适宜 认真接待病人 取坐位或仰卧位	3 3 4	2 2 3	1 1 2	0 0 1		
	滴眼药过程	35	核对医嘱、眼别、药物名称 取用药物无污染 开启瓶口无污染 再次核对(特别是散瞳药、缩瞳药及眼别) 擦除眼部分泌物 分开病人眼睑方法正确 瓶颈与眼部距离适宜、无污染 滴药方法正确、病人无不适	5 5 5 5 3 2 5 5	4 4 4 4 2 1 4 4	3 3 3 3 1 0 3 3	2 2 2 2 0 0 2 2		

项目	总分	技术操作要求	评分等级				实际得分	备注
			A	B	C	D		
操作后	10	用物处理方法正确	4	3	2	1		
		合理安置病人	3	2	1	0		
		洗手	3	2	1	0		
评价	20	对待病人态度和蔼有耐心,操作过程与病人有效沟通	5	4	3	2		
		操作过程无污染	5	4	3	2		
		操作过程考虑病人安全	5	4	3	2		
		操作熟练有序	5	4	3	2		
总分	100							

二、涂眼药膏技术

【适应证】

1. 手术前、手术后抗感染。

2. 治疗眼部疾患。

3. 需要药物在局部保持较长时间、较高浓度的病人。

【禁忌证】

1. 有明确的相关药物过敏史。

2. 不符合眼药膏的适用范围。

【操作规范】

1. 操作前

(1) 操作人员仪表要求:仪表端庄,服装整齐、干净;操作前洗净双手;戴口罩。

(2) 病人体位要求:取坐位或仰卧位。

(3) 物品准备:病历本或医嘱单、眼药膏、消毒棉签或棉块、无菌眼垫、快速洗手液。

2. 操作程序

(1) 评估环境是否清洁。

(2) 评估病人眼部情况及合作程度。

(3) 告知病人用眼药膏的目的及注意事项,以取得其配合。

(4) 核对病人姓名、床号、眼别,眼药膏标签、质量、规格及有效期。

(5) 操作者先用消毒棉签或棉块擦净眼部分泌物,用手指分开下眼睑。

(6) 嘱病人头稍后仰,眼睛向上注视。

(7) 将眼药膏直接挤入下穹窿部。

(8) 涂药后嘱病人轻轻闭合眼睑3～5分钟。

【护理技术流程】

护理技术流程	技术依据和相关知识
【评估】 ①评估环境是否适合操作。 ②评估病人的眼部情况及合作程度。 ③告知病人涂眼药膏的目的及方法，以取得其配合。	→ 病人眼部有无分泌物，有无药物过敏史，是否戴隐形眼镜，小儿需要家属配合。
【操作前准备】 ①操作人员仪表要求：仪表端庄，服装整齐、干净；洗手，戴口罩。 ②病人体位要求：平卧位或坐位。 ③物品准备：病历本或医嘱单、眼药膏、消毒棉签或棉块、无菌眼垫、快速洗手液。	→ 七步洗手法
【操作流程】 ①核对病人姓名、床号、眼别、眼药膏标签、质量、规格及有效期。 ②嘱病人取坐位或平卧位，头稍后仰，眼睛向上注视。 ③操作者先用消毒棉签或棉块擦干净眼部分泌物，用手指分开病人下眼睑（图3-1-6）。	→ 确认病人是否为本人。 → 严格执行查对制度。 → 从内向外擦拭，以免堵塞泪点。 → 若双眼用药，先涂健眼，后涂患眼。

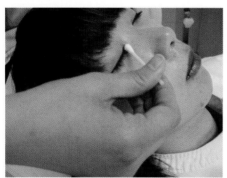

图3-1-6　涂眼药膏操作流程（一）
平卧位操作者用消毒棉签擦拭分泌物

④将药膏滴入下穹窿部，一般一次约绿豆大小量即可。
⑤涂药后嘱病人轻轻闭合眼睑3～5分钟。

点多种眼药的步骤：
①用眼药膏的顺序：水凝胶性→油性。两药间隔应在5分钟以上。
②先滴刺激性弱的，再滴刺激性强的药物。

散瞳药（阿托品）、β受体阻断剂（盐酸卡替洛尔）、缩瞳剂（硝酸毛果芸香碱）等涂用后需压迫内眦部3分钟，可减少药液经泪道进入鼻黏膜吸收引起的中毒反应[3]（图3-1-7）。

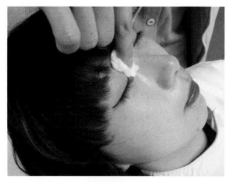

图3-1-7　涂眼药膏操作流程（二）
涂某些特殊药物（如散瞳剂）时，用棉块按压泪囊部3分钟

【注意事项】

1．涂药前认真做好"三查七对"。

2．挤眼药膏时瓶口与眼睑距离应 2cm 以上，避免触及眼睑和睫毛，以防污染。

3．涂药时，切忌药膏直接涂至角膜上。

4．涂散瞳眼药膏和缩瞳眼药膏后需压迫泪囊部 3 分钟。

【评价标准】

见表 3-1-2。

表 3-1-2　涂眼药膏技术操作评分标准

科室　　　　　姓名　　　　　主考老师　　　　　考核日期

项目		总分	技术操作要求	评分等级				实际得分	备注
				A	B	C	D		
仪表		5	仪表端庄、服装鞋帽整洁干净	3	2	1	0		
			洗手、无长指甲	2	1	0	0		
评估		10	病人病情、合作程度及眼部情况	3	2	1	0		
			讲解涂眼药膏的目的及方法	3	2	1	0		
			与病人交流时态度和蔼、语言规范	2	1	0	0		
			了解眼药的性质、作用	2	1	0	0		
操作前准备		10	物品齐全、放置合理	5	4	3	2		
			检查物品质量、标签、规格、有效期	5	4	3	2		
操作过程	安全与舒适	10	环境整洁，安静，光线适宜	5	4	3	2		
			病人取坐位或仰卧位	5	4	3	2		
	涂眼药膏过程	35	核对医嘱、眼别、药物名称	5	4	3	2		
			取用药物无污染	5	4	3	2		
			开启瓶口无污染	5	4	3	2		
			再次核对（特别是散瞳药、缩瞳药及眼别）	5	4	3	2		
			擦除眼部分泌物	3	2	1	0		
			分开眼睑方法正确	2	1	0	0		
			瓶颈与眼部距离适宜、无污染	5	4	3	2		
			滴药方法正确、病人无不适	5	4	3	2		
操作后		10	用物处理方法正确	5	4	3	2		
			洗手	5	4	3	2		
评价		20	对待病人态度和蔼有耐心，操作过程与病人有效沟通	5	4	3	2		
			操作过程无污染	5	4	3	2		
			操作熟练有序	5	4	3	2		
			用物处理方法正确	5	4	3	2		
总分		100							

思考题

1. 滴眼药水技术注意事项?
2. 药物到达眼内的途径?
3. 护士为病人滴眼药前需要评估的内容有哪些?
4. 眼局部用药使角膜损伤的可能机制有哪些?
5. 药物在眼局部达到有效浓度和发挥治疗作用时与哪些因素有关?
6. 影响药物透过角膜的因素有哪些?
7. 试述药物在眼部作用的方式?

第二节　泪道冲洗技术

本节重点提示：

　　1. 进针冲洗时，泪道针头不要顶住泪小管内侧壁（以免推入液体时不易流出而使操作者误认为泪道阻塞，从而影响诊断）。

　　2. 若下泪点闭锁，可由上泪点冲洗（上下泪小点对泪液的引流作用比例约为3:7，若下泪点闭锁时，应评估上泪点功能）。

　　3. 急性泪囊炎或角结膜急性炎症时不宜进行泪道冲洗（避免病原菌扩散造成其他部位炎症）。

　　4. 操作环境需光线充足。良好的光线，开阔的视野，便于准确判断病人病情。

　　【**定义**】　泪道包括泪小点、泪小管、泪总管、泪囊和鼻泪管（图3-2-1）。其中泪小点、泪小管、泪总管管径窄细，位置表浅，易受炎症、外伤等因素影响发生阻塞；鼻泪管下端为解剖学狭窄段，易受鼻腔病变影响而发生阻塞[1]。泪道冲洗术是通过将液体注入泪道疏通其不同部位阻塞的操作技术，既可作为诊断技术，又可作为治疗方法。

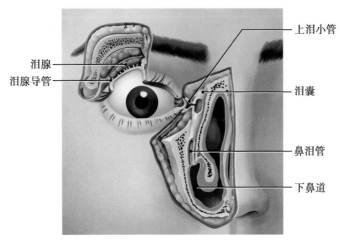

图 3-2-1　泪道解剖结构
泪道包括泪小点、泪小管、泪总管、泪囊和鼻泪管

　　【**目的**】　用于检查泪道是否通畅，疏通阻塞的泪道，治疗慢性泪囊炎。

　　【**对象**】　拟行内眼手术病人；泪道手术病人；慢性泪囊炎病人；有泪溢症状的病人；其他需要进行泪道冲洗的病人。

　　【**适应证**】

　　1. 拟行内眼手术者。

2．慢性泪囊炎病人。

3．有泪溢症状病人。

4．其他需要进行泪道冲洗的病人。

【禁忌证】

不能配合的病人。

【操作规范】

1．操作前

（1）操作人员仪表要求：仪表端庄，服装整齐、干净；操作前洗净双手；戴口罩。

（2）病人体位要求：取坐位或仰卧位。

（3）物品准备：泪道冲洗专用椅或诊床、已消毒的泪点扩张器、一次性泪道冲洗针、消毒棉签和棉块、表面麻醉剂、抗生素滴眼液、生理盐水。

2．操作程序

（1）评估环境是否清洁。

（2）评估病人眼部情况及合作程度。

（3）告知病人冲洗泪道目的及注意事项，以取得其配合。

（4）核对医嘱，病人床号、姓名、眼别。

（5）病人取坐位或仰卧位。

（6）操作者用棉签挤压泪囊区，排除泪囊积液、脓液。

（7）滴表面麻醉剂于泪点处。

（8）遵医嘱抽吸药液。

（9）病人头部固定向上注视。操作者右手持冲洗针，左手持棉签拉开眼睑，暴露下泪点，把针头垂直插入下泪点 1～2mm，然后转动 90°。使针尖朝向鼻侧，即针头的长轴平行于睑缘。使针尖沿泪小管缓慢前进，如无阻力可推进 3～5cm。向管内推注液体，用力均匀、适当，边推边询问病人有无液体流入鼻腔或咽部，并观察泪点处有无液体或分泌物反流，推注时有无阻力，从而判断泪道是否通畅。

（10）冲洗完毕，退出针头，滴抗生素眼药，用棉签擦干流出的液体及分泌物。

（11）告知病人注意事项，整理用物，洗手。

（12）正确记录。

【护理技术流程】

护理技术流程	技术依据和相关知识
【评估】 ①评估环境是否适合操作。 ②评估病人的眼部情况及合作程度。 ③告知病人泪道冲洗的目的及方法,以取得其配合。	→观察眼部有无分泌物,泪小点有无狭窄或闭锁(以便判断是否需用泪点扩张器)。对于不能合作的婴幼儿家属一定要教会病人家属约束患儿的方法,确保操作安全。
【操作前准备】 ①操作人员仪表要求:仪表端庄,服装整齐、干净;洗手,戴口罩。 ②病人体位要求:坐位或卧位,面向操作者(图3-2-2)。 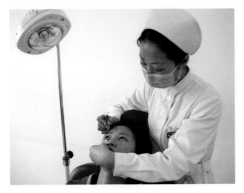 图3-2-2　门诊使用专用椅 体位要求头部固定,最好使用泪道冲洗专用椅,便于操作。婴幼儿则取仰卧位并专人辅助	→七步洗手法 →体位要求:原则头部固定,最好使用泪道冲洗专用椅,便于操作。婴幼儿则取仰卧位并专人辅助。
③物品准备:泪道冲洗专用椅或诊床、已消毒的泪点扩张器、一次性泪道冲洗针、消毒棉签和棉块、表面麻醉剂、抗生素滴眼液、生理盐水。	→事先备齐用物,节约时间。
【操作流程】 ①核对医嘱,病人床号、姓名、眼别。 ②病人取坐位或仰卧位。 ③操作者用棉签挤压泪囊区,排除泪囊积液、脓液。 ④滴表面麻醉剂于泪点处(图3-2-3)。 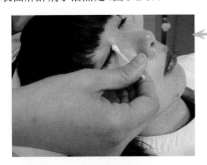 图3-2-3　按压泪点示意图 用蘸有表面麻醉剂的棉签按压在泪点处,确保麻药发挥疗效	→严格两人核对。 →不合作的患儿取仰卧位,需有家属或专人辅助。 点完后等待5分钟,待麻醉剂发挥药效。 →临床上常用生理盐水冲洗或稀释的抗生素溶液冲洗。

⑤遵医嘱抽吸药液。

⑥病人头部固定向上注视。操作者右手持冲洗针，左手持棉签拉开眼睑，暴露下泪点，把针头垂直插入下泪点1~2mm，然后转动90°使针尖朝向鼻侧，即针头的长轴平行于睑缘。使针尖沿泪小管缓慢前进，如无阻力可推进3~5mm。向管内推注液体，用力均匀、适当，边推边询问病人有无液体流入鼻腔或咽部，并观察泪点处有无液体或分泌物反流，推注时有无阻力，从而判断泪道是否通畅（图3-2-4，图3-2-5）

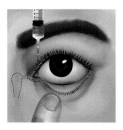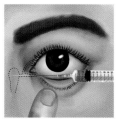

图3-2-4　泪道冲洗操作示意图

针头垂直插入下泪点1~2mm，注意避免伤及角膜。转动90°，使针尖朝向鼻侧，即针头的长轴平行于睑缘，使针尖沿泪小管缓慢前进，如无阻力可推进3~5mm

⑦冲洗完毕，退出针头，滴抗生素眼药，用棉签擦干流出的液体及分泌物。
⑧告知病人注意事项，整理用物，洗手。
⑨正确记录（记录单见表3-2-3）。

→婴幼儿在冲洗时取头侧位，以免冲洗液误吸，引起呛咳或肺部感染。

进针时注意深度以免损伤黏膜，遇阻力时不可暴力推进，以免损伤泪道。

泪道相关数据

泪小点：
● 距内眦6~6.5mm
泪小管：
● 垂直部1~2mm
● 水平部8mm

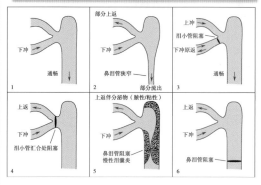

图3-2-5　泪道冲洗结果判断示意

表3-2-1　冲洗时常见的状况与判断

冲洗结果	判断
无阻力，液体顺利进入鼻咽部	泪道通畅
原冲原返	泪小管阻塞
下冲上返	泪总管阻塞
下冲上返有脓性分泌物	鼻泪管阻塞合并慢性泪囊炎
有阻力，部分返回，部分入鼻腔	鼻泪管狭窄

【注意事项】

1．泪点狭小者，先用泪点扩张器扩大后再冲洗。

2．操作轻柔、准确，切忌损伤角膜、结膜、泪点和泪小管。进针遇到阻力不可暴力推进，以防损伤泪道。

3．正确判断冲洗结果（表3-2-1）。

【评价标准】

见表3-2-2。

表 3-2-2　成人泪道冲洗技术操作评分标准

科室　　　　姓名　　　　主考老师　　　　考核日期

项目		总分	技术操作要求	评分等级				实际得分	备注
				A	B	C	D		
仪表		5	仪表端庄、服装鞋帽整洁干净 洗手、无长指甲	3 2	2 1	1 0	0 0		
评估		10	病人病情、合作程度及眼部情况 讲解泪道冲洗的目的及方法 与病人交流时态度和蔼、语言规范	3 4 3	2 3 2	1 2 1	0 1 0		
操作前准备		10	物品齐全、放置合理 检查物品质量、标签、规格、有效期	5 5	4 4	3 3	2 2		
操作过程	安全与舒适	10	环境整洁,安静,光线适宜 病人取坐位	5 5	4 4	3 3	2 2		
	泪道冲洗过程	35	核对医嘱、眼别 取用注射器、抽取药物无污染 擦除眼部分泌物、必要时将泪囊部脓液挤出 使用泪点扩张器方法正确 进针方法正确、动作轻柔 冲洗完毕,滴眼药方法正确 观察结果仔细,准确	5 5 5 5 5 5 5	4 4 4 4 4 4 4	3 3 3 3 3 3 3	2 2 2 2 2 2 2		
操作后		10	用物处理方法正确 洗手 记录结果准确	5 2 3	4 1 2	3 0 1	2 0 0		
评价		20	对待病人态度和蔼有耐心,操作过程与病人有效沟通 操作过程无污染 操作熟练有序 用物处理方法正确 记录准确	5 5 5 3 2	4 4 4 2 1	3 3 3 1 0	2 2 2 0 0		
总分		100							

附件：

表 3-2-3　泪道冲洗报告单

时间_____　　　冲洗液：生理盐水 / 抗生素盐水 / 抗生素 + 激素盐水 / 其他_____　　　操作者

眼别 结果	右眼		左眼	
下冲	通畅 / 通而不畅		通畅 / 通而不畅	
	上返加压：通畅 / 通而不畅 / 原返		上返加压：通畅 / 通而不畅 / 原返	
	原返		原返	
上冲	通畅 / 通而不畅		通畅 / 通而不畅	
	原返		原返	
分泌物	有分泌物脓性 / 黏性 / 血性（大量 / 中量 / 少量）		有分泌物脓性 / 黏性 / 血性（大量 / 中量 / 少量）	
	无分泌物		无分泌物	
其他	___泪小点闭锁 / 移位 / 瓣膜		___泪小点闭锁 / 移位 / 瓣膜	
	拒绝检查	瘘道：上冲、下冲	拒绝检查	瘘道：上冲、下冲

思 考 题

1. 冲洗时常见的状况与判断？

2. 泪道包括哪些结构？其中易发生阻塞的位置是哪些？

3. 泪道冲洗的注意事项是什么？

4. 下泪小管逆向泪道插管术术后泪道冲洗要点是什么？

5. 病人，女性，48 岁，主诉"右眼流泪、流脓两年"，来医院门诊就诊。门诊诊断"右眼慢性泪囊炎"。病人曾在两年前出现溢泪、流脓症状，压迫泪囊区有脓性分泌物流出，本地医院冲洗泪道结果为：右眼下冲上返，加压不通，少量脓性分泌物。左眼通畅。

（1）请判断病人目前存在的主要护理问题是什么？

（2）若病人行鼻腔泪囊吻合术，应实施哪些护理措施？

第三节　结膜囊冲洗技术

本节重点提示：

1. 冲洗液应保持适宜的温度，一般以35℃～40℃为宜，一次冲洗液不少于250ml。

2. 大量集中冲洗者，如手术前的术前准备，可用输液瓶代替洗眼壶，可有效地提高冲洗的效率。

3. 冲洗时注意不要将冲洗液弄湿病人衣服。冲洗时冲洗液不可溅入病人健眼和医务人员的眼内（防止造成二次损伤及他人的意外伤害）。

【定义】　结膜囊冲洗技术是使用生理盐水或其他溶液冲去结膜囊内的异物、分泌物、化学物质等的方法[4]。

【目的】　去除结膜囊内的异物、分泌物、化学物质等。手术前清洁，减少眼表菌群，降低感染风险。

【对象】　结膜囊内有大量分泌物、粉尘异物及颗粒状异物等，酸碱化学烧伤、眼内手术前清洁结膜囊的病人。

【适应证】

1. 结膜囊内有大量分泌物、粉尘异物及颗粒状异物等病人。

2. 酸碱化学烧伤病人。

3. 眼内手术前清洁结膜囊的病人。

【禁忌证】

婴幼儿不配合者；全麻后再进行冲洗。

【操作规范】

1. 操作前

（1）操作人员仪表要求：仪表端庄，服装整齐、干净；操作前洗净双手；戴口罩。

（2）病人体位要求：取坐位或仰卧位。

（3）物品准备：表面麻醉剂、洗眼装置、受水器、10%肥皂水、垫巾、消毒棉签或棉签、抗生素眼药水、生理盐水或冲洗液、快速洗手液。

2. 操作程序

（1）评估环境是否清洁。

（2）评估病人眼部情况及合作程度。

（3）告知病人冲洗结膜囊的目的及注意事项，以取得其配合。

（4）核对医嘱，病人床号、姓名、眼别。

（5）病人取坐位或仰卧位。

（6）滴表面麻醉剂1～2滴。

（7）将治疗巾对角相折，铺于病人患眼侧肩部，头稍向冲洗侧倾斜。将受水器紧贴在洗眼一侧的面颊部，由病人自持。

（8）嘱病人闭眼，用肥皂水擦拭病人眼周皮肤，做皮肤清洁。操作者右手持洗眼装置末端距眼球 3～4cm，冲洗时先使水流冲于面颊部，然后再移至眼部，进行结膜冲洗，距离由近至远以增大水的冲力。冲洗液保持适宜的温度，一般以 35℃～40℃为宜，一次冲洗液不少于 250ml，以两受水器为宜。为防止交叉感染，洗眼装置下段不可接触病人眼部。双眼冲洗时一般先冲洗健侧，后冲洗患侧，冲洗患侧时，不要污染健侧，务必防止污染的液体溅入健眼。

（9）冲洗同时，嘱病人将眼球向各方向转动，并用左手将上下眼睑翻开，使结膜囊各部分充分暴露，彻底冲洗。

（10）冲洗完毕，用消毒棉棍擦净眼睑及面部的残余冲洗液，取下受水器放于 84 液浸泡桶内，眼内滴入抗生素眼药水 1～2 滴。

（11）告知病人注意事项，整理用物，洗手。

（12）正确记录。

【护理技术流程】

护理技术流程	技术依据和相关知识
【评估】 ①评估环境是否适合操作。 ②评估病人的眼部情况及合作程度。 ③告知病人冲洗结膜囊目的及方法，以取得配合。	→ 眼球穿通伤，角膜溃疡，角膜葡萄肿及部分内眼手术后，禁止冲洗。 → 观察结膜囊有无分泌物、异物及其量、结膜是否充血、有无眼球穿透伤。对于不能合作的婴幼儿家属一定要教会病人家属约束患儿的方法，确保操作安全。
【操作前准备】 ①操作人员仪表要求：仪表端庄，服装整齐、干净；洗手，戴口罩。 ②病人体位要求：坐位或仰卧位。 ③物品准备：表面麻醉剂、洗眼装置、受水器、10%肥皂水、垫巾、消毒棉签或棉签、抗生素眼药水、生理盐水或冲洗液、快速洗手液（图 3-3-1）。 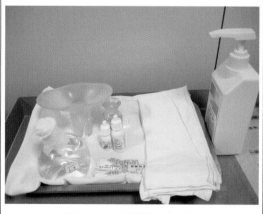 图 3-3-1 结膜囊冲洗用物	→ 七步洗手法。 → 体位要求原则头部固定，婴幼儿则需专人辅助。 → 事先备齐用物，节约时间。 → 使用冲洗液前应仔细检查药名、批号，并观察药物有无变质、变色、混浊、沉淀或絮状物等。 → 根据病情正确选择冲洗液，冲洗液的选择见表 3-3-1。

【操作流程】
①核对医嘱，病人床号、姓名、眼别。
②病人取坐位或仰卧位（图3-3-2，图3-3-3）。
③滴表面麻醉剂1～2滴。
④将治疗巾对角相折，铺于病人患眼侧肩部，头稍向冲洗侧倾斜。将受水器紧贴在洗眼一侧的面颊部，由病人自持。

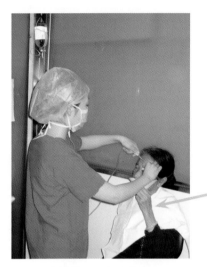

图3-3-2　坐式洗眼

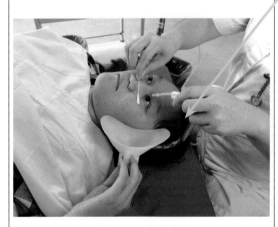

图3-3-3　卧式洗眼

⑤嘱病人闭眼，用肥皂水擦拭病人眼周皮肤，做皮肤清洁。
⑥操作者右手持洗眼装置末端距眼球3～4cm，冲洗时先使水流冲于面颊部，然后再移至眼部，进行结膜冲洗，距离由近至远以增大水的冲力（图3-3-4，表3-3-1）。

→严格查对制度。

表3-3-1　冲洗液的选择

类别	冲洗液
酸烧伤	2%～3%的碳酸氢钠溶液
碱烧伤	2%～3%的硼酸溶液或1%的醋酸溶液
石灰灼伤	0.37%依地酸二钠溶液，再以1%～2%依地酸二钠滴眼
术前准备及其他	生理盐水

→冲洗前，如眼部涂有眼药膏，应先擦拭。

受水器需紧贴皮肤，防止冲洗液流至病人面颈部，弄湿病人衣服。

受水器要紧贴耳前皮肤放置，在耳内塞一小棉球，以免冲洗液流入耳内。

→洗眼时要防止肥皂液进入眼内，引起不适。
→冲洗液不可直射角膜，冲洗器不能触及眼部，以防污染冲洗装置或碰伤眼部。

冲洗液保持适宜的温度，一般以35℃～40℃为宜，一次冲洗液不少于250ml，以两受水器为宜。

→对眼睑肿胀者及不能配合的儿童，可使用眼睑拉钩帮助分开眼睑，再行冲洗。

注意冲洗水温。天气寒冷时，冲洗液要加温，一般液温32℃～37℃为宜。加温方法：将冲洗置于盛有温水的器皿中（可用手背试液体的温度）。

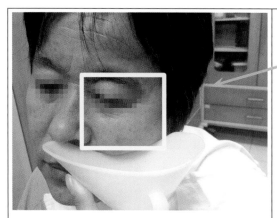

图 3-3-4　洗眼范围
上至眉弓，下至眶缘，内至鼻中线，外至耳突前

洗眼范围：上至眉弓，下至眶缘，内至鼻中线，外至耳突前。

⑦冲洗同时，嘱病人将眼球向各方向转动，并用左手将上下眼睑翻开，使结膜囊各部分充分暴露，彻底冲洗。

为防止交叉感染，洗眼装置下段不可接触病人眼部。双眼冲洗时一般先冲洗健侧，后冲洗患侧，冲洗患侧时，不要污染健侧，务必防止污染的液体溅入健眼。

⑧冲洗完毕，用消毒棉棍擦净眼睑及面部的残余冲洗液，取下受水器放于84液浸泡桶内，眼内滴入抗生素眼药水1～2滴。

如为酸碱烧伤或分泌物较多时，应先将分泌物拭去，翻转眼睑暴露穹窿部反复冲洗，必要时可用注射器抽取冲洗液，取下针头后加压冲洗。

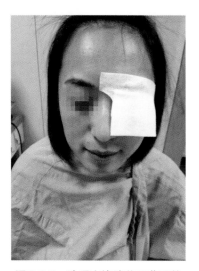

图 3-3-5　洗眼完毕遮盖无菌眼垫

→ 术前准备加盖 T 型眼部敷料（图 3-3-5）。
→ 其他结膜囊冲洗后遵医嘱点眼药或加盖椭圆形眼部敷料。

⑨告知病人注意事项，整理用物，洗手。
⑩正确记录。

→ 嘱病人勿触碰眼睛，防止污染已冲洗干净的区域。嘱病人勿自行揭开眼部敷料。

【注意事项】

1. 洗眼时，要防止洗眼壶触及眼睑、睫毛，以免污染洗眼壶。

2. 洗眼壶冲洗时不宜过高或过低。

3. 对角膜裂伤或角膜溃疡的眼球,冲洗时勿施加压力,以防眼内容物脱出。

4. 角膜的感觉极为敏感,冲洗的水流切勿直接冲于其上。

5. 冲洗传染性眼病的用具用后应彻底消毒。

【评价标准】

见表3-3-2。

表 3-3-2 结膜囊冲洗技术操作评分标准

科室　　　　　　姓名　　　　　　主考老师　　　　　　考核日期

项目		总分	技术操作要求	评分等级				实际得分	备注
				A	B	C	D		
仪表		5	仪表端庄、服装鞋帽整洁干净	3	2	1	0		
			洗手、无长指甲	2	1	0	0		
评估		10	病人病情、配合程度及眼部情况	3	2	1	0		
			讲解结膜囊冲洗的目的及方法	4	3	2	1		
			与病人交流时态度和蔼、语言规范	3	2	1	0		
操作前准备		10	物品齐全、放置合理	5	4	3	2		
			检查物品质量、标签、规格、有效期	5	4	3	2		
操作过程	安全与舒适	10	环境整洁,安静,光线适宜	5	4	3	2		
			病人取半坐位或仰卧位	5	4	3	2		
	结膜囊冲洗过程	35	核对医嘱、姓名、眼别	5	4	3	2		
			滴用麻醉药正确	5	4	3	2		
			使用垫巾铺法正确	2	1	0	0		
			扒开眼睑方法正确	3	2	1	0		
			冲洗顺序正确、动作轻柔	5	4	3	2		
			冲洗过程无污染	5	4	3	2		
			洗眼壶距眼部距离合格	2	1	0	0		
			冲洗完毕擦净眼睑及面颊部液体	3	2	1	0		
			眼内滴入抗生素眼药水	2	1	0	0		
			告知注意事项	3	2	1	0		
操作后		10	用物处理方法正确	5	4	3	2		
			洗手	2	1	0	0		
			安置病人	3	2	1	0		
评价		20	对待病人态度和蔼有耐心,操作过程与病人有效沟通	5	4	3	2		
			操作过程无污染、熟练、准确、有序	5	4	3	2		
			用物处理方法正确	5	4	3	2		
			告知注意事项	5	4	3	2		
总分		100							

思考题

1. 怎样正确选择冲洗液？
2. 结膜囊冲洗技术的注意事项有哪些？
3. 洗眼的范围是什么？
4. 淋菌性结膜炎，结膜囊冲洗应注意哪些？
5. 如何进行酸碱烧伤的急救处理和治疗？
6. 病人男性，30岁，双眼石灰水烧伤20分钟后到达医院就诊，检查结膜水肿，角膜明显混浊，病人不能睁眼，刺激症状明显。
（1）请分析该病人的主要护理诊断。
（2）针对该病人，如何进行碱烧伤的急救处理和治疗？

第四节　结膜结石剔除技术

> **本节重点提示：**
>
> 1. 结膜结石剔除时，只取大而突出的，对于未摩擦损伤角膜的可暂时不予处理，避免过分损伤结膜，但应嘱病人随诊复查。
>
> 2. 结膜结石取出后，结膜面创口需 3～5 天自然愈合，需嘱病人注意眼部卫生，不适随诊。

【定义】

结膜结石为细胞变性的产物积聚于结膜浅表的小凹陷中或积聚于结膜 Henle 腺（管状腺窝）而形成。一般无症状，对于深层没有突出结膜表面的结石不宜过早剔除，否则会造成结膜损伤形成瘢痕。但如果结膜结石突出于结膜面就会摩擦角膜而产生刺激症状，引起不适，此时应剔除。结膜结石好发于结膜炎病人，反过来又促进结膜炎的形成，两者互为因果。由于结石多数由炎症引起，预防的措施就在于避免结膜受刺激发炎，养成健康的用眼卫生习惯[5]。

【目的】

剔除结膜结石，防止突出的结石擦伤角膜。

【对象】

眼睑结膜结石突出于结膜表面，容易引起角膜擦伤的病人。

【适应证】

结石突出于结膜表面，容易引起角膜擦伤的病人。

【禁忌证】

局部有感染灶不宜手术者。

【操作规范】

1. 操作前

（1）操作人员仪表要求：仪表端庄，服装整齐、干净；操作前洗净双手；戴口罩。

（2）病人体位要求：取坐位或仰卧位。

（3）物品准备：表面麻醉剂、眼睑拉钩、TB 针头、消毒棉签、无菌眼垫、抗生素眼药水或眼药膏。

2. 操作程序

（1）评估环境是否清洁。

（2）评估病人眼部情况及合作程度。

（3）告知病人结石剔除术的目的及注意事项，以取得其配合。

（4）核对医嘱，病人床号、姓名、眼别。

（5）病人取仰卧位。

（6）滴表面麻醉剂 1～2 滴，并嘱病人轻轻闭眼 2～3 分钟。

（7）操作者左手持眼睑拉钩，右手持一棉签，翻转上睑或下睑，暴露睑结膜面。

（8）嘱病人向手术眼睑相反的方向注视，右手 TB 针头剔出突出结膜面的结石。

（9）术毕滴抗生素眼药水或涂眼药膏，用无菌眼垫遮盖，并让病人用手掌压迫 5 分钟。

（10）告知病人术后注意事项，整理用物，洗手，签字。

【护理技术流程】

护理技术流程	技术依据和相关知识
【评估】 ①评估环境是否适合操作。	结膜结石通常发生在患有慢性眼病的成年人身上，主要原因是慢性眼部炎症反复发作而刺激眼结膜（主要是睑结膜），结膜上皮会向下凹陷、增生，形成一个个小腔，小腔内会积聚一些坏死的细胞及渗出物或深部管状隐窝等处堆积脱落上皮细胞和退行性细胞等的凝固物。久而久之就会形成结膜结石，但其并非真正意义上的结石，从性质上看，它没有或极少有钙质沉着（图 3-4-1）。
②评估病人的眼部情况及合作程度。 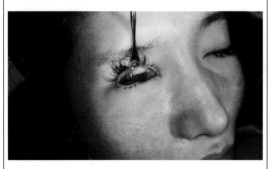 **图 3-4-1 上睑结膜结石** 结膜结石为细胞变性的产物积聚于结膜浅表的小凹陷中或积聚于结膜 Henle 腺（管状腺窝）而形成 ③告知病人剔出结膜结石的目的及方法，以取得其配合。	→观察眼部有无分泌物，结膜是否充血。如结膜血管怒张，应暂缓治疗，先点抗生素滴眼液，待炎症控制后再行结膜结石剔除。对于不能合作的婴幼儿护士一定要教会病人家属约束患儿的方法，确保操作安全。
【操作前准备】 ①操作人员仪表要求：仪表端庄，服装整齐、干净；洗手，戴口罩。 ②病人体位要求：仰卧位。 ③物品准备：表面麻醉剂、眼睑拉钩、消毒尖刀或一次性注射器、消毒棉棍、无菌眼垫、抗生素眼药水或眼膏。	→七步洗手法。 →体位要求原则：头部固定，婴幼儿则需专人辅助。 →事先备齐用物，节约时间。
【操作流程】 ①核对医嘱，病人床号、姓名、眼别。	→严格查对制度。

②病人取仰卧位。

③滴表面麻醉剂 2 次，并嘱病人轻轻闭眼 2～3 分钟。

→使麻醉剂的作用充分发挥。

④操作者左手持眼睑拉钩，右手持一棉签，翻转上睑或下睑，暴露睑结膜面。

⑤嘱病人向手术眼睑相反的方向注视，右手以尖刀刀尖或注射器针头剔出突出结膜面的结石，取结石过程中造成的结膜出血，需用棉签按压出血部位（图 3-4-2）。

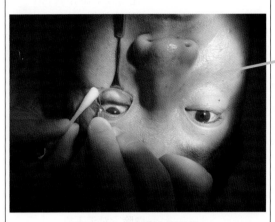

图 3-4-2　结膜结石剔除

使用针头或尖刀剔除结膜结石操作过程中针头或尖刀斜面垂直于睑缘切线方向，避免损伤睑板腺腺管

> 操作时针头或尖刀斜面向上，纵行挑出结膜上的结石，避免损伤睑板腺腺管。

> 每次操作只能将突出于结膜表面的结石挑出，对于较深的结石不用取出，结石多而成堆时，只能剔出大而突出的，且不可一次取净，尽量减少对结膜的损伤。

⑥术毕滴抗生素眼药水或涂眼药膏，用无菌眼垫遮盖，并让病人用手掌压迫 5 分钟。

⑦告知病人注意事项，整理用物，洗手。

⑧正确记录。

> 告知病人结石剔除后 30 分钟内切勿揉眼，手术当天减少用眼活动，洗脸用具保持清洁，遵医嘱按时点抗生素滴眼液。如并发沙眼、慢性结膜炎等眼病，应在剔除结膜结石后治疗原发病。

如何预防结石？

长期在风沙地区工作的人员应佩戴风镜，防止沙石进入眼内；若眼内进沙粒和异物不可用手擦揉，应用生理盐水或清水冲洗，而后滴入抗生素，防止感染；积极治疗原发病，发现眼内有结石时应及早就诊，防止延误病情。

【注意事项】

1. 对于未突出结膜表面的结石可不必处理。

2. 操作时尖刀斜面向上，纵行挑开睑结膜上的结石，以减少出血。

3. 结石多而成堆时，只剔出大而突出的，不可一次取净，尽量减少对结膜的损伤。

【评价标准】

见表3-4-1。

表 3-4-1 结膜结石剔除技术操作评分标准

科室　　　　　　姓名　　　　　　主考老师　　　　　　考核日期

项目		总分	技术操作要求	评分等级				实际得分	备注
				A	B	C	D		
仪表		5	仪表端庄、服装鞋帽整洁干净	3	2	1	0		
			洗手、无长指甲	2	1	0	0		
评估		10	病人病情、配合程度及眼部情况	3	2	1	0		
			讲解结膜结石剔除的目的及方法	4	3	2	1		
			与病人交流时态度和蔼、语言规范	3	2	1	0		
操作前准备		10	物品齐全、放置合理	5	4	3	2		
			检查物品质量、标签、规格、有效期	5	4	3	2		
操作过程	安全与舒适	10	环境整洁，安静，光线适宜	5	4	3	2		
			病人取仰卧位	5	4	3	2		
	结膜结石剔除过程	35	核对医嘱、姓名、眼别	5	4	3	2		
			滴用麻醉药正确	5	4	3	2		
			翻开眼睑方法正确	5	4	3	2		
			剔除结石方法正确	5	4	3	2		
			动作轻柔、病人无明显不适	5	4	3	2		
			眼内滴入抗生素眼药水或药膏方法正确、遮盖眼垫正确	5	4	3	2		
			告知注意事项	5	4	3	2		
操作后		10	用物处理方法正确	5	4	3	2		
			洗手	2	1	0	0		
			安置病人	3	2	1	0		
评价		20	对待病人态度和蔼有耐心，操作过程与病人有效沟通	5	4	3	2		
			操作过程无污染、熟练、准确、有序	5	4	3	2		
			用物处理方法正确	5	4	3	2		
			告知注意事项	5	4	3	2		
总分		100							

思考题

1. 如何预防结石？

2. 结膜结石剔除技术的注意事项？

3. 结膜结石剔除操作后，护士一般会交代病人注意的事项？

4. 简述结膜结石的病因及治疗？

第五节　眼球表面异物取出技术

一、角膜异物取出术

> **本节重点提示：**
>
> 　　如一次不能完全取出的残留铁锈环,可在 3～4 天后取出(铁锈环可在 3～4 天后待周围组织软化,能更易取出)。

【定义】

角膜位于眼球前部,受伤机会多。以透明、代谢缓慢、知觉敏感、无血管为特征[1]。存留于角膜表层或嵌入角膜中的异物称为角膜异物(图 3-5-1)。角膜异物取出术就是将角膜异物剔除的方法。

【目的】

角膜表层和深层内的各种性质的异物。

【对象】

角膜异物未达到角膜实质层甚至前房者。

【适应证】

角膜表层和深层内的各种性质的异物。

【禁忌证】

1. 异物达到角膜实质层甚至前房者。

2. 婴幼儿不配合者,需全麻后再进行。

【操作规范】

1. 操作前

(1) 操作人员仪表要求:仪表端庄,服装整齐、干净;操作前洗净双手;戴口罩。

(2) 病人体位要求:仰卧位。

(3) 物品准备:表面麻醉剂、4.5 号小针头、无菌生理盐水、消毒棉签、无菌眼垫、抗生素眼药膏、开睑器。

2. 操作程序

(1) 评估环境是否清洁。

(2) 评估病人眼部情况及合作程度。

(3) 告知病人角膜异物取出术的目的及注意事项,以取得其配合。

(4) 核对医嘱,病人床号、姓名、眼别。

(5) 病人取仰卧位,眼内滴表面麻醉剂 2 次,并嘱病人轻轻闭眼 2～3 分钟。

(6) 在良好照明条件下,以手指或开睑器牵拉开上、下眼睑,嘱病人注视一固定方向不动。

(7) 附着于角膜表面异物可用生理盐水冲出,或用消毒棉签蘸生理盐水轻轻擦除,擦拭不掉者可用异物针或消毒针头自下向上将其剔出。如留有锈环应尽量一并剔出。

（8）多发性角膜浅层异物如爆炸伤，有大量粉末异物嵌入角膜基质层内，可分期取出，避免过多损伤角膜。

（9）木刺类植物异物可用镊子夹出或用针头剔出。

（10）深层异物应在手术室用手术显微镜进行手术。必要时切开角膜。铁性异物可用磁铁吸出。

（11）剔除完毕，涂抗生素眼药膏或遵医嘱用药，用眼垫遮盖。

（12）告知病人注意事项，整理用物，洗手，签字。

【护理技术流程】

护理技术流程	技术依据和相关知识
【评估】 ①评估环境是否清洁。 ②评估眼部角膜情况、异物性质及合作程度。 ③告知病人取角膜异物的目的及方法，以取得配合。	→ 观察眼部有无分泌物。对于不能合作的婴幼儿家属一定要教会病人家属约束患儿的方法，确保操作安全。
【操作前准备】 ①操作人员仪表要求：仪表端庄，服装整齐、干净；洗手、戴口罩。 ②病人体位要求：取仰卧位。 ③物品准备：表面麻醉剂、4.5号小针头、无菌生理盐水、消毒棉签、无菌眼垫、抗生素眼药膏、开睑器。	→ 七步洗手法，严格无菌操作。 → 体位要求原则：头部固定。婴幼儿则取仰卧位并专人辅助。 → 事先备齐用物，节约时间。 如果异物嵌顿在角膜深层，角膜后弹力层已经破裂，则应注意异物是否已深入前房。
【操作流程】 ①核对医嘱，病人床号、姓名、眼别。 ②病人取仰卧位，滴表面麻醉剂2～3次。 ③在良好的照明条件下，以手指或开睑器牵拉开上、下睑，嘱病人注视一固定方向不动。 **图 3-5-1　角膜异物** 存留于角膜表层或嵌入角膜中的异物称为角膜异物	→ 严格两人核对。 → 不合作的患儿取仰卧位，需有家属或专人辅助。点完后需等待片刻，让麻醉药发挥药效。临床上常用盐酸丙美卡因。

④附着于角膜表面异物可用生理盐水冲出，或用消毒棉棒蘸生理盐水轻轻擦除，轻擦不掉者可用异物针或消毒针头自下向上将其剔出。如留有锈环可尽量一并剔出。

> 当日进入眼内的铁质异物应尽量取净，否则次日便会留有铁锈环，取出较难。异物或锈环在角膜深层不宜强取，尽量减少对角膜组织的破坏，如留有铁锈环，可在3～4天后待周围组织软化，能更易取出。

⑤多发性角膜浅层异物如爆炸伤，有多量粉末异物嵌入角膜基质内，可分期取出，避免过多损伤角膜。
⑥木刺类植物异物可用镊子夹出或用针头剔出。
⑦深层异物应在手术室用手术显微镜进行手术。必要时需切开角膜。铁性异物可用磁铁吸出。
⑧剔除完毕，涂抗生素眼膏或遵医嘱，用眼垫遮盖。
⑨告知病人注意事项，整理用物，洗手，操作者签字。

→ 冲洗时特别注意上穹窿部，不许有任何异物存留。
→ 较小的异物最好在双目放大镜、裂隙灯或手术显微镜下操作。
→ 取出时针头与角膜呈45°，斜面向上，针尖略向下方，防止病人眼球突然转动，刺伤眼球。将针尖插入铁屑下轻轻挑出，周围铁锈也应刮除干净。并用注射器中的盐水及时冲洗创面破碎的铁锈，防止创面干燥不透明，影响观察。

→ 对于多发性异物，一次取出创面过大，不宜一次取出，应分次取出。
→ 沿异物将周围组织轻轻分离后，将针尖插入异物后方，向外将异物轻轻挑出。操作过程中需要及时冲洗创面，防止角膜干燥，保持透明。
→ 预防感染。

> 异物剔除后第1天一定要复诊，检查有无异物残留，角膜伤口有无感染。若怀疑感染，应按铜绿假单胞菌角膜溃疡处理，立即送细菌培养并作药物敏感试验。

【注意事项】

1. 严格无菌操作。

2. 异物或锈环在角膜深层不宜强取，尽量减少对角膜组织的破坏，可嘱病人数天后再取出[3]。

3. 当天进入眼内的铁质异物应尽量取净，否则次日便会留有铁锈环，去除较难。

【评价标准】

见表3-5-1。

表 3-5-1　角膜异物取出技术操作评分标准

科室　　　　　　姓名　　　　　　主考老师　　　　　　考核日期

项目		总分	技术操作要求	评分等级				实际得分	备注
				A	B	C	D		
仪表		5	仪表端庄、服装鞋帽整洁干净 洗手、无长指甲	3 2	2 1	1 0	0 0		
评估		10	病人病情、配合程度及眼部情况 讲解角膜异物取出的目的及方法 与病人交流时态度和蔼、语言规范	3 4 3	2 3 2	1 2 1	0 1 0		
操作前准备		10	物品齐全、放置合理 检查物品质量、标签、规格、有效期	5 5	4 4	3 3	2 2		
操作过程	安全与舒适	10	环境整洁，安静，光线适宜 病人取仰卧位	5 5	4 4	3 3	2 2		
	角膜异物取出过程	35	核对医嘱、姓名、眼别 滴用麻醉药正确 扒开眼睑方法正确或使用开睑器正确 异物取出方法正确 动作轻柔、病人无明显不适 眼内滴入抗生素眼药水或药膏方法正确、遮盖眼垫正确 告知注意事项	5 5 5 5 5 5 5	4 4 4 4 4 4 4	3 3 3 3 3 3 3	2 2 2 2 2 2 2		
操作后		10	用物处理方法正确 洗手 安置病人	5 2 3	4 1 2	3 0 1	2 0 0		
评价		20	对待病人态度和蔼、有耐心，操作过程与病人有效沟通 操作过程无污染、熟练、准确、有序 用物处理方法正确 告知注意事项	5 5 5 5	4 4 4 4	3 3 3 3	2 2 2 2		
总分		100							

二、结膜异物取出术

本节重点提示：

异物多且在皱褶处时，应用大量生理盐水反复冲洗结膜囊（只有将异物尽量冲洗干净，才能有效减少后面各种并发症的发生）。如留有铁锈环，可在 3～4 天后待周围组织软化，能更易取出。

【定义】

细小的异物,如灰尘、煤灰、小昆虫、睫毛及其他异物可随着风吹或其他原因进入睑裂区的球结膜及睑结膜表面形成结膜异物,一般异物多停留在结膜囊的上下穹窿内、上睑结膜面的睑板沟处或内眦的半月皱襞处[6](图 3-5-2)。

【目的】

取出进入结膜内的各种异物。

【对象】

结膜内进入各种异物的病人。

【适应证】

结膜内各种异物。

【禁忌证】

婴幼儿不配合者,全麻后再进行。

【操作规范】

1. 操作前

(1) 操作人员仪表要求:仪表端庄,服装整齐、干净;操作前洗净双手;戴口罩。

(2) 病人体位要求:仰卧位。

(3) 物品准备:表面麻醉剂、4.5 号小针头、无菌生理盐水、消毒棉签、无菌眼垫、抗生素眼药膏、开睑器。

2. 操作程序

(1) 评估环境是否清洁。

(2) 评估病人眼部结膜情况、异物的性质及合作程度。

(3) 告知病人结膜异物取出术的目的及注意事项,以取得其配合。

(4) 核对医嘱,病人床号、姓名、眼别。

(5) 病人取仰卧位,眼内滴表面麻醉剂 2 次,并嘱病人轻轻闭眼 2～3 分钟。

(6) 以生理盐水冲洗结膜囊,翻转上、下眼睑,冲洗上、下穹窿,皱襞处需以棉签轻轻拉开冲洗,特别是石灰类异物,常积存在皱褶处,需以虹膜恢复器将石灰彻底清除后再冲洗。

(7) 以消毒棉签轻轻拭出或以注射针头剔出结膜表面异物。

(8) 如系煤矿爆炸或雷管爆炸,异物常进入结膜内,可以 TB 针头或异物镊子轻轻剔出或夹取。多发异物可先取大而突出的,数天后再取遗留的,以免过多损伤结膜[3]。

(9) 结膜内的异物必要时可切开结膜将异物取出。

(10) 取出异物后遵医嘱用药和遮盖患眼。

(11) 告知病人注意事项,整理用物,洗手,签字。

【护理技术流程】

护理技术流程	技术依据和相关知识
【评估】 ①评估环境是否清洁。 ②评估病人眼部结膜情况、异物的性质及合作程度。 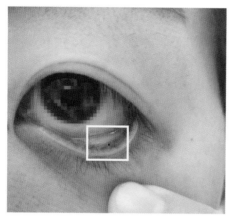 **图 3-5-2 结膜异物** *细小的异物，如灰尘、煤灰、小昆虫、睫毛及其他异物可随着风吹或其他原因进入球结膜或睑结膜表面形成结膜异物* ③告知病人取结膜异物的目的及方法，以取得配合。	→ 观察眼部有无分泌物。对于不能合作的婴幼儿家属一定要教会病人家属约束患儿的方法，确保操作安全。
【操作前准备】 ①操作人员仪表要求：仪表端庄，服装整齐、干净；洗手，戴口罩。 ②病人体位要求：取仰卧位。 ③物品准备：表面麻醉剂、4.5 号小针头、无菌生理盐水、消毒棉签、无菌眼垫、抗生素炎眼药膏、开睑器。	→ 七步洗手法，严格无菌操作。 → 体位要求原则：头部固定。婴幼儿则取仰卧位并专人辅助。 → 事先备齐用物，节约时间。
【操作流程】 ①核对医嘱，病人床号、姓名、眼别。 ②病人取仰卧位，滴表面麻醉剂 1～2 次。 ③以生理盐水冲洗结膜囊，翻转上、下睑冲洗上、下穹窿，皱褶处需以棉棒轻轻拉开冲洗，特别是石灰类异物，常积存在皱褶处，需以虹膜恢复器将石灰彻底清除后再冲洗。	→ 严格两人核对。 → 不合作的患儿取仰卧位，需有家属或专人辅助。点完后需等待片刻，让麻醉药发挥药效。临床上常用盐酸丙美卡因。 → 冲洗时要嘱病人向不同方向转动，以保证所有异物被冲洗干净。异物多且在皱褶处时，应用大量生理盐水反复冲洗结膜囊。

④以消毒棉棒轻轻拭出或以注射针头剔出结膜表面异物。	如为单个的结膜面异物，可采用生理盐水蘸湿的棉签将异物拭去。采用针头取异物时针尖不可刺入过深，以免刺伤巩膜。当日进入眼内的铁质异物应尽量取净，否则次日便会留有铁锈环，取出较难。如留有铁锈环，可在3~4天后待周围组织软化，能更易取出。
⑤如系煤矿爆炸或雷管爆炸，异物常进入结膜内，可以 TB 针头或异物镊子轻轻剔出或夹取。多发异物可先取大而突出的，数天后再取遗留者，以免过多损伤结膜。 ⑥结膜内的异物必要时可切开结膜将异物取出。	对于火药爆炸所致的结膜多发细小异物，除将突出表面的异物摘除外，对无明显刺激症状的异物，无需全部摘除，以免多发异物的摘除对结膜造成广泛的瘢痕形成。
⑦取出异物后遵医嘱用药和遮盖患眼。 ⑧告知病人注意事项，整理用物，洗手，操作者签字。	→ 预防感染。

【注意事项】

1. 取异物时针尖不可刺入过深，以免刺伤巩膜。

2. 当日进入眼内的铁质异物应尽量取净，否则次日便会留有铁锈环，去除较难。

【评价标准】

见表 3-5-2。

表 3-5-2　结膜异物取出技术操作评分标准

科室　　　　　　姓名　　　　　　主考老师　　　　　　考核日期

项目		总分	技术操作要求	评分等级				实际得分	备注
				A	B	C	D		
仪表		5	仪表端庄、服装鞋帽整洁干净 洗手、无长指甲	3 2	2 1	1 0	0 0		
评估		10	病人病情、配合程度及眼部情况 讲解结膜异物取出的目的及方法 与病人交流时态度和蔼、语言规范	3 4 3	2 3 2	1 2 1	0 1 0		
操作前准备		10	物品齐全、放置合理 检查物品质量、标签、规格、有效期	5 5	4 4	3 3	2 2		
操作过程	安全与舒适	10	环境整洁，安静，光线适宜 病人取仰卧位	5 5	4 4	3 3	2 2		
	结膜异物取出过程	35	核对医嘱、姓名、眼别 滴用麻醉药正确 扒开眼睑方法正确或使用开睑器正确 异物取出方法正确 动作轻柔、病人无明显不适 眼内滴入抗生素眼药水或药膏方法正确、遮盖眼垫正确 告知注意事项	5 5 5 5 5 5 5	4 4 4 4 4 4 4	3 3 3 3 3 3 3	2 2 2 2 2 2 2		

续表

项目	总分	技术操作要求	评分等级				实际 得分	备注
			A	B	C	D		
操作后	10	用物处理方法正确 洗手 安置病人	5 2 3	4 1 2	3 0 1	2 0 0		
评价	20	对待病人态度和蔼有耐心，操作过程与病人有效沟通 操作过程无污染、熟练、准确、有序 用物处理方法正确 告知注意事项	5 5 5 5	4 4 4 4	3 3 3 3	2 2 2 2		
总分	100							

思考题

1. 角膜异物取出术的注意事项？

2. 病人张某 2 天前装修时不慎将铁屑溅入眼内，经急诊检查诊断为"左眼角膜铁质异物"，医嘱要求行"左眼角膜异物取出"治疗，护士小李为老张治疗，请简单描述小李的主要治疗过程及要点？

3. 病人，男性，45 岁。因左眼被铁屑溅伤 1 天伴眼痛、视力下降就诊。检查左眼视力 0.04，不能矫正；混合性充血，结膜囊内有黄绿色脓性分泌物，角膜中央可见一直径 6mm 圆形溃疡，前房积脓约 1mm。诊断为铜绿假单胞菌性角膜溃疡。该病人如何预防交叉感染？

第六节　眼部遮盖及绷带包扎技术

一、眼部遮盖术

本节重点提示：

　　眼垫遮盖后，应嘱病人超过 24 小时，需及时更换，以免局部温度升高促进细菌繁殖，且不利于分泌物的排出。

【定义】

　　使用无菌敷料在规定的时间内遮挡眼部的方法或配合使用绷带给眼球施加一定的压力起到辅助治疗、促进恢复、减少出血等目的方法。

【目的】

　　保护患眼，杜绝外界光线进入眼内，减轻患眼的刺激和细菌侵袭，使患眼得到充分休息。手术、外伤后保持局部清洁，避免感染，促进伤口愈合。预防或治疗弱视。新鲜视网膜脱离术前遮盖，为促使视网膜部分复位。眼睑闭合不全，角膜暴露，避免角膜干燥，预防感染，保护眼球，可暂时用眼垫遮盖。加压包扎止血及治疗虹膜脱出。青光眼滤过术后，预防及治疗术后无前房。角膜溃疡软化，预防穿孔。角膜知觉麻痹和兔眼症，避免眼球组织暴露和外伤[3]。

【对象】

　　治疗或手术前后及需要遮挡眼部使眼球休息的病人。

【适应证】

1. 眼科手术、外伤后保持局部清洁。

2. 预防和治疗弱视。

3. 新鲜视网膜脱离术前遮盖。

4. 眼睑闭合不全。

【禁忌证】

　　急性结膜炎、眼部分泌物多。

【操作规范】

1. 操作前

（1）操作人员仪表要求：仪表端庄，服装整齐、干净；操作前洗净双手；必要时戴口罩。

（2）病人体位要求：仰卧位。

（3）物品准备：无菌眼垫、眼药水（眼药膏）。

2. 操作程序

（1）评估环境是否清洁。

（2）评估病人眼部情况、合作程度。

（3）告知病人眼部遮盖术的目的及注意事项，以取得其配合。

（4）核对医嘱，病人床号、姓名、眼别。

（5）遵医嘱涂眼药膏或眼药水，嘱病人充分闭睑，避免角膜与眼垫接触，然后根据要求覆盖不同规格的眼垫。

（6）告知病人注意事项，整理用物，洗手，签字。

【护理技术流程】

护理技术流程	技术依据和相关知识
【评估】 ①评估环境是否清洁。 ②评估眼部情况，合作程度。 ③告知眼垫遮盖的目的、方法，以取得配合。 **【操作前准备】** ①操作人员仪表要求：仪表端庄，服装整齐、干净；洗手，戴口罩。 ②病人体位要求：取坐位或仰卧位。 ③物品准备：无菌眼垫（图3-6-1）。 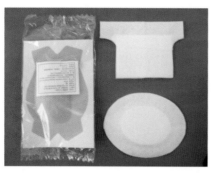 **图3-6-1　临床使用的各种眼垫** **【操作流程】** ①核对医嘱，病人床号、姓名、眼别。 ②病人取坐位或仰卧位。 ③遵医嘱涂药膏或眼水，嘱病人充分闭睑，避免角膜与眼垫接触，然后根据要求覆盖不同规格的眼垫（图3-6-2）。 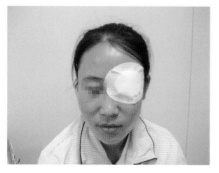 **图3-6-2　眼垫遮盖的病人** 单眼覆盖眼垫后，仅有单眼视野，同时双眼单视网膜功能消失，故应嘱病人不宜做精细、高速车床及其他需立体视觉的工作和活动。小儿单眼遮盖过久，可能出现弱视现象 ④告知注意事项，整理用物，洗手，签字。	→ 观察眼部有无分泌物。对于不能合作的婴幼儿家属一定要教会病人家属约束患儿的方法，确保操作安全。 → 七步洗手法，严格无菌操作。 → 体位要求原则：头部固定。婴幼儿则取仰卧位并专人辅助。 → 事先备齐用物，节约时间。 → 严格两人核对。 → 先用消毒棉签或棉块擦净眼部分泌物，用手指分开下眼睑。将药液滴入下穹窿部，一般1～2滴。轻提上睑使药液充分弥散。滴药后嘱病人轻轻闭合眼睑3～5分钟。涂眼膏时，将眼膏直接挤入下穹窿部。检查是否有睫毛被压向睑裂内，刺激角膜，防止角膜上皮擦伤和疼痛不适。涂药后嘱病人轻轻闭合眼睑3～5分钟。 急性结膜炎或眼部分泌物较多时不宜遮盖，以免局部温度增高使细菌繁殖，且不利于分泌物排出。 →眼垫遮盖时间不宜过久，嘱病人需及时换药。

【注意事项】

1. 急性结膜炎或眼部分泌物较多时不宜遮盖，以免局部温度增高促进细菌繁殖，且不利于分泌物排出。

2. 涂眼药膏时，检查是否有睫毛压向睑裂内，刺激角膜，防止角膜上皮擦伤和疼痛不适。

3. 单眼覆盖眼垫后，仅有单眼视野，故应嘱病人不宜做精细、高速车床及其他需立体视觉的工作和活动。

4. 小儿单眼遮盖过久，可能出现弱视现象。

【评价标准】

见表 3-6-1。

表 3-6-1 眼垫遮盖技术操作评分标准

科室　　　　　姓名　　　　　主考老师　　　　　考核日期

项目		总分	技术操作要求	评分等级				实际得分	备注
				A	B	C	D		
仪表		5	仪表端庄、服装鞋帽整洁干净 洗手、无长指甲	3 2	2 1	1 0	0 0		
评估		10	病人病情、配合程度及眼部情况 讲解眼垫遮盖的目的及方法 与病人交流时态度和蔼、语言规范	3 4 3	2 3 2	1 2 1	0 1 0		
操作前准备		10	物品齐全、放置合理 检查物品质量、标签、规格、有效期	5 5	4 4	3 3	2 2		
操作过程	安全与舒适	10	环境整洁，安静，光线适宜 病人取坐位或仰卧位	5 5	4 4	3 3	2 2		
	眼垫遮盖过程	35	核对医嘱、姓名、眼别 滴用眼药水或眼膏方法正确、无污染 动作轻柔、病人无明显不适 遮盖眼垫方法正确 保证病人安全 告知注意事项 签字	5 5 5 5 5 5 5	4 4 4 4 4 4 4	3 3 3 3 3 3 3	2 2 2 2 2 2 2		
操作后		10	用物处理方法正确 洗手 安置病人	5 2 3	4 1 2	3 0 1	2 0 0		
评价		20	对待病人态度和蔼有耐心，操作过程与病人有效沟通 操作过程无污染、熟练、准确、有序 用物处理方法正确 告知注意事项	5 5 5 5	4 4 4 4	3 3 3 3	2 2 2 2		
总分		100							

二、绷带包扎技术

【适应证】

1. 新鲜视网膜脱离术前遮盖。

2. 眼部出血、眼科术后。

3. 虹膜脱出。

4. 角膜溃疡软化、角膜知觉麻痹、兔眼症。

【禁忌证】

急性结膜炎、眼部分泌物多。

【操作规范】

1. 操作前

（1）操作人员仪表要求：仪表端庄，服装整齐、干净；操作前洗净双手；必要时戴口罩。

（2）病人体位要求：仰卧位。

（3）物品准备：无菌眼垫、眼用绷带、透明胶带、眼药膏。

2. 操作程序

（1）评估环境是否清洁。

（2）评估病人眼部情况、合作程度。

（3）告知病人绷带包扎术的目的及注意事项，以取得其配合。

（4）核对医嘱，病人床号、姓名、眼别。

（5）遵医嘱涂眼药膏后用眼垫覆盖。

（6）单眼包扎，以绷带卷从患侧耳上在前额缠绕一圈后，拉紧至健侧耳上，斜经后头枕部，由患侧耳下经患眼斜至健侧前额 2～4 圈，再经前额水平缠绕，如此重复至绷带将尽时，做水平缠绕固定。

（7）双眼包扎，以绷带卷从右侧耳上开始，在前额缠绕一圈后，向下斜至对侧耳下，水平绕经颈部，由右侧耳下向上斜过前额水平缠绕一圈，再向下斜至对侧耳下，如此重复斜绕数次，最后在前额水平缠绕固定。

（8）告知病人注意事项，整理用物，洗手，签字。

【护理技术流程】

1. 单眼绷带包扎

护理技术流程	技术依据和相关知识
【评估】 ①评估环境是否清洁。 ②评估眼部情况，合作程度。 ③告知眼部绷带包扎的目的、方法，以取得配合。	→观察眼部有无分泌物。对于不能合作的婴幼儿家属一定要教会病人家属约束患儿的方法，确保操作安全。 →七步洗手法，严格无菌操作。
【操作前准备】 ①操作人员仪表要求：仪表端庄，服装整齐、干净；洗手，戴口罩。 ②病人体位要求：取坐位或仰卧位。 ③物品准备：无菌眼垫、眼用绷带、眼药膏、透明胶带。	→体位要求原则：头部固定。婴幼儿则取仰卧位并专人辅助。 →事先备齐用物，节约时间。

【操作流程】

①查对医嘱,病人床号、姓名、眼别。

②病人取坐位或仰卧位。

③遵医嘱涂眼药膏后用眼垫覆盖。

④以绷带卷从患侧耳上在前额缠绕一圈后,拉紧至健侧耳上,斜经后头枕部,由患侧耳下经患眼斜至健侧前额2~4圈,再经前额水平缠绕,如此重复至绷带将尽时,做水平缠绕固定(图3-6-3)。

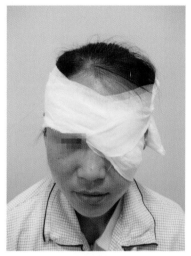

图3-6-3　单眼包扎图片

单眼包扎时,应将患眼完全包住斜至健侧前额时,不可将健眼遮挡,以免病人引起行动不便

⑤告知注意事项,整理用物,洗手,签字。

→ 严格两人核对。

→ 同涂眼药膏技术。

> 单眼包扎时,应将患眼完全包住。斜至健侧前额时,不可将健眼遮挡,以免病人引起行动不便。如系儿童,应嘱其注意保持头部相对稳定,防止绷带脱落并妥善固定。

2. 双眼绷带包扎

护理技术流程	技术依据和相关知识
【评估】 ①评估环境是否清洁。 ②评估眼部情况,合作程度。 ③告知眼部绷带包扎的目的、方法,以取得配合。 【操作前准备】 ①操作人员仪表要求:仪表端庄,服装整齐、干净;洗手,戴口罩。 ②病人体位要求:取坐位或仰卧位。 ③物品准备:无菌眼垫、眼用绷带、眼药膏、透明胶带。	观察眼部有无分泌物。对于不能合作的婴幼儿家属一定要教会病人家属约束患儿的方法,确保操作安全。 → 七步洗手法,严格无菌操作。 → 体位要求原则:头部固定。婴幼儿则取仰卧位并专人辅助。 → 事先备齐用物,节约时间。

【操作流程】

①核对医嘱，病人床号、姓名、眼别。

②病人取坐位或仰卧位。

③双眼涂上药膏，眼垫遮盖后，以绷带卷从右侧耳上开始，在前额缠绕一圈后，向下斜至对侧耳下，水平绕经颈部，由右侧耳下向上斜过前额水平缠绕一圈，再向下斜至对侧耳下，如此重复斜绕数次，最后在前额水平缠绕固定（图3-6-4）。

→ 严格两人核对。

→ 同涂眼药膏技术。

> 包扎时不可过紧，以免局部循环障碍，引起病人头痛、头晕和不适。绷带勿加压于耳。

层次要分明，绕后头部一定要固定在枕骨结节之上，以免滑脱。

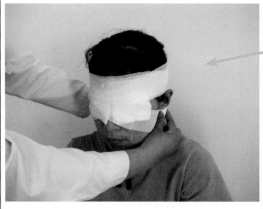

图3-6-4　双眼包扎图片

双眼包扎时，层次要分明，绕后头部一定要固定在枕骨结节之上，以免滑脱

④告知注意事项，整理用物，洗手，签字。

【注意事项】

1. 包扎时不可过紧，以免局部循环障碍，引起病人头痛、头晕和不适。

2. 绷带勿加压于耳。

3. 如系儿童，应嘱其注意保持头部相对稳定，防止绷带脱落。

4. 单眼包扎时，应将患眼完全包住，斜至健侧前额时，不可将健眼遮挡，以免病人引起行动不便。

5. 双眼包扎时，层次要分明，绕后头部一定要固定在枕骨结节之上，以免滑脱。同时注意加强安全宣教，遵医嘱留家属陪住。

【评分标准】

见表3-6-2，表3-6-3。

表 3-6-2　单眼绷带包扎技术操作评分标准

科室　　　　　　姓名　　　　　　主考老师　　　　　　考核日期

项目		总分	技术操作要求	评分等级				实际得分	备注
				A	B	C	D		
仪表		5	仪表端庄、服装鞋帽整洁干净 洗手、无长指甲	3 2	2 1	1 0	0 0		
评估		10	病人病情、配合程度及眼部情况 讲解单眼包扎的目的及方法 与病人交流时态度和蔼、语言规范	3 4 3	2 3 2	1 2 1	0 1 0		
操作前准备			物品齐全、放置合理 检查物品质量、标签、规格、有效期	5 5	4 4	3 3	2 2		
操作过程	安全与舒适	10	环境整洁,安静,光线适宜 病人取坐位或仰卧位	5 5	4 4	3 3	2 2		
	单眼绷带包扎过程	35	核对医嘱、姓名、眼别 上眼药膏方法正确、无污染 动作轻柔、病人无明显不适 遮盖眼垫方法正确 缠绕绷带方法正确 保证病人安全 告知注意事项	5 5 5 5 5 5 5	4 4 4 4 4 4 4	3 3 3 3 3 3 3	2 2 2 2 2 2 2		
操作后		10	用物处理方法正确 洗手 安置病人	5 2 3	4 1 2	3 0 1	2 0 0		
评价		20	对待病人态度和蔼有耐心,操作过程与病人有效沟通 操作过程无污染、熟练、准确、有序 用物处理方法正确 告知注意事项	5 5 5 5	4 4 4 4	3 3 3 3	2 2 2 2		
总分		100							

表 3-6-3 双眼绷带包扎技术操作评分标准

科室　　　　　　姓名　　　　　　主考老师　　　　　　考核日期

项目		总分	技术操作要求	评分等级				实际得分	备注
				A	B	C	D		
仪表		5	仪表端庄、服装鞋帽整洁干净 洗手、无长指甲	3 2	2 1	1 0	0 0		
评估		10	病人病情、配合程度及眼部情况 讲解双眼包扎的目的及方法 与病人交流时态度和蔼、语言规范	3 4 3	2 3 2	1 2 1	0 1 0		
操作前准备		10	物品齐全、放置合理 检查物品质量、标签、规格、有效期	5 5	4 4	3 3	2 2		
操作过程	安全与舒适	10	环境整洁，安静，光线适宜 病人取坐位或仰卧位	5 5	4 4	3 3	2 2		
	双眼绷带包扎过程	35	核对医嘱、姓名、眼别 上眼药膏方法正确、无污染 动作轻柔、病人无明显不适 遮盖眼垫方法正确 缠绕绷带方法正确 保证病人安全 告知注意事项	5 5 5 5 5 5 5	4 4 4 4 4 4 4	3 3 3 3 3 3 3	2 2 2 2 2 2 2		
操作后		10	用物处理方法正确 洗手 安置病人	5 2 3	4 1 2	3 0 1	2 0 0		
评价		20	对待病人态度和蔼有耐心，操作过程与病人有效沟通 操作过程无污染、熟练、准确、有序 用物处理方法正确 告知注意事项	5 5 5 5	4 4 4 4	3 3 3 3	2 2 2 2		
总分		100							

思考题

1. 眼部遮盖术的目的是哪些？
2. 眼部遮盖术的注意事项有哪些？
3. 绷带包扎技术的注意事项有哪些？

第七节　眼部球结膜下注射技术

本节重点提示：

　　根据治疗需求选择注射部位，若需散瞳扯开后粘连的虹膜，应将药液注射在离角膜缘较近的地方。治疗眼内炎症和玻璃体混浊，药液用量可多些，注射部位应选择距角膜缘较远的地方。

　　刺激性强、容易引起局部坏死的药物，不可做结膜下注射，避免并发症的发生及造成病人损伤。

　　注射混悬液时，应先将药物摇匀后再抽吸注射，防止影响药物的效果。

【定义】

结膜下给药主要为通过巩膜直接透入眼前节段，可使药物在房水、前葡萄膜、晶状体以及玻璃体的前部获得较高的浓度[7]。一些角膜通透性差的药物，宜做结膜下注射以提高眼内药物浓度，但刺激性较强或对局部细胞毒性较大的药物，不宜用此方法。可进行结膜下注射的部位包括：球结膜及穹窿部结膜。

【目的】

将药物注射入结膜下的疏松间隙内，以提高药物在眼内的浓度，增强并延长药物作用时间，常用于治疗眼球前节疾病[2]。

【对象】

有眼球前部炎症、化学性烧伤早期、角膜斑翳等各种眼病、部分眼部手术的病人。

【适应证】

1. 治疗眼前部炎症。
2. 化学性烧伤早期。
3. 角膜炎和角膜斑翳等各种眼病。
4. 用于眼球手术的局部浸润麻醉。

【禁忌证】

1. 有明显的出血倾向者。
2. 眼球有明显的穿透伤口，而未进行缝合者。

【操作规范】

1. 操作前

（1）操作人员仪表要求：仪表端庄，服装整齐、干净；操作前洗净双手；戴口罩。

（2）病人体位要求：坐位或仰卧位。

（3）物品准备：所需药物、2ml 无菌注射器及 4.5 号针头、无菌眼垫、无菌棉签、抗生素眼药水或眼药膏。

2. 操作程序

（1）评估环境是否清洁。

（2）评估病人眼部情况、合作程度。

（3）告知病人球结膜下注射技术的目的及注意事项，以取得其配合。

（4）核对医嘱，病人床号、姓名、眼别。

（5）病人取坐位或仰卧位，滴表面麻醉剂2～3次。

（6）操作者左手拇指与示指分开上、下眼睑，并嘱病人眼向上方或下方注视，充分暴露球结膜。进行球结膜注射时，针头与睑缘平行，成10°～15°角挑起注射部位的球结膜，缓缓注入药物使结膜呈鱼泡样隆起。进行穹窿结膜注射时，针头向穹窿部刺入后，缓缓将药物注入。

（7）注射完毕后退出针头，遵医嘱滴抗生素眼药水或眼药膏，嘱病人闭眼数分钟，观察有无渗血，如出现少量渗血，可用无菌棉块擦拭后，用消毒眼垫遮盖患眼。

（8）洗手，签字，告知病人注意事项。

（9）整理用物。

【护理技术流程】

护理技术操作流程	技术依据及相关知识
【评估】 ①评估环境是否清洁。 ②评估眼部情况，合作程度。 ③告知病人结膜下注射的目的、方法，以取得配合。	了解病人的视力情况，观察病人眼部有无分泌物，结膜有无充血、粘连，如多次注射结膜会出现淤血和水肿现象，再次注射时应避开。
【操作前准备】 ①操作人员仪表要求：仪表端庄，服装整齐、干净；洗手、戴口罩。 ②病人体位要求：取坐位或仰卧位。 ③物品准备：所需药物、2ml无菌注射器及4.5号针头、无菌眼垫、无菌棉签、抗生素眼药水或眼药膏。	→ 参照七步洗手法。 → 选择4.5号针头，减轻病人痛苦和对结膜的损伤。
【操作流程】 ①核对医嘱，病人床号、姓名、眼别。 ②病人取仰卧位，滴表面麻醉剂2～3次。	→ 严格查对制度，让病人自己说出姓名、眼别，再次核对医嘱，确保安全。 → 病人头部和眼球不要转动，以防刺伤眼球，对眼球震颤不能固视者，可用无菌镊固定眼球后再作注射。
③操作者左手拇指与示指分开上、下眼睑，并嘱病人眼向上方或下方注视，充分暴露球结膜。进行球结膜注射时，针头与睑缘平行，成10°～15°角挑起注射部位的球结膜，缓缓注入药物使结膜呈鱼泡样隆起。进行穹窿结膜注射时，针头向穹窿部刺入后，缓缓将药物注入（图3-7-1）。	结膜下注射常用部位为上、下球结膜或穹窿部结膜，病人眼球应向注射部位的相反方向注视，避免伤及角膜。注射时，针头不能朝向角膜或距离角膜缘过近，针尖斜面向上，避开血管。注射针与眼球呈10°～15°进针，切忌垂直，以免误伤眼球。注射时不要用力过猛，尽量避开血管，避免损伤巩膜。

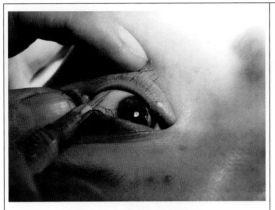

图 3-7-1　结膜下注射图片

药物宜徐徐推注,可见药液小泡形成。若注药部位因长期多次注射、术后有较多瘢痕形成时,推注药物阻力较大,不易形成药液小泡,可更换注射部位

④注射完毕后退出针头,遵医嘱滴抗生素眼药水或眼药膏,嘱病人闭眼数分钟,观察有无渗血,如出现少量渗血,可用无菌棉块擦拭后,用消毒眼垫遮盖患眼。

⑤洗手,签字,告知病人注意事项。

⑥整理用物。

> 结膜下注射时可能会伤及结膜血管,引起结膜下出血,应做好相关宣教。

→ 先洗手,再签字,避免交叉感染

→ 签字时再次核对,确保安全。告知病人,注射完毕后眼睛内有一鱼泡样隆起,不必担心,会慢慢吸收。不要施加外力,避免揉眼。

【注意事项】

1. 病人头部和眼球不要转动,以防刺伤眼球,对眼球震颤不能固视者,可用无菌镊固定眼球后再作注射。

2. 药物宜徐徐推注,可见药液小泡形成。若注药部位因长期多次注射、术后有较多瘢痕形成时,推注药物阻力较大,不易形成药液小泡,可更换注射部位。

3. 注射时,针头不能朝向角膜或距离角膜缘过近,针尖斜面向上,避开血管。注射针与眼球呈 10°～15°进针,切忌垂直,以免误伤眼球。

4. 结膜下注射时可能会伤及结膜血管,引起结膜下出血,应做好相关宣教。

5. 注射时不要用力过猛,尽量避开血管,避免损伤巩膜。

【评价标准】

见表 3-7-1。

表 3-7-1 眼部球结膜下注射技术操作评分标准

科室　　　　姓名　　　　主考老师　　　　考核日期

项目		总分	技术操作要求	评分等级				实际得分	备注
				A	B	C	D		
仪表		5	仪表端庄、服装鞋帽整洁干净 洗手、无长指甲	3 2	2 1	1 0	0 0		
评估		10	病人病情、配合程度及眼部情况 讲解结膜下注射的目的及方法 与病人交流时态度和蔼、语言规范	3 4 3	2 3 2	1 2 1	0 1 0		
操作前准备		10	物品齐全、放置合理 检查物品质量、标签、规格、有效期	5 5	4 4	3 3	2 2		
操作过程	安全与舒适	10	环境整洁，安静，光线适宜 病人取平卧位或坐位	5 5	4 4	3 3	2 2		
	眼部结膜下注射过程	35	核对医嘱、姓名、眼别 滴表面麻醉剂方法正确 铺临时盘、抽取药物方法正确 取用无菌物品方法正确 固定眼睑、进针角度适宜 注射方法正确、动作轻柔、病人无明显不适 告知注意事项	5 5 5 5 5 5 5	4 4 4 4 4 4 4	3 3 3 3 3 3 3	2 2 2 2 2 2 2		
操作后		10	用物处理方法正确 洗手、签字 安置病人	5 2 3	4 1 2	3 0 1	2 0 0		
评价		20	对待病人态度和蔼、有耐心，操作过程与病人有效沟通 操作过程无污染、熟练、准确、有序 用物处理方法正确 告知注意事项	5 5 5 5	4 4 4 4	3 3 3 3	2 2 2 2		
总分		100							

思考题

1. 眼部球结膜下注射技术的注意事项有哪些？

2. 病人李某准备进行结膜下注射治疗，但是护士小王注意到李某非常紧张、害怕，试述小王可以采用哪些方法帮助李某缓解焦虑情绪，取得李某的配合？

3. 结膜下注射常用部位有哪些？

4. 选取结膜下注射位置需考虑的因素有哪些？

第八节 眼球周围筋膜注射技术（半球后注射技术）

> ## 本节重点提示：
>
> 注射后如出现进针部位皮下青紫，应在48小时内给予冷敷，并嘱病人48小时后方可热敷（48小时内冷敷减少组织液渗出，减轻局部损伤，48小时后热敷促进局部渗出液吸收）。

【定义】

半球后注射时针头进入眼球外赤道部附近，药液可通过球周筋膜渗透起效，操作较安全、简单。

【目的】

可以快速将药物作用于局部，操作安全可靠，治疗效果好，避免了全身用药的副作用。

【对象】

多次行结膜下注射瘢痕较多者、球结膜水肿、严重影响药物吸收及小儿或不合作病人可采用此方法。

【适应证】

1. 需要球周给药或进行麻醉时。

2. 结膜反复注射而致药物不宜吸收时。

【禁忌证】

眼球有明显穿通伤口，尚未进行缝合时。

【操作规范】

1. 操作前

（1）操作人员仪表要求：仪表端庄，服装整齐干净；操作前洗净双手；戴口罩。

（2）病人体位要求：仰卧位。

（3）物品准备：所需药物、2ml注射器、无菌盘、无菌眼垫、无菌棉签、酒精。

2. 操作程序

（1）评估环境是否清洁。

（2）评估病人眼部情况及合作程度。

（3）告知病人半球后注射的目的、方法，以取得配合。

（4）核对医嘱，病人床号、姓名、眼别。

（5）酒精棉签消毒下眼睑皮肤。

（6）嘱病人向上方注视，于下眼睑外1/3处进针，抽取无回血后方可注药。

（7）拔针后用消毒干棉球压迫进针点3～5分钟。

（8）洗手、签字，告知病人注意事项。

（9）整理用物。

【护理技术流程】

护理技术操作流程	技术依据及相关知识

【评估】
①评估环境是否清洁。
②评估眼部情况、合作程度。
③告知病人半球后注射的目的、方法，以取得配合。

> 评估病人有无眶壁骨折，若有眶壁骨折史其解剖位置会发生改变。

【操作前准备】
①操作人员仪表要求：仪表端庄，服装整齐、干净；洗手，戴口罩。

→ 参照七步洗手法。

②病人体位要求：取仰卧位。
③物品准备：所需药物、2ml 无菌注射器及 4.5 号针头、无菌眼垫、无菌棉签。

→ 选择 4.5 号针头，减轻病人痛苦，避免进针过深。

【操作流程】
①核对医嘱，病人床号、姓名、眼别。

→ 严格执行"三查七对"。

②病人取仰卧位。
③用 75% 酒精棉签消毒皮肤，消毒范围：自下眼睑至眶缘，由内向外扇形消毒直径为 3cm，消毒时嘱病人闭眼。

→ 使用 75% 酒精进行皮肤消毒是因为酒精对眼睑皮肤的刺激性比较小，而且具有杀菌作用，避免感染。
→ 消毒过程中让病人闭眼，避免酒精挥发刺激眼球。

> 嘱病人向上方注视，眼球保持不动。左手用无菌棉签在下眼睑睑缘中外 1/3 处向下轻压皮肤，右手持注射器于垂直进针 1cm 后，回抽无回血后，缓慢注入药液（图 3-8-1）。

→ 让病人向上方注视，可以暴露更大的注射区域，更好地配合眼球周围筋膜（半球后）注射。
→ 无菌棉签按压下睑睑缘部皮肤目的是将眼球挤走，防止眼球损伤。

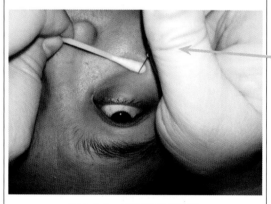

图 3-8-1　半球后注射图片
半球后注射时针头进入眼球外赤道部附近，药液可通过球周筋膜渗透起效。

> 进针时速度宜慢，用力不可过大；遇到阻力，切忌强行进针；禁止在眼眶内反复移动；进针深度不可超过 1.5cm，避免刺伤眼球。

> 注射过程中要观察眼部情况，如有眼睑肿胀，眼球突出，提示出血症状，应立即拔针，加压包扎，请医师会诊检查。

④注射完毕，用消毒棉签压住进针处，慢慢退出针头，在注射点覆盖无菌棉块并用手掌轻压迫眼球 5 分钟。
⑤洗手，签字，告知病人注意事项。
⑥整理用物。

→注射后嘱病人压迫下眼睑进针处 5 分钟，防止眼睑皮下出血，有助于药液吸收。
→告知病人，眼部肿胀是因为注射后药液在局部聚积引起，会慢慢吸收，不必担心。

【注意事项】

1. 进针拔针时速度要慢,进针时用力不可过大,遇到阻力,切忌强行进针。

2. 抽吸回血时如发现误入血管,应立即拔针,按压注射部位,防止出血,待 5～10 分钟后更换药液重新注射(防止药物进入血液循环,改变药物效果)。

3. 注射过程中要观察眼部情况,如有眼睑肿胀、眼球突出,提示为出血症状,应立即拔针,加压包扎[3]。

【评价标准】

见表 3-8-1。

表 3-8-1　眼球周围筋膜注射技术(半球后注射)操作评分标准

科室　　　　　姓名　　　　　主考老师　　　　　考核日期

项目		总分	技术操作要求	评分等级				实际得分	备注
				A	B	C	D		
仪表		5	仪表端庄、服装鞋帽整洁干净 洗手、无长指甲	3 2	2 1	1 0	0 0		
评估		10	病人病情、配合程度及眼部情况 讲解半球后注射的目的及方法 与病人交流时态度和蔼、语言规范	3 4 3	2 3 2	1 2 1	0 1 0		
操作前准备		10	物品齐全、放置合理 检查物品质量、标签、规格、有效期	5 5	4 4	3 3	2 2		
操作过程	安全与舒适	10	环境整洁,安静,光线适宜 病人取平卧位或坐位	5 5	4 4	3 3	2 2		
	球周注射过程	35	核对医嘱、姓名、眼别 铺临时盘、抽取药物方法正确 取用无菌物品方法正确 选择及消毒注射部位正确 注射方法、抽取回血方法正确 动作轻柔、病人无明显不适 告知注意事项	5 5 5 5 5 5 5	4 4 4 4 4 4 4	3 3 3 3 3 3 3	2 2 2 2 2 2 2		
操作后		10	用物处理方法正确 洗手、签字 安置病人	5 2 3	4 1 2	3 0 1	2 0 0		
评价		20	对待病人态度和蔼、有耐心,操作过程与病人有效沟通 操作过程无污染、熟练、准确、有序 用物处理方法正确 告知注意事项	5 5 5 5	4 4 4 4	3 3 3 3	2 2 2 2		
总分		100							

思 考 题

1. 眼球周围筋膜注射技术(半球后注射技术)的注意事项?

2. 试述眼周注射包括哪些? 有何特点?

3. 病人李某准备进行眼球周围筋膜注射(半球后注射),但是护士小张观察到病人非常紧张、焦虑,试述小张可以采用哪些方法帮助李某缓解焦虑情绪,取得李某的配合?

第九节　眼部球后注射技术

本节重点提示：

进针时速度要慢，针头应垂直于病人脸部平面，越过眼赤道部才可向鼻根部进针，用力不可过大，遇到阻力，切忌强行进针，防止刺伤巩膜。

注射后如出现进针部位皮下青紫，应在48小时内给予冷敷，并嘱病人48小时后方可热敷，48小时内冷敷减少组织液渗出，减轻局部损伤，48小时后热敷促进局部渗出液吸收。

【定义】

球后注射是将药液注射到眼球后部肌锥内，可以快速、准确地将药物作用于局部，其作用快、疗效可靠，且避免全身用药的副作用[9]。

【目的】

用于眼底病给药、内眼手术时的球后麻醉。

【对象】

眼球后部疾病或需要眼部局部麻醉及急性闭角型青光眼急性眼压增高的病人。

【适应证】

1. 眼内手术的睫状神经节阻滞麻醉。

2. 眼球后部疾病的治疗，如视神经炎、脉络膜炎、视网膜炎和视网膜中央动脉阻塞的治疗[10]。

3. 需要球后给药进行麻醉时。

4. 青光眼剧痛者亦可作为局部治疗的给药途径。

【禁忌证】

1. 怀疑有眶内感染时或恶性肿瘤者[8]。

2. 有明显的出血倾向者。

3. 眼球有明显的穿通伤口，并未进行缝合时。

【操作规范】

1. 操作前

（1）操作人员仪表要求：仪表端庄，服装整齐干净；操作前洗净双手；戴口罩。

（2）病人体位要求：仰卧位。

（3）物品准备：所需药物、球后专用2ml注射器、无菌棉签和棉块、酒精、无菌眼垫。

2. 操作程序

（1）评估环境是否清洁。

（2）评估病人眼部情况及合作程度。

（3）告知病人球后注射的目的、方法，以取得配合。

（4）核对医嘱，病人床号、姓名、眼别。

（5）用75%酒精棉签消毒下眼睑外侧眶缘皮肤，消毒范围：自下眼睑至眶缘，由内向外扇形消毒直径为3cm，消毒时嘱病人闭眼。

（6）嘱病人向内鼻上方注视，并保持不动。

（7）左手用无菌棉签在下眼睑眶缘中外 1/3 处向下轻压皮肤，右手持注射器于垂直进针 1cm 后，再向鼻根方向刺入 2～2.5cm，回抽无回血后，缓慢注入药液注射完毕，用消毒棉签压住进针处，拔出针头，注射点覆盖无菌棉块并嘱病人用手掌轻压迫眼球 5 分钟[11]。

（8）洗手，签字，告知病人注意事项。

（9）整理用物。

【护理技术流程】

护理技术操作流程	技术依据及相关知识
【评估】 ①评估环境是否清洁。 ②评估眼部情况、合作程度。 ③告知病人结膜下注射的目的、方法，以取得配合。	评估病人有无眶壁骨折史及高度近视史，眶壁骨折后解剖位置会发生改变，高度近视眼轴增长易发生眼球壁穿通伤。
【操作前准备】 ①操作人员仪表要求：仪表端庄，服装整齐、干净；洗手，戴口罩。 ②病人体位要求：取坐位或仰卧位。 ③物品准备：所需药物、球后专用 2ml 注射器、无菌棉签和棉块、酒精、无菌眼垫。	→ 参照七步洗手法。 → 球后专用注射器针头较粗，针尖不太锋利，以免损伤血管。
【操作流程】 ①核对医嘱，病人床号、姓名、眼别。 ②病人取仰卧位。 ③用 75% 酒精棉签消毒下眼睑外侧眶缘皮肤，消毒范围：自下眼睑至眶缘，由内向外扇形消毒直径为 3cm，消毒时嘱病人闭眼。 ④嘱病人向内鼻上方注视，并保持不动。 ⑤左手用无菌棉签在下眼睑眶缘中外 1/3 处向下轻压皮肤，右手持注射器于垂直进针 1cm 后，再向鼻根方向刺入 2～2.5cm，回抽无回血后，缓慢注入药液（图 3-9-1）。	→ 严格查对制度。 → 仰卧位有利于病人放松心情，减轻恐惧；有利于医护人员操作。 → 同半球后注射。 → 让病人向鼻上方注视，将眼球避开，更好地暴露注射区域，配合眼部球后注射。 → 目的是将眼球挤走，防止损伤眼球。 → 进针深度不可超过 3.5cm，以免刺入过深伤及视神经组织。
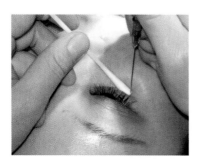 **图 3-9-1 球后注射图片** 球后注射是将药液注射到眼球后部肌锥内，药液可通过渗透起效	如注射后病人感到眶后急剧胀痛、眼球迅速突出、眼睑绷紧，则为球后出血，应迅速拔出注射针，嘱病人闭合眼睑，加压包扎，并通知医师，配合处理。注射后，有时病人会发生一过性视力减退和黑矇，应密切观察。如病人突感视物不见，可能发生中央动脉阻塞，应立即通知医师配合处理。

⑥注射完毕,用消毒棉签压住进针处,拔出针头,注射点覆盖无菌棉块并嘱病人用手掌轻压迫眼球5分钟。

⑦洗手,签字,告知病人注意事项。

> 一般球后注射时为减少病人的疼痛,会加入少量麻药,因此,注射后可能会出现一过性的复视、斜视或上睑下垂,是由于麻醉或压迫眼球过久使眼外肌麻痹所致,属正常现象[12]。注射前应向病人详细解释。

⑧整理用物。

→ 球后注射后嘱病人压迫眼球3～5分钟,防止出血,并有助于药液扩散。

> 告知病人,皮肤肿胀是因为注射后药液在局部聚积引起,会慢慢吸收,不必担心。出现短暂的复视和上睑下垂,是由于注射液内有麻药成分,暂时麻醉了睫状神经节,稍稍休息后,症状会逐步消失,请病人不要紧张。

【注意事项】

1．评估病人有无眶壁骨折史及高度近视史,眶壁骨折后解剖位置会发生改变,高度近视眼轴增长易发生眼球壁穿通伤。

2．让病人向鼻上方注视,将眼球避开,更好地暴露注射区域,配合眼部球后注射,防止损伤眼球。

3．进针深度不可超过3.5cm,以免刺入过深伤及视神经组织。

4．抽吸回血时如发现误入血管,应立即拔针,按压注射部位,防止出血,待5～10分钟后更换药液重新注射(防止药物进入血液循环,改变药物效果)。

5．如注射后病人感到眶后急剧胀痛、眼球迅速突出、眼睑绷紧,则为球后出血,护士应迅速拔出注射针,嘱病人闭合眼睑,加压包扎,并通知医师,配合处理。注射后,有时病人会发生一过性视力减退和黑矇,应密切观察。

6．如病人突感视物不见,可能发生中央动脉阻塞,应立即通知医师配合处理。

7．告知病人,眼睛肿胀是因为注射后药液在局部聚积引起,会慢慢吸收,不必担心。出现短暂的复视和上睑下垂,是由于注射液内有麻药成分,暂时麻醉了睫状神经节,稍稍休息后,症状会逐步消失,请病人不要紧张。

【评分标准】

见表3-9-1。

表 3-9-1　眼部球后注射技术操作评分标准

科室　　　　　　姓名　　　　　　主考老师　　　　　　考核日期

项目		总分	技术操作要求	评分等级				实际得分	备注
				A	B	C	D		
仪表		5	仪表端庄、服装鞋帽整洁干净 洗手、无长指甲	3 2	2 1	1 0	0 0		
评估		10	病人病情、配合程度及眼部情况 讲解眼部球后注射的目的及方法 与病人交流时态度和蔼、语言规范	3 4 3	2 3 2	1 2 1	0 1 0		
操作前准备		10	物品齐全、放置合理 检查物品质量、标签、规格、有效期	5 5	4 4	3 3	2 2		
操作过程	安全与舒适	10	环境整洁,安静,光线适宜 病人取平卧位	5 5	4 4	3 3	2 2		
	眼部球后注射过程	35	核对医嘱、姓名、眼别 铺临时盘、抽取药物方法正确 取用无菌物品方法正确 选择及消毒注射部位正确 注射方法、抽取回血方法正确 动作轻柔、病人无明显不适 告知注意事项	5 5 5 5 5 5 5	4 4 4 4 4 4 4	3 3 3 3 3 3 3	2 2 2 2 2 2 2		
操作后		10	用物处理方法正确 洗手、签字 安置病人	5 2 3	4 1 2	3 0 1	2 0 0		
评价		20	对待病人态度和蔼、有耐心,操作过程与病人有效沟通 操作过程无污染、熟练、准确、有序 用物处理方法正确 告知注意事项	5 5 5 5	4 4 4 4	3 3 3 3	2 2 2 2		
总分		100							

思考题

1. 如注射后病人感到眶后急剧胀痛、眼球迅速突出、眼睑绷紧应如何处理?

2. 眼部球后注射技术的注意事项?

3. 病人王某在进行眼部球后注射治疗前非常紧张,经家属劝解,进行眼部球后注射治疗后,忽然出现胸闷、呼吸困难等症状,请试分析病人王某发生了什么并发症? 发生的原因、表现、预防和处理措施是什么?

第十节　耳 尖 放 血

本节重点提示：

　　耳尖放血穿刺时注意保护耳软骨，防止损伤[3]*。睑腺炎（麦粒肿）初起时效果好，随着炎症进展效果减低。*

【定义】

　　耳尖放血是根据中医的"刺络放血"理论，通过针刺耳尖挤出 40～50 滴血后达到泄热祛邪、活血祛瘀作用的方法。

【目的】

　　刺激耳尖达到促进血液循环，缓解睑腺炎（麦粒肿）初期时的眼部不适症状。

【对象】

　　睑腺炎（麦粒肿）初期的病人。

【适应证】

　　睑腺炎（麦粒肿）初期。

【禁忌证】

　　无。

【操作规范】

1. 操作前

（1）操作人员仪表要求：仪表端庄、服装整洁干净。操作前洗净双手，戴口罩。

（2）病人体位要求：取坐位。

（3）物品准备：75% 酒精、无菌棉签、无菌棉块、无菌眼垫、已消毒的三棱针。

2. 操作程序

（1）评估眼部情况、耳部情况以及病人合作程度。

（2）告知耳尖放血的目的、方法，以取得配合。

（3）核对医嘱、姓名、眼别及放血部位。

（4）病人取坐位，将病人患眼同侧耳轮对折，顶端折处为针刺点（图 3-10-1），用 75% 酒精消毒针刺点皮肤，将三棱针针头对准针刺点迅速刺入 1～2mm 深，用双手拇指及示指挤压针刺点附近耳廓，挤出 40～50 滴血，用消毒眼垫拭干后以消毒棉球压迫刺点。

（5）洗手，签字，告知注意事项。

（6）整理用物。

【护理技术流程】

护理技术流程	技术依据及相关知识

护理技术流程

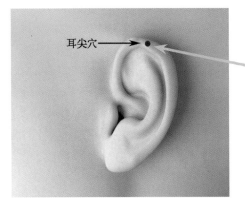

图 3-10-1 耳尖的位置

【评估】

①评估环境是否适合此项操作。

②评估病人年龄、眼部状况、全身状况，是否有精神或智力障碍不能合作。

③告知病人耳尖放血的目的、方法及注意事项，以取得配合。

【操作前准备】

①操作人员仪表要求：仪表端庄，服装整齐、干净；洗手，戴口罩。

②病人体位要求：坐位。

③物品准备：75% 酒精、无菌棉签、无菌棉块、无菌眼垫、已消毒的三棱针。

【操作流程】

①核对医嘱、姓名、眼别及放血部位。

②协助病人取坐位。

③将病人患眼同侧耳轮对折，顶端折处为针刺点（图 3-10-2）。

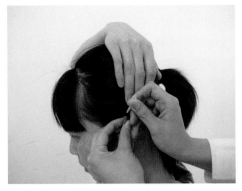

图 3-10-3 耳尖放血操作流程（二）

将三棱针针头对准针刺点迅速刺入 1～2mm 深

技术依据及相关知识

→ 耳尖：将患眼同侧耳轮对折，顶点处即是耳尖。

刺入皮肤时，可以将皮肤捏起，注意保护耳软骨，避免误伤[13]。

→ 环境要求：安静，光线充足，照明良好。

认真接待病人，主动热情，消除病人紧张情绪，使病人在放松的状态下，以达到配合治疗的目的。

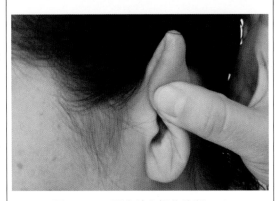

图 3-10-2 耳尖放血操作流程（一）

患眼同侧耳轮对折，顶端折处为针刺点

④用 75% 酒精消毒针刺点皮肤,将三棱针针头对准针刺点迅速刺入 1~2mm 深(图 3-10-3)。 ⑤用双手拇指及示指挤压针刺点附近耳廓,挤出 40~50 滴血。 ⑥用消毒眼垫拭干后以消毒棉球压迫刺点。 ⑦洗手,签字。 ⑧告知注意事项。 ⑨整理用物。	→ 刺入皮肤时,可以将皮肤捏起,注意保护耳软骨,避免误伤。 →挤出的血滴应形状饱满、血量适中。 →嘱病人近期避免吃辛辣刺激的食物,避免再次诱发疾病。

【注意事项】

当血液不易挤出时,用酒精棉擦拭穿刺点,以刺激血液流出。

【评价标准】

见表 3-10-1。

表 3-10-1 耳尖放血技术操作评分标准

科室			姓名	主考老师		考核日期			
项目		总分	技术操作要求	评分等级				实际得分	备注
				A	B	C	D		
仪表		5	仪表端庄、服装鞋帽整洁干净	3	2	1	0		
			洗手、无长指甲	2	1	0	0		
评估		10	病人病情、配合程度及眼部情况	3	2	1	0		
			讲解耳尖放血目的及方法	4	3	2	1		
			与病人交流时态度和蔼、语言规范	3	2	1	0		
操作前准备		10	物品齐全、放置合理	5	4	3	2		
			检查物品质量、标签、规格、有效期	5	4	3	2		
操作过程	安全与舒适	10	环境整洁,安静,光线适宜	5	4	3	2		
			病人取坐位	5	4	3	2		
	耳尖放血操作过程	35	核对医嘱、姓名、眼别、耳别	5	4	3	2		
			消毒耳部方法正确	3	2	1	0		
			动作轻柔、病人无明显不适	5	4	3	2		
			穿刺耳尖部位准确	5	4	3	2		
			放血方法正确	5	4	3	2		
			放血量适宜	2	1	0	0		
			用物处理方法正确	5	4	3	2		
			告知注意事项	5	4	3	2		
操作后		10	用物处理方法正确	5	4	3	2		
			洗手、签字	2	1	0	0		
			安置病人	3	2	1	0		
评价		20	对待病人态度和蔼、有耐心,操作过程与病人有效沟通	5	4	3	2		
			操作过程无污染、熟练、准确、有序	5	4	3	2		
			用物处理方法正确	5	4	3	2		
			告知注意事项	5	4	3	2		
总分		100							

思考题

　1. 耳尖放血的目的是什么？

　2. 病人王某和朋友聚餐吃了大量辛辣刺激的食物后出现右眼上眼睑局部充血、张力增高、睑缘疼痛、畏光、异物感表现，经急诊就医诊断为："右眼睑腺炎初期"，给予抗生素滴眼液点眼和"右侧耳尖放血"治疗。请试述耳尖放血的治疗处理过程？

　3. 耳尖放血后应告知病人的注意事项？

参考文献

1.　陈燕燕. 眼耳鼻咽喉口腔科护理学. 北京：人民卫生出版社，2006.

2.　席淑新. 眼科护士手册. 北京：人民卫生出版社，2009.

3.　李美玉. 眼科学. 北京：北京大学医学出版社，2003.

4.　王宁利，张铁民. 眼科学. 北京：北京大学医学出版社，2008.

5.　崔浩，王宁利. 眼科学. 北京：北京大学医学出版社，2009.

6.　惠延年. 眼科学. 北京：人民卫生出版社，2004.

7.　辛爱青. 五官科护理学. 太原：山西科学技术出版社，1995.

8.　张振路. 临床护理健康教育指南. 广州：广东科技出版社，2002.

9.　周旺红. 眼耳鼻咽喉口腔科护理学. 北京：高等教育出版社，2010.

10.　韩杰，张洪君. 实用眼科护理及技术. 北京：科学出版社，2008.

11.　刘淑贤. 同仁眼科专科技术操作规范与评分标准. 北京：科学出版社，2009.

12.　刘淑贤. 同仁眼科疾病护理健康教育指南. 北京：人民卫生出版社，2011.

13.　刘淑贤. 眼科临床护理思维与实践. 北京：人民卫生出版社，2012.

第四章　眼科急救技术操作与处理

第一节　眼睑皮肤裂伤的急救处理

本节重点提示：

　　眼睑皮肤裂伤属于急诊，需急救处理。在处理过程中清洁伤口尤为重要，冲洗时要仔细合理地清理伤口，掌握冲洗技巧，避免异物嵌入伤口。冲洗力量要轻，以免加重病情。急诊治疗的目的在于尽早清洗缝合伤口，恢复正常解剖结构。

　　眼睑皮肤薄而松弛，血液循环丰富。在受锐器切割伤时，可出现眼睑皮肤全层裂伤，甚至深达肌层、睑板和睑结膜。对新鲜眼睑皮肤伤口应尽早清创缝合，尽量保留可存活的组织，不可切去皮肤，仔细对位，以减小瘢痕形成和眼睑畸形[1]。

【目的】

　　使受到损伤的组织得以迅速修复。

【操作规范】

操作技术流程	技术依据及相关知识
【准备过程】 ● 器械准备 包括：无菌缝合包（孔巾、巾钳、针持、弯剪、有齿镊、5-0缝线）（图4-1-1）。 ● 药品和其他物品准备 ①药品：灭菌生理盐水、10%肥皂水溶液、破伤风抗毒素注射液、皮肤消毒剂（75%酒精、安尔碘）、2%利多卡因。 ②其他物品：小杯、注射器、洗眼装置、受水器、消毒棉签或棉块、无菌眼垫、一次性无菌手套。 ● 病人准备 ①评估病人眼部情况、全身情况、合作程度。 ②告知病人操作的目的及方法，以取得配合。	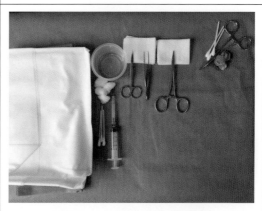 图4-1-1　眼睑皮肤裂伤无菌台

● 操作人员仪表要求 仪表端庄，服装鞋帽整洁、干净，操作前洗净双手；戴口罩。 【操作过程】 ①病人进入治疗室，主动热情接待。 ②核对医嘱、病人姓名、眼别，做好操作前宣教。 ③协助病人摆好正确体位。	→严格落实查对制度。 →取仰卧位，嘱病人操作全程中头、手、脚、全身不可乱动，不得用手触摸眼部和操作台。如有不适用语言与医师、护士进行沟通。
④清理伤口：操作者用消毒棉签蘸10%肥皂水溶液充分擦拭伤口，除去表面异物；嘱病人头向受伤侧倾斜，将受水器紧贴待患侧的面颊部，由病人自持受水器，操作者连接好洗眼装置（0.9%生理盐水和输液器连接），冲洗端距伤口5～10cm冲洗伤口，再用消毒棉签或棉块擦净伤口，用75%酒精棉消毒伤口处皮肤，消毒直径不小于5cm[2]。	→清洗时为避免异物经伤口冲入眼内，将病人头侧向受伤侧倾斜，先从伤口外围清洗，接近伤口处要用棉签保护伤口，冲洗液从伤口上方向下方冲洗。拨开眼睑时动作轻柔熟练。 由于皮肤裂伤是急诊手术，**清洁伤口尤为重要**！在冲洗时要仔细合理地清理伤口。冲洗时冲洗力量要轻，以免加重病情。 **清理创口不宜过分求全**，急诊治疗的目的在于清洗缝合伤口，恢复组合正常解剖结构，**原则上伤口缝合越早越好**。
⑤铺无菌台（图4-1-1）。	→打开无菌包，用无菌持物镊依次摆好缝合物品：孔巾、针持、弯剪、有齿镊、5-0缝线、无菌眼垫、75%酒精棉。
⑥协助医师进行缝合：伤口与眶缘垂直，应先将眼轮匝肌断端缝合，再缝合皮肤伤口；眼睑全层裂伤应分层缝合，注意睑缘对齐，提上睑肌断裂，应同时缝合；伤口不整齐或皮肤撕裂破碎者，应将一切尚可存活的皮肤碎片保存，细心对齐缝合。 ⑦缝合完毕，注射破伤风抗毒素。 ⑧告知注意事项、复诊时间。	**严格无菌操作**（确保伤口愈合完好）
⑨整理用物，洗手，签字。	→告知病人保持敷料清洁，次日门诊换药。注意观察病情，如出现伤口红肿热痛、发热等症状及时前往门诊处理，以保证伤口尽快愈合。

思考题

1. 王先生因左上睑皮肤裂伤入急诊就诊，A护士给其洗眼时坐在平卧位的王先生左侧，嘱王先生向右侧倾斜，并进行冲洗，在冲洗过程中因担心有残余的碎屑残留，A护士冲洗及其仔细，冲洗过程持续了30分钟左右，后又因种种原因，王先生在冲洗完伤口后又等待了一个小时才进行缝合。请问在此次护理过程中存在哪些问题？

2. 眼睑皮肤裂伤的急救处理原则？

3. 王先生此时已经完成了缝合和包扎，并注射了破伤风毒素，打算离院，此时应交代其哪些注意事项？

第二节　眼睑皮肤浅层爆炸伤的急救处理

本节重点提示：

　　眼睑皮肤浅层爆炸伤属于急诊，病人往往混合了皮肤裂伤、高温烧伤等情况。在处理过程中清洁伤口需要特别小心，冲洗时要仔细合理地清理伤口，掌握冲洗技巧，遇到多处伤口要避免异物嵌入伤口。冲洗力量要轻，以免加重病情。急诊治疗的目的在于尽早清洗缝合伤口，恢复组织正常解剖结构。

　　爆炸伤是较为常见的眼外伤。因爆炸产生大量碎片，同时产生高热、冲击波，病人出现特殊面容：面部浅表烧伤、水肿、大量异物嵌入皮肤及眼球表面，个别异物还可进入眼内，颜面较污秽且异物混杂。

【目的】

　　尽早清洗缝合伤口，恢复组织正常解剖结构。

【操作规范】

操作技术流程	技术依据及相关知识
【准备过程】 ● 药品和其他物品准备 ①器械：无菌有齿镊。 ②药品：灭菌生理盐水、10%肥皂水溶液、破伤风抗毒素注射液、皮肤消毒剂（75%乙醇）、10%碘仿甘油。 ③其他物品：注射器、洗眼装置、受水器、消毒棉签或棉块、无菌眼垫。 ● 病人准备 ①评估病人眼部情况、合作程度、药物过敏史。 ②告知病人操作的目的及方法，以取得配合。 ● 操作人员仪表要求 仪表端庄，服装鞋帽整洁、干净，操作前洗净双手；戴口罩。	→参照七步洗手法。
【操作过程】 ①病人进入治疗室，主动热情接待。 ②核对医嘱、病人姓名、眼别，做好操作前宣教。 ③协助病人摆好正确体位。 ④清理伤口：操作者用消毒棉签蘸10%肥皂水溶液充分擦拭伤口，嘱病人头向冲洗侧倾斜，将受水器紧贴病人的面颊部，由病人自持受水器，操作者连接好洗眼装置（0.9%生理盐水和输液器连接），冲洗端距伤口5～10cm冲洗伤口，然后用消毒棉签或棉块擦净伤口[3]。	→严格遵循查对制度。 →取仰卧位，嘱病人操作全程中头、手、脚、全身不可乱动。如果不适用语言与医师、护士沟通。 →详细检查伤口及伤道，尽量清除异物。 严格无菌操作，特别是对伤口冲洗时，要防止洗眼装置头端接触伤口，以免污染。

⑤处理伤口： ● 有皮肤裂伤的伤口,同皮肤裂伤缝合法。 ● 皮肤擦伤者,应先用酒精消毒伤口,彻底清除污物和坏死组织。 ● 如皮肤有异物,应先用无菌有齿镊尽可能将异物取出,然后再用涂有 10% 碘仿甘油的无菌眼垫覆盖伤口。	→ 及时正确处理眼部伤口,注意有无合并全身其他部位的损伤,密切观察生命体征变化,发现异常及时处理。 以减少创面渗血、渗液,防止伤口与敷料粘连。
⑥协助医师进行缝合、处理。 ⑦治疗完毕,告知病人注意事项、复诊时间。 ⑧整理用物,洗手,签字。	→ 伤口较深者注射破伤风抗毒素。

思考题

1. 眼睑皮肤浅层爆炸伤清理伤口的注意事项是什么？

2. (填空)眼睑皮肤浅层爆炸伤伤口较深者应注射 _____ 。

3. 王先生因眼睑皮肤浅层爆炸伤就诊,护士在清理伤口时发现其皮肤内有异物,于是先用无菌有齿镊仔细地将皮肤内的异物取出,然后再用涂有 10% 碘仿甘油的无菌眼垫覆盖伤口,请问用涂有 10% 碘仿甘油的无菌眼垫覆盖伤口的目的是什么？

第三节　眼部化学烧伤的急救处理

本节重点提示：

眼部化学烧伤是一种严重的眼部外伤，一旦发生应立即就地取材，争分夺秒，使用大量清水迅速反复冲洗，稀释致伤物的浓度，最大限度地减少眼部的损伤。然后尽快就医进一步治疗处理。

眼部化学烧伤（ocular chemical injury）主要是由强酸（硫酸、硝酸、盐酸等）、强碱（石灰、稀氨溶液水、氢氧化钠等）的溶液、粉尘或气体等接触眼部而产生。多发生于化工厂、施工场所和实验室[4]。眼化学伤的严重与否与化学物质的种类、浓度、剂量、作用方式、受伤部位、接触时间、接触面积、化学物质的温度、压力、治疗是否合理及时等有关。

【目的】　查清致伤物的酸碱性及其强度，彻底清除致伤物质。

一旦发生化学烧伤，应争分夺秒立即急救、自救，原则上冲洗迅速、大量、充分，以免丧失抢救时机。

【操作规范】

操作技术流程	技术依据及相关知识
【准备过程】 ● 药品和其他物品准备 ①药品：灭菌生理盐水或中和溶液（表4-3-1）。 ②其他物品：pH试纸、洗眼装置、受水器、消毒棉签或棉块、无菌眼垫。 ● 病人准备 ①评估病人眼部情况、全身情况、合作程度。 ②告知病人操作的目的及方法，以取得配合。	表4-3-1　常见眼化学伤中和溶液 表格内容见下 →了解病人致伤原因、致伤物的种类、致伤时间，观察病人患眼的烧伤程度[5]（表4-3-2）。

表4-3-1　常见眼化学伤中和溶液

烧伤类别	中和溶液
酸烧伤	2%碳酸氢钠溶液
碱烧伤	3%硼酸溶液

表 4-3-2　眼化学伤烧伤程度

烧伤程度	眼部组织反应观察
轻度	眼睑结膜轻度充血水肿,角膜上皮有点状脱落或水肿,角膜缘无缺血或缺血<1/4。
中度	眼睑皮肤可起水疱或糜烂;结膜水肿,出现缺血坏死;角膜实质深层混浊水肿,角膜缘缺血1/4～1/2。
重度	眼睑、结膜出现广泛的缺血性坏死,呈灰白色混浊;角膜全层混浊甚至呈瓷白色、穿孔。角膜缘缺血>1/2。

● 操作人员仪表要求

仪表端庄,服装鞋帽整洁、干净;
操作前洗净双手、戴口罩。

→参照七步洗手法。

【操作过程】

①病人进入治疗室,主动热情接待。
②核对医嘱、病人姓名、眼别,做好操作前宣教。
③协助病人摆好正确体位。
④滴表面麻醉剂2～3次。
⑤洗眼:操作者左手分开病人上、下眼睑,充分暴露结膜,右手持洗眼装置头端,距眼球10～15cm,冲洗时先使水流冲于面颊部,然后再移至眼部,进行结膜冲洗,距离由近至远以增大水的冲力(图4-3-1)。
⑥酸碱度测试:使用pH试纸放置于结膜部位进行测试,如果仍未达到中性,还需继续冲洗,直到酸碱度测试达到中性。

→严格遵循查对制度。

→取仰卧位,嘱病人操作全程中头、手、脚、全身不可乱动。如果不适用语言跟医师、护士沟通。

→头向冲洗侧倾斜,将受水器紧贴病人的面颊部,由病人自持受水器,嘱病人睁开双眼,不能自行睁眼者,操作者应先用消毒棉签或棉块擦净眼部分泌物。

→冲洗时嘱病人将眼球向各方向转动,并分别翻转上下眼睑,充分暴露眼睑及上下穹窿。

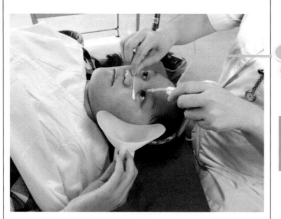

图 4-3-1　结膜囊冲洗示意图

结膜囊溶液冲洗量1500ml以上,冲洗持续时间10分钟以上。

对角膜裂伤或角膜溃疡的眼球,冲洗时勿施加压力,以防眼内容脱出。

结膜囊冲洗方法：左手分开病人上、下眼睑，充分暴露结膜，右手持洗眼装置头端，距眼球10～15cm，冲洗时先使水流冲于面颊部，然后再移至眼部，进行结膜冲洗，距离由近至远以增大水的冲力[3]。

⑦冲洗后用消毒棉签擦净眼睑及面部的残余冲洗液。取下病人自持的受水器浸泡于1∶500的"84"消毒液中。
⑧告知注意事项、复诊时间。
⑨整理用物，洗手，签字。

→嘱病人充分闭眼，并尽量减少眼球转动和摩擦，避免角膜与眼垫接触，此外还要减少光的刺激。

思考题

1．常见眼化学伤中和溶液有哪些？

2．病人B在劳动过程中眼睛不慎溅入石灰水，送入急诊时，病人眼睑结膜水肿、角膜明显混浊水肿，呈白色凝固状，请分析该病人可能是什么程度的眼化学伤？

3．如果化学厂请您去做眼睛劳保科普宣教，您会怎么告诉大家发生眼化学伤时采取哪些措施进行自救？

第四节 外伤性前房积血的急救处理

> **本节重点提示：**
>
> 　　外伤性前房出血如出血较少，无需特别治疗；出血较多时可采用绷带包扎的方式限制病人眼球活动，减少活动性出血、促进淤血吸收，护理人员应遵医嘱给予压力适当的包扎，并定期观察病人眼部情况，做好相应的健康教育。

　　外伤性前房积血是由于外力作用于眼球的表面，使前房的压力骤升，房水冲击虹膜或睫状体撕裂而出血，吸收主要通过小梁网 Schlemm 管、巩膜静脉。少量出血且无其他并发症者，1～3 天内可完全吸收，无需特别治疗。但当积血量大或出现继发性出血时，可引起继发性青光眼、角膜血染等严重并发症，损害视力[5]。

【目的】

　　通过包扎限制病人眼球活动，可减少活动性出血，有利于止血。

【操作规范】

操作技术流程	技术依据及相关知识
【准备过程】 ● 物品准备 消毒棉签或棉块、无菌眼垫、眼用 5 列绷带。 ● 病人准备 ①评估病人眼部情况、全身情况、合作程度。 ②告知病人操作的目的及方法，以取得配合。 ③病人取仰卧位或坐位。	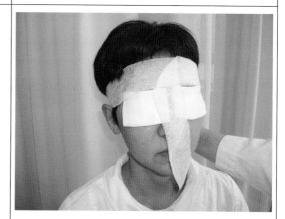 图 4-4-1　前房积血双眼包扎流程（一） 给予病人双眼眼垫遮盖，将绷带卷从右侧耳上开始缠绕，在病人前额至脑后缠绕一圈
● 操作人员仪表要求 仪表端庄，服装鞋帽整洁、干净； 操作前洗净双手、戴口罩。	→采用七步洗手法。
【操作过程】 ①病人进入治疗室，主动热情接待。	→严格落实查对制度。

②核对医嘱、病人姓名、眼别，做好操作前宣教。

③滴表面麻醉剂 1～2 滴，并嘱病人轻轻闭眼 2～3 分钟。

④遵医嘱包扎双眼：眼垫遮盖后，以绷带卷从右侧耳上开始，在前额缠绕一圈后，向下斜至对侧耳下，水平绕颈部，由右侧耳下向上斜过前额水平缠绕一圈，再向下斜至对侧耳下，如此重复斜绕数次，最后在前额水平缠绕固定（图 4-4-1～图 4-4-4）。

> 包扎时不可过紧，以免局部循环障碍，引起病人头痛、头晕和不适。

⑤遵医嘱给予止血药物治疗。

⑥高眼压病人遵医嘱给予降眼压治疗。

> 层次要分明，绕后头部一定要固定在**枕骨结节之上**，以免滑脱。

> 绷带勿加压于耳。

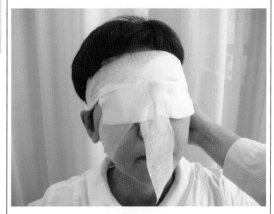

图 4-4-2　前房积血双眼包扎流程（二）

> 将缠绕至病人前额的绷带向左下斜绕至病人左侧耳下，从枕骨结节上水平绕过颈部

⑦告知病人注意事项。

⑧整理用物，洗手，签字。

→指导病人定期门诊复查，注意眼部卫生，避免意外碰撞。

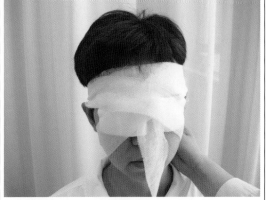

图 4-4-3　前房积血双眼包扎流程（三）

> 将绷带由病人右侧耳下向上斜过前额，水平缠绕一圈，再向下斜至病人对侧耳下

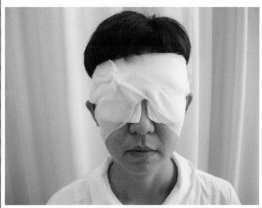

图 4-4-4　前房积血双眼包扎流程（四）

> 按图 4-4-2，图 4-4-3 的缠法重复交叉斜绕数次，最后在病人前额水平缠绕并固定

思考题

1.（填空）在进行双眼包扎时绷带缠绕的层次要分明，绕后头部一定要固定在 _____，以免滑脱。

2. 外伤性前房积血的急救处理原则？

3. 前房积血多或治疗不及时可引起哪些并发症？

第五节　球后注射引发球后出血的急救处理

本节重点提示：

　　球后注射一旦发现有病人感到眼眶后部急剧胀痛、眼球迅速突出、眼睑绷紧等情况，应高度可疑发生球后出血。护理人员应第一时间采用加压止血处理，然后观察眼内情况并遵医嘱使用绷带包扎，次日随访。

　　球后出血是球后注射的并发症之一，表现为球后注射后病人感到眶后急剧胀痛、眼球迅速突出、眼睑绷紧。发生球后出血时，护士应迅速拔出注射针，嘱病人立即闭合眼睑，加压包扎止血，并通知医师，配合处理。

【目的】

通过包扎按压进行紧急止血。

【操作规范】

操作技术流程	技术依据及相关知识
【准备过程】 ● 物品准备 无菌棉签或棉块、无菌眼垫、眼用绷带。 ● 病人准备 ①在注射过程中发现病人眼球迅速突出、眼睑绷紧，同时病人主诉眶后急剧胀痛，确认病人为注射引起的球后出血。 ②在迅速处理的同时告知病人操作的目的及方法，以取得配合。 ③病人取仰卧位。 ● 操作人员仪表要求 仪表端庄，服装鞋帽整洁、干净，操作前洗净双手；戴口罩。 【操作过程】 ①发现球后出血，迅速拔出注射器，并取 2 块无菌眼垫覆盖在患眼处，操作者双手叠加适当用力以大鱼际肌按压在注射点上，压迫止血，每 10 分钟检查一次，直到出血停止（图 4-5-1）。 ②立即通知医师，确认出血停止后，加压包扎。 ③遵医嘱给予其他应急处理。	球后出血时病人症状明显，容易产生恐惧及对护士操作的质疑，护士在发现出血后要冷静、沉稳、迅速地进行止血急救处理，同时做好病人的心理护理。 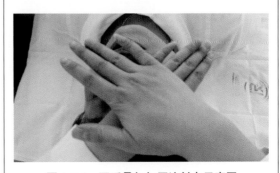 图 4-5-1　双手叠加加压注射点示意图 发现球后出血，迅速拔出注射器后，取 2 块无菌眼垫覆盖在患眼处，操作者双手叠加适当用力以大鱼际肌按压在注射点上，压迫止血，每 10 分钟检查一次，直到出血停止。

④签字,告知注意事项。
⑤整理用物,洗手。

遵医嘱应用止血药物,眶压高可用甘露醇,必要时行眶减压术。

思考题

球后注射引发球后出血的急救处理有哪些?

第六节　闭角型青光眼急性发作的急救处理

本节重点提示：

　　高眼压会对视神经节细胞造成不可逆的伤害，所以闭角型青光眼急性发作时应尽快降低眼压、挽救视功能。护理人员除了遵医嘱给予病人药物治疗外，还要及时准确地观察病人的药物治疗效果及病程进展情况，并做好病人的心理护理和各项健康教育。

　　原发性闭角型青光眼是由于周边虹膜堵塞小梁网，或与小梁网发生永久性粘连，房水外流受阻，引起眼压升高的一类青光眼（图 4-6-1）。急性闭角型青光眼是一种以眼压急剧升高并伴有相应症状和眼前段组织改变为特征的眼病，多见于 50 岁以上老年人，女性更常见，病人常有远视，双眼先后或同时发病。眼部局部的解剖结构变异被公认为本病的主要发病因素。情绪激动、暗室停留时间过长，局部或全身应用抗胆碱药物，均可使瞳孔散大，周边虹膜松弛，从而诱发本病。长时间阅读、疲劳和疼痛也是本病的常见诱因[5]。

【目的】

　　降眼压药物治疗，使病人由发作期过渡到缓解期，减轻高眼压对视神经的损害，挽救视力。为进一步的激光治疗或手术治疗建立基础。

【操作规范】

操作技术流程	技术依据及相关知识
【准备过程】 ● 药品和其他物品准备 ①药品：缩瞳剂（2% 毛果芸香碱滴眼液）、高渗剂（20% 甘露醇溶液、50% 甘油盐水）、碳酸酐酶抑制剂。 ②其他物品：消毒棉签或棉块、无菌眼垫，静脉输液物品一套。 ● 病人准备 ①评估病人眼部情况、全身情况、合作程度。 ②告知病人操作的目的及方法，以取得配合。 ● 操作人员仪表要求 仪表端庄，服装鞋帽整洁、干净； 操作前洗净双手、戴口罩。 **【操作过程】** ①病人进入治疗室，主动热情接待。	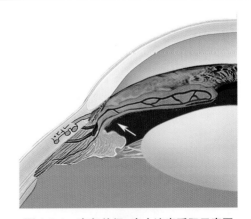 **图 4-6-1　房角关闭，房水流出受阻示意图** 闭角型青光眼病人的前房角关闭（如上图白色尖头指示，周边虹膜紧贴房角前壁），导致眼内的房水流出受阻，房水无法通过正常的房水循环的方式排出，但新的房水还会生成，因此病人眼压增高

②核对医嘱、病人姓名、眼别、治疗项目及药品,做好操作前宣教。

③协助病人摆好正确体位。

④降眼压治疗:

● 缩瞳剂使用者:应用无菌棉签或棉块擦净眼部分泌物,左手持消毒棉签向下拉病人下眼睑,充分暴露结膜囊,右手持 2% 毛果芸香碱滴眼液,滴入眼内 1～2 滴。

> 毛果芸香碱通过收缩瞳孔括约肌,使周边虹膜离开房角前壁,开放房角,增加房水排出;同时收缩睫状肌的纵行纤维,增加巩膜突的张力,使小梁网间隙开放,房水引流阻力减小,增加房水排出,降低眼压。

● 碳酸酐酶抑制剂使用者:口服乙酰唑胺 500mg,碳酸氢钠 2 片,或尼目克司 50mg。

> 碳酸酐酶抑制剂可抑制房水生成,大部分病人用药后房水生成可减少 40%。

● 高渗剂使用者:遵医嘱静脉输入 20% 甘露醇或口服 50% 甘油盐水。

> 甘露醇能够促进组织脱水,改善角膜及房角的组织水肿,促进房角增宽而恢复引流,同时甘露醇能提高血液和房水间的渗透压,促进房水循环与吸收。

● 眼球按摩:病人取仰卧位或坐位,嘱其眼球向下方注视并轻闭双眼,操作者将双手示指放在病人上睑穹窿处,交替按压(图 4-6-2)。

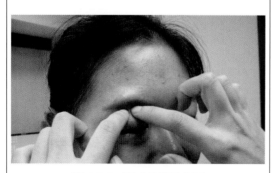

图 4-6-2 眼球按摩示意图

协助病人取仰卧位或坐位,嘱其眼球向下方注视并轻闭双眼,操作者将双手示指放在病人上睑穹窿处,交替按压

→ 严格落实查对制度。

→ 协助病人取坐位,输液者取仰卧位。

→ 滴药时,切忌将药液直接滴至角膜上,药瓶瓶口应与眼睑距离 2cm 以上,避免触及眼睑和睫毛,以防污染。

→ 每 5～10 分钟一次,持续 1 小时。

→ 哮喘病人慎用。

> 对于小儿、眼裂较小及肿胀严重的病人,不能强行扒眼,粗暴进行点眼。

→ 指导病人正确用药。

→ 磺胺过敏病人禁用。

→ 口服 1～2 小时后产生降眼压作用,一般可维持作用 16～18 小时。

> 45 岁以上的病人输入甘露醇前,应该请内科会诊,以排除心、脑血管疾病;
> **糖尿病病人慎用甘露醇,禁用甘油盐水。**

→ 用法:甘露醇一般要求在 30 分钟输完。

→ 用药后 10～20 分钟开始起效,作用 1～2 小时后眼压降至最低,一般可维持 4～6 小时。

→ 按摩时应稍加用力,以病人可以承受的力度为宜,按摩力度应按由轻到重,每次 300 下,持续时间一小时。

> 眼球按摩时,应确保病人角膜安全,防止角膜擦伤。

⑤告知注意事项、复诊时间。	→嘱病人服药时尽量少饮水，控制水的摄入量。
⑥整理用物，洗手，签字。	→勿在暗室内停留时间过久，以防止眼压升高。
	→保持心情舒畅，情绪稳定，勿过于激动、暴躁以免眼压突然升高。

思 考 题

　1. 几种常见的抗青光眼药物都是通过何种机制产生降眼压作用的？

　2. 在青光眼急性发作时，哪种常见的降眼压药物起效更快，哪种常见的降眼压药物持续时间更久？

第七节　电光性眼炎的急救处理

本节重点提示：

　　电光性眼炎发病急遽，病人角膜上皮大量坏死脱落，护理人员除配合医生进行相应的对症处理，缓解疼痛外，还可遵医嘱协助病人使用抗生素眼膏和促进角膜上皮愈合的眼用滴剂、凝胶剂，并对病人进行相应的健康教育，做好必要的防护，避免类似事件的发生。

　　电光性眼炎是因眼睛的角膜上皮细胞和结膜吸收大量而强烈的紫外线所引起的急性炎症，可由长时间在冰雪、沙漠、盐田、广阔水面作业时未戴防护眼镜而引起，或太阳、紫外线灯等强烈紫外线的照射而致[4]。潜伏期6～8小时，发病急剧，有明显的异物感，轻者自觉眼内沙涩不适，灼热疼痛；重者疼痛剧烈，畏光，眼睑紧闭难睁，视物模糊，眼睑红肿或有小泡，或有出血点，结膜充血明显，检查可见角膜呈弥漫浅层点状着色，瞳孔缩小，眼睑皮肤呈现红色。重复照射者可引起慢性睑缘炎、结膜炎、角膜炎，造成严重的视力障碍。操作者熟练掌握电光性眼炎的急救处理技术，可减轻病人的痛苦，挽救病人的视力。

【目的】

缓解眼部不适，促进角膜上皮损伤后修复，预防感染。

【操作规范】

操作技术流程	技术依据及相关知识
【准备过程】 ● 药品和其他物品准备 ①药品：表面麻醉剂、抗生素眼药膏或多黏菌素眼药膏。 ②其他物品：消毒棉签或棉块、无菌眼垫。 ● 病人准备 ①评估病人眼部情况、全身情况、合作程度。 ②告知病人操作的目的及方法，以取得配合。 ● 操作人员仪表要求 仪表端庄，服装鞋帽整洁、干净，操作前洗净双手；戴口罩。 **【操作过程】** ①病人进入治疗室，主动热情接待。 ②核对医嘱、病人姓名、眼别，做好操作前宣教。 ③协助病人摆好正确体位。 ④止痛治疗：用表面麻醉剂滴眼3次，临床常用盐酸丙美卡因滴眼液，每次间隔5分钟（滴眼药方法见图4-7-1）。	电光性眼炎的预防：在强烈光照的环境下，佩戴墨镜或变色镜；进行电焊、气焊等焊接工作时佩戴防护面罩。**减少紫外线对眼睛的刺激是防止电光性眼炎的最好方法。** →严格执行查对制度。 →取仰卧位，嘱病人操作全程中头、手、脚、全身不可乱动。如果不适用语言跟医师、护士沟通。 →滴药时，切忌药液直接滴至角膜上，药瓶瓶口应与眼睑距离2cm以上。

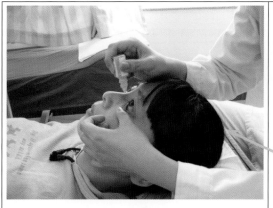

图 4-7-1　滴眼药示意图

治疗过程应注意避免病人角膜上皮的损伤，并注意尽量保持病人的舒适。

操作过程中应注意避免眼药瓶口触及病人眼睑和睫毛，否则在给其他病人进行操作时可能造成医源性感染。

滴眼药方法：操作者先用消毒棉签或棉块擦净眼部分泌物，用手指下拉下眼睑，嘱病人眼睛向上注视，将药液滴入下穹窿部，一般一次 1～2 滴。轻提上睑使药液充分弥散。滴药后嘱病人轻轻闭合眼睑 3～5 分钟。

⑤抗炎治疗：止痛治疗后遵医嘱涂抹抗生素眼膏和促进角膜上皮愈合的眼用滴剂、凝胶剂，用无菌眼垫遮盖。
⑥告知注意事项、复诊时间。
⑦指导病人如何防止电光性眼炎发生。
⑧整理用物，洗手，签字。

→嘱病人充分闭眼，并尽量减少眼球转动和摩擦，避免角膜与眼垫接触，外出或者在强烈光照的环境下要佩戴墨镜，以减少光的刺激。

思 考 题

1. 病人 B 到急诊就诊，主诉行电焊后双眼疼痛剧烈、畏光、视物模糊，护士 A 接诊时发现病人 B 眼睑红肿、结膜充血明显，此病人最可能的诊断是什么？是什么原因产生的？

2. 护士 A 已为病人 B 做完电光性眼炎的急救处理，在病人 B 离院前，护士 A 应该做哪些宣教？

3.（填空）_____ 是防止电光性眼炎的最好方法。

参 考 文 献

1.　韩杰, 侯军华, 李越. 眼耳鼻喉科护理技能实训. 北京：科学出版社, 2014.

2.　韩杰, 刘淑贤. 眼科临床护理思维与实践. 北京：人民卫生出版社, 2012.

3.　刘淑贤. 同仁眼科专科护理操作技术规范与评分标准. 北京：科学出版社, 2009.

4.　赵堪兴, 杨培增. 眼科学. 第 8 版. 北京：人民卫生出版社, 2013.

5.　管怀进. 眼科学. 北京：科学出版社, 2006.

第五章　眼科手术室护理操作技术规范

第一节　手术前眼部清洁消毒操作规范

本节重点提示：

　　剪掉睫毛后，闭眼时眼部可能会有刺痒等不适感，应向病人做好解释工作，不要揉眼。

一、备皮(剪睫毛)

【目的】

剪除睫毛，降低细菌存留的可能性，便于清洁和消毒手术野。

【适应证】

适用于眼科内外眼的各类手术。

【禁忌证】

倒睫、睑内翻、上睑下垂、双行睫等需要依靠睫毛判断眼睑位置的手术都严禁剪睫毛。

【操作规范】

1. 操作前

(1) 操作人员仪表要求：操作人员着手术室专用刷手衣，手术室专用拖鞋；操作人员要求头戴一次性帽子(头发全部遮挡)；面部戴一次性口罩(口、鼻全部遮挡)；操作人员双手不能佩戴任何首饰及手表；指甲不能过长，不能染指甲油。

(2) 病人准备：进手术室脱掉外衣，穿一次性鞋套，取坐位。

(3) 物品准备：抗生素眼药水、抗生素眼膏、甲紫(用于区别术眼和非术眼)、消毒棉签、消毒眼用弯剪、弯盘、医用垃圾桶。

2. 操作程序

(1) 评估环境是否清洁。

(2) 评估病人年龄、眼部状况、全身状况，是否有精神或智力障碍不能合作。

(3) 告知病人备皮(剪睫毛)的目的、方法及注意事项，以取得配合。

(4) 核对医嘱，做好"三查七对"及解释工作，核对好眼别，棉签蘸甲紫标记术眼。

（5）消毒好的眼用弯剪上涂抗生素眼膏，棉签将其涂匀。

（6）协助病人取坐位或仰卧位。

（7）嘱病人双眼看自己脚尖，操作者左手拇指及示指将病人上眼睑扒开，右手持弯剪沿睫毛根部剪断上睑睫毛，弯剪尖朝上用棉签擦试弯剪及病人皮肤上剪下的睫毛，尽量避免掉入结膜囊。

（8）嘱病人双眼看自己头顶方向，操作者左手拇指及示指将病人下睑扒开，右手持弯剪沿睫毛根部剪断眼睑睫毛，弯剪尖朝上用棉签擦拭弯剪及病人皮肤上剪下的睫毛，尽量避免掉入结膜囊。

（9）用过的弯剪单独放入另一弯盘中，棉签等医用垃圾放入医用垃圾桶。

（10）用大量抗生素滴术眼，如有睫毛将其冲出。

（11）整理用物，洗手。

【护理技术流程】

护理技术流程	技术依据及相关知识
【评估】 ①评估环境是否清洁。 ②评估病人年龄、眼部状况、全身状况，是否有精神或智力障碍不能合作。 ③告知病人备皮（剪睫毛）的目的、方法及注意事项，以取得配合。 **【操作过程】** ①操作人员着装整齐，戴好帽子、口罩，备齐用物，洗手。 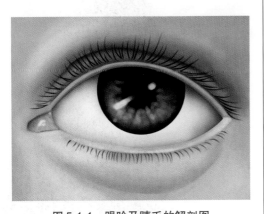 **图 5-1-1　眼睑及睫毛的解剖图** 眼睑分为上睑和下睑，覆盖眼球前面。上下眼睑的游离缘，即皮肤和结膜交接处称睑缘，上下睑缘之间的裂隙称睑裂 ②用棉签蘸甲紫溶液标记术眼，核对眼别。 ③在消毒好的眼用弯剪上涂抗生素眼药膏，用棉签将其涂匀（图5-1-2）。	**眼睑及睫毛的解剖[1]** **眼睑：**分为上睑和下睑，覆盖眼球前面。上下眼睑的游离缘，即皮肤和结膜交接处称睑缘，上下睑缘之间的裂隙称睑裂[1]（图 5-1-1）。 **睫毛：**是触觉的终末结构，位于上下睑缘部。上睑睫毛约100～150根，向前向上弯曲，倾斜度为 110°～130°；下睑睫毛约50～75根，向前向下弯曲，倾斜度为100°～120°。 →严格查对制度，如病人因意识不清或沟通障碍等因素不能清楚表达手术眼别时，应查看病历，并与手术医师及家属进行核对。 →操作时动作应轻柔，切忌损伤病人眼部皮肤，以免影响病人手术。

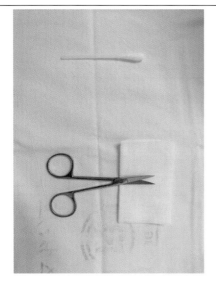

图 5-1-2　剪睫毛流程（一）
在消毒好的眼用弯剪上涂抗生素眼药膏，用棉签将其涂抹均匀

④嘱病人平躺于诊床，双眼看自己脚尖，操作者左手拇指及示指将病人上眼睑扒开（图 5-1-3），右手持弯剪沿睫毛根部剪断上睑睫毛，弯剪尖端朝上（图 5-1-4），用棉签擦拭弯剪及病人皮肤上掉落的睫毛，尽量避免其掉入结膜囊[2]（图 5-1-5）。

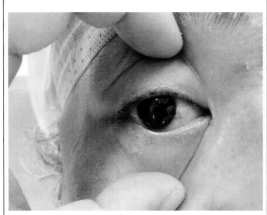

图 5-1-3　剪睫毛流程（二）
操作者左手拇指及示指将病人上眼睑扒开

⑤嘱病人双眼看自己头顶方向，操作者左手拇指及示指将病人下眼睑扒开，右手持弯剪沿睫毛根部剪断眼睑睫毛，弯剪尖端朝上，用棉签擦拭弯剪及病人皮肤上掉落的睫毛，尽量避免其掉入结膜囊[2]。

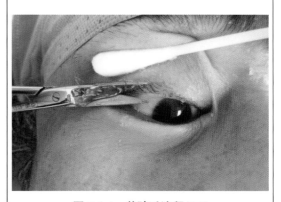

图 5-1-4　剪睫毛流程（三）
操作者右手持弯剪，弯剪尖端朝上沿睫毛根部剪断上睑睫毛

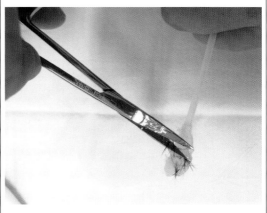

图 5-1-5　剪睫毛流程（四）
用过的弯剪用棉签拭净，单独放置

剪掉睫毛后，眼部会有不适感，应向病人做好解释工作。
操作过程中，尽量避免让睫毛掉进病人结膜囊内，如不慎掉入，嘱病人不要揉眼，应立即冲洗结膜囊。
不合作的患儿需全麻后剪睫毛。

⑥用过的弯剪单独放入另一弯盘中,棉签等医用垃圾放入医用垃圾桶。

⑦用大量抗生素眼药水滴术眼,如有睫毛应将其冲出(图5-1-6)

⑧整理用物,洗手。

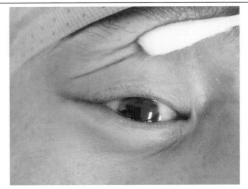

图 5-1-6　剪睫毛流程(五)

剪去睫毛后,如有睫毛进入结膜囊应将其冲出

【注意事项】

1. 严格查对制度,如病人意识不清或沟通障碍等因素不能清楚表达手术眼别时,应查看病历,并与手术医师及家属进行核对。

2. 操作时动作应轻柔,切忌损伤病人眼部皮肤,以免影响病人手术。

3. 操作过程中,尽量避免让睫毛掉进病人结膜囊内,如不慎掉入,嘱病人不要揉眼,应立即冲洗结膜囊。

4. 不合作的患儿需全麻后剪睫毛。

【评价标准】

见表5-1-1。

表 5-1-1　手术前备皮(剪睫毛)操作技术评分标准

科室　　　　　　姓名　　　　　　主考老师　　　　　　考核日期

项目		总分	技术操作要求	评分等级				实际得分	备注
				A	B	C	D		
仪表		5	仪表整齐,符合手术室着装要求	5	4	3	2		
评估		10	病人年龄、病情、合作程度及眼部情况	4	3	2	1		
			讲解眼部术前备皮操作的目的及方法	3	2	1	0		
			与病人交流时态度和蔼、语言规范	3	2	1	0		
操作前准备		10	物品齐全、放置合理	5	4	3	2		
			检查物品质量、标签、规格、有效期	5	4	3	2		
操作过程	安全与舒适	10	环境整洁,安静,光线充足	5	4	3	2		
			认真接待病人	5	4	3	2		
			摆好正确坐位	5	4	3	2		
	手术前备皮剪睫毛操作过程	35	核对病人姓名、眼别、手术名称	5	4	3	2		
			甲紫标记眼别正确	5	4	3	2		
			取用无菌物品无污染	5	4	3	2		
			将弯剪上涂大量红霉素眼膏并涂抹均匀	5	4	3	2		
			剪睫毛方法正确	5	4	3	2		
			滴抗生素眼药水方法正确	5	4	3	2		
			操作轻柔,病人无明显不适	5	4	3	2		

续表

项目	总分	技术操作要求	评分等级				实际得分	备注
			A	B	C	D		
操作后	10	用物处理方法正确 洗手 合理安置病人	4 3 3	3 2 2	2 1 1	1 0 0		
评价	20	对待病人态度和蔼、有耐心、操作过程 与病人有效沟通 操作过程无污染 操作熟练有序 用物处理方法正确	5 5 5 5	4 4 4 4	3 3 3 3	2 2 2 2		
总分	100							

二、冲洗结膜囊

同第三章第四节冲洗结膜囊护理技术操作。

思考题

1. 备皮(剪睫毛)的注意事项有哪些?

2. 倒睫、睑内翻、上睑下垂、双行睫等病人为什么不能术前剪睫毛?

3. 剪掉睫毛后,病人闭眼时眼部可能会有刺痒等不适感,应怎样向病人做好解释工作?

第二节　手术巡回护士操作规范

> **本节重点提示：**
>
> 　　每次从接到手术通知单到病人送回病房或离开医院，巡回护士应按常规做好一切准备和术中配合。

【目的】

眼科手术中，护士和手术医师的密切配合非常重要。巡回护士的配合包括了手术前、手术中和手术后的许多环节，目的是协助和保证手术的顺利完成。

【操作规范】

1. 操作前准备

（1）操作人员着手术室专用刷手衣和手术室专用拖鞋。

（2）操作人员要求头戴一次性帽子（头发全部遮挡），面部戴一次性口罩（口、鼻全部遮挡）。

（3）操作人员双手不能佩戴任何首饰及手表，指甲不能过长，不能涂指甲油。

2. 操作程序

（1）迎接病人入手术室，核对科别、住院号、床号，病人的姓名、性别、年龄、诊断、手术方式、手术时间、眼别。

（2）检查病人全身情况：血尿常规、凝血四项、肝功能、生化、血脂、心电图、胸片等是否齐全，如果检查结果异常，及时向手术医师汇报及采取相应的护理措施。

（3）询问病人有无药物过敏史、有无咳嗽、是否有高血压、糖尿病、心脏病等全身病史，洗眼前检查眼周围皮肤是否存在感染病灶。

（4）评估病人的心理状态，对手术的了解及耐受情况、配合程度，指导病人放松的方法：缓慢的深呼吸、听音乐分散注意力等。

（5）需要散瞳的病人应检查术前瞳孔是否散大，必要时给予散瞳药物。如果需要缩瞳的手术则点缩瞳药物。

（6）协助医师穿手术衣、冲洗手套；准备所需的器械；手术进行时巡视各手术台，密切注意手术程序和所需用物；准备手术椅、调节手术灯光；术中应注意病人病情变化及特殊情况的发生（全麻患儿按全麻护理常规巡视）。

（7）严格执行无菌操作，并监督手术人员无菌操作，如有违反者及时指出并整改。

（8）手术完毕，协助病人到准备间遵医嘱包扎病人术眼；并把药品处方及换药单交予病人家属；内眼手术病人要在术眼遮盖透明眼罩，以保护术眼。

（9）熟练掌握各种精密仪器的使用程序，如发现故障能及时排除。定期检查该仪器运转是否正常。

（10）负责登记当天内、外眼手术，上报统计数字；病理标本及时浸泡在10%的甲醛溶液中。

（11）手术间定期进行空气培养检测并记录结果。

【护理技术流程】

护理技术流程	技术依据及相关知识
【操作流程】	

①做好手术间的清洁卫生及各项准备工作，如各种药物、消毒的手术衣、治疗巾、手刷、敷料、手套等，包括全麻使用的吸引器、氧气；急救用物、药品；检查视网膜脱离手术、白内障手术所用冷冻机和超乳机（图 5-2-1～图 5-2-3）运行情况等。

眼科手术多属无菌手术，因此应将外眼手术间与内眼手术间区分开。
手术间保持 22℃～26℃恒温，相对湿度 50%～60%。

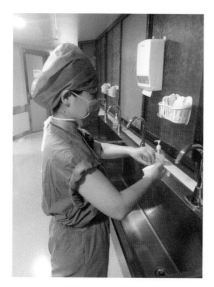

图 5-2-2　刷手法

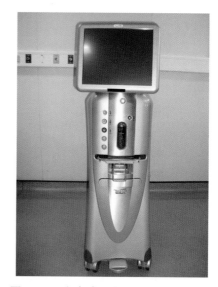

图 5-2-1　白内障手术使用的超声乳化机

手术者先用刷手液作一般的洗手，再用无菌毛刷蘸刷手液刷洗手臂，从指尖至肘上 10cm 处，把每侧分为从指尖至手腕，从手腕至肘上臂 2 个区域依次刷洗，每一区域的左、右侧手臂交替进行。特别注意甲缘、甲沟、指缝等处的刷洗。一次刷完后，手指朝上肘朝下，用清水冲去手臂上的刷手液。反复刷洗 3 遍，共约 10 分钟。用无菌毛巾从手到肘部擦干手及臂，擦过肘部的毛巾不可再擦手部。

②病人进入手术间，主动热情接待；核对姓名、眼别、手术名称，做好术前、术后宣教；对儿童要注意安全；做好术前的消毒工作。

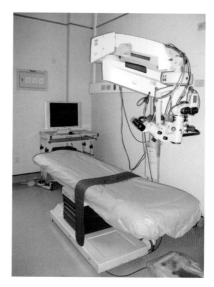

图 5-2-3　眼科手术用显微镜

③协助医师穿手术衣、冲洗手套；准备所需的器械；手术进行时巡视各手术台，密切注意手术程序和所需用物；准备手术椅、调节手术灯光；术中应注意病情变化及特殊情况的发生（全麻患儿按全麻护理常规巡视）。

④严格执行无菌操作，并监督手术人员无菌操作，如有违反者及时指出并整改。

⑤手术完毕，协助病人到准备间遵医嘱包扎病人术眼；并把药品处方及换药单交予病人家属；白内障病人要在术眼遮盖透明眼罩，以保护术眼。

⑥熟练掌握各种精密仪器的使用程序，如发现故障能及时排除。定期检查该仪器运转是否正常。

⑦负责登记当天内、外眼手术，上报统计数字；病理标本及时浸泡在10%的甲醛溶液中。

⑧手术间定期进行空气培养检测并记录结果。

⑨工作时间精神要集中，严格执行查对制度，除特殊情况外，不得擅离手术室，必须离开时应另有护士代替工作。

根据术者的屈光状态、瞳距调节手术显微镜的目镜与相对应的屈光度及瞳距，并将显微镜的 X-Y 轴调节复位归零，把显微镜的脚踏板放于术者左脚下。

→熟练掌握各种手术的手术步骤及手术部位的解剖特点。

→术中观察机器的运转状态和灌注液的情况。

思考题

1. 列举手术巡回护士术前需完成的准备有哪些？

2. 巡回护士小王在巡回过程中发现新来的小李医师刷手范围不够，请帮小王告知小李医师正确的刷手法？

3. 在为一台眼前部肿物摘除术巡回时，巡回护士小张不知道怎么处理病理标本，请试述病理标本的处理方法？

第三节　器械护士操作规范

> **本节重点提示：**
>
> 　器械护士职能有两大方面：①各种手术的相关器械准备；②所有手术器械的管理及保养。

【目的】

眼部组织有其特殊性，手术操作要精细，各种手术器械要综合应用，由于器械的性能不好以及术中的微小差异，都有可能影响手术效果。因此，器械护士的职责显得尤为重要，主要职责目的是保障手术安全、顺利地进行。

一、手术的相关器械准备

【操作规范】

1. 操作前

（1）操作人员着手术室专用刷手衣和手术室专用拖鞋。

（2）操作人员要求头戴一次性帽子（头发全部遮挡），面部戴一次性口罩（口、鼻全部遮挡）。

（3）操作人员双手不能佩戴任何首饰及手表，指甲不能过长，不能涂指甲油。

2. 操作程序

（1）保持室内清洁卫生，做好每天消毒隔离工作，杜绝手术感染发生。

（2）严格执行各项无菌操作常规，准备各种手术器械、敷料、空针、各种缝合线等。

（3）每天检查所有消毒物品的有效期，如发现过期物品应及时重新消毒，避免影响手术。

（4）加强责任心，主动和医师搞好配合工作。

（5）对器械的保管和使用要按手术器械保护常规执行。

（6）手术后清点各种器械，初步清洁后打包，送供应室消毒。

（7）器械要定期检查、清点和保养。发现有损坏的器械及时修理、报残并记录。

（8）按手术通知单准备次日的手术器械。

（9）各种消毒锅应定期检测其工作状况是否正常并记录结果。

（10）器械室定期（1个月）进行空气培养检测并记录结果，特殊情况或疑有污染时应随时监测。

【护理技术流程】

护理技术流程	技术依据及相关知识

护理技术流程

【操作流程】

①保持室内清洁卫生，做好每天消毒隔离工作，杜绝手术感染发生。

②严格执行各项无菌操作常规，准备各种手术器械、敷料、空针、各种缝合线等（图5-3-1）。

③每天检查所有消毒物品的有效期，如发现过期物品应及时重新消毒，以免影响手术。

> 灭菌技术是手术室的一个重要环节，关系到手术的成败和病人的安全。无菌技术的前提是必须做好物品的消毒与灭菌。因此，手术室人员在思想上应高度重视，在操作上严格执行，并熟悉掌握各种消毒灭菌法[3]（图5-3-2）。

④加强责任心，主动和医师搞好配合工作，工作中要有程序，做到忙而不乱。

⑤对器械的保管和使用要按手术器械保护常规执行。

⑥手术后清点各种器械，初步清洁后打包，送供应室消毒。器械要定期检查、清点和保养。

⑦发现有损坏的器械及时修理、报残并记录。

⑧按手术通知单准备次日的手术器械。

⑨各种消毒锅应定期检测其工作状况是否正常并记录结果。

⑩器械室定期（1个月）进行空气培养检测并记录结果，特殊情况或疑有污染时应随时监测。

> 在手术室，非一次性使用的灭菌物品的有效期为：
> ● 5月1日～9月30日
> 灭菌有效期为7天。
> ● 10月1日～4月30日
> 灭菌有效期为14天。

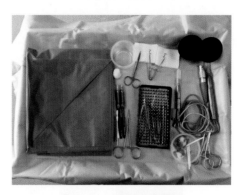

图5-3-1　眼科手术器械

包括普通手术器械和显微手术器械。不同的手术器械需要不同的保存方式，护士应认清各种器械名称，熟知各种器械的特点，避免损坏

→熟悉掌握各种灭菌方法，掌握各种物品及器械的消毒方法。

● **消毒**：杀灭或清除外环境中和媒介物上污染的病原微生物的过程。

● **灭菌**：杀灭或去除外环境中和媒介物携带的一切微生物的过程。灭菌后的物品必须是完全无菌的。

● **消毒剂**：能杀灭外环境中感染性的或有害微生物的化学物质。

● **化学指示剂**：利用某些化学物质对某一杀菌因子的敏感性，使其发生颜色或形态改变，以指示杀菌因子的强度或浓度和（或）作用时间是否符合消毒或灭菌要求的制品。

● **生物指示剂**：将适当载体染以一定量的特定微生物，用于指示消毒或灭菌要求的制品。

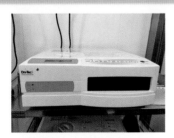

图5-3-2　压力蒸汽灭菌

用于耐高温、高湿的医疗器械和物品的灭菌，其优点是穿透力强，灭菌效果可靠，能杀灭所有的微生物

二、手术器械的清洁消毒与保养技术

【定义】

手术物品的清洁是用机械的方法清除物品表面污秽和微生物,是对物品进行消毒灭菌前的重要环节。清洁过程包括:分类、浸泡、清洗、干燥等。

(一)手术器械的清洁仪器(图 5-3-3,图 5-3-4)

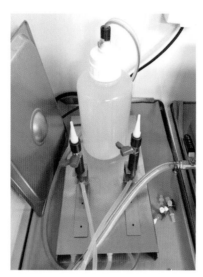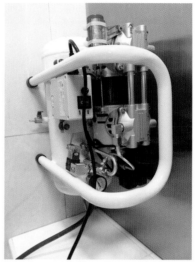

图 5-3-3　自动清洗机

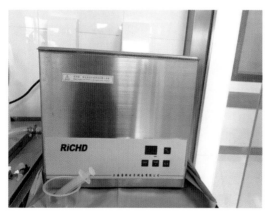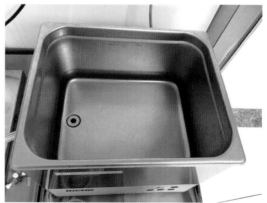

图 5-3-4　超声波清洗机

(二)手术器械的消毒

1. 所有手术器械均采用高压蒸汽灭菌法进行消毒。

2. 步骤　冲洗(将器械上的血迹冲洗干净)→沥干→酶液浸泡→流动水刷洗→擦干→润滑→打包→高压蒸汽灭菌(表 5-3-1)。

表 5-3-1　手术器械的消毒流程

手术器械的消毒流程包括：冲洗→沥干→酶液浸泡→流动水刷洗→擦干→润滑→打包→高压蒸汽灭菌

冲洗	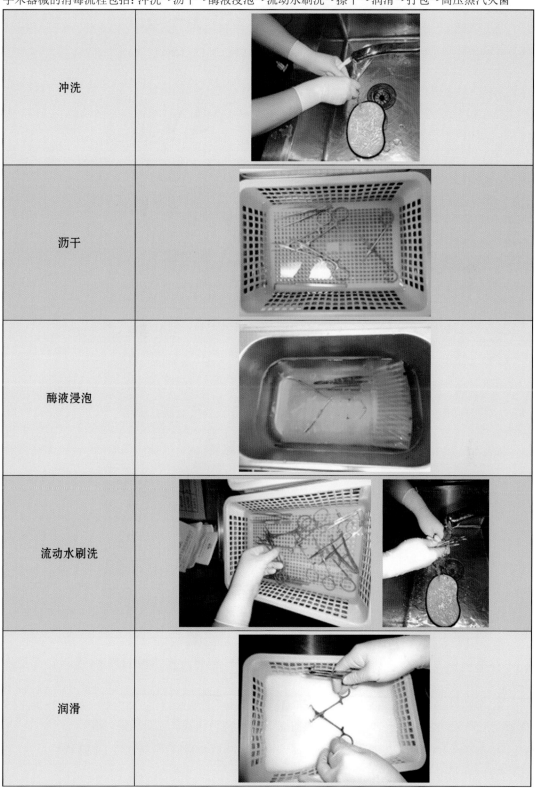
沥干	
酶液浸泡	
流动水刷洗	
润滑	

续表

晾干	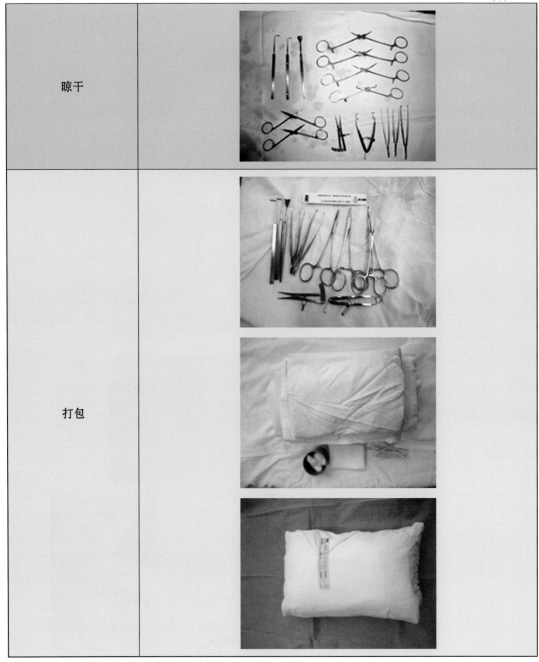
打包	

3. 酶浓度为 1∶7（鲁沃夫），浸泡时间为 5 分钟，根据浸泡器械的数量，酶液每天更换2 次。

4. 被特殊病原体污染的器械用 2000mg/L 的"84"消毒液浸泡 30 分钟→冲洗→沥干→酶液浸泡→流动水刷洗→擦干→润滑→打包→高压蒸汽灭菌（污染器械双蒸）。

5. 高压蒸汽灭菌锅每月做芽孢嗜热杆菌实验，进行灭菌效果的监测，并记录。

6. 高温灭菌锅每月做枯草杆菌黑色变种芽孢实验，并记录。

思考题

1. 器械护士职能有哪两大方面？
2. 消毒、灭菌的意义是什么？
3. 手术器械的清洁、消毒步骤是什么？

参考文献

1.　赵堪兴,杨培增.眼科学.第8版.北京:人民卫生出版社,2013.

2.　刘淑贤.同仁眼科专科护理操作技术规范与评分标准.北京:科学出版社,2009.

3.　吴素虹.眼科手术配合技巧.北京:人民卫生出版社,2014.

第六章　眼科手术护理配合

本节重点提示：

　　眼科手术中，护士和手术医师的密切配合非常重要。护士的配合包括了围术期的每一个环节，各岗护士应按岗位要求常规核对病人相关信息、各项检查结果、作好病人的术眼及全身准备；做好手术间的消毒及各项器械的消毒、准备，及各种机器准备工作；并监督术者及助手的各项无菌操作，做好一切围术期的配合，以保障各类手术的安全、顺利进行。

第一节　白内障类手术护理配合

　　白内障（cataract）是指晶状体透明度降低或者颜色改变所导致的光学质量下降的退行性改变[1]。目前白内障药物治疗疗效并不确切，手术治疗仍然为各种白内障的主要治疗手段。通常采用在手术显微镜下施行的白内障超声乳化术（图 6-1-1）或者白内障囊外摘除联合人工晶状体植入术，可以获得满意的效果。

操作技术流程	技术依据及相关知识
【术前准备流程】 ● **器械准备** 包括：内眼手术包、白内障手术盒、白内障手术器械。 **白内障手术盒包括：**穿刺刀 15°、3.0 隧道刀、晶状体调位钩、劈核钩、显微齿镊、撕囊镊、晶状体植入镊、显微开睑器、显微针持、显微剪、囊膜剪、助吸针、弯针头。 **白内障手术器械包括：**直剪、直（弯）止血钳、超声乳化手柄、超声乳化手柄配套头、扳子、I/A、推助器（图 6-1-2～图 6-1-3）。	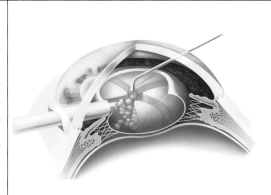 图 6-1-1　白内障超声乳化术

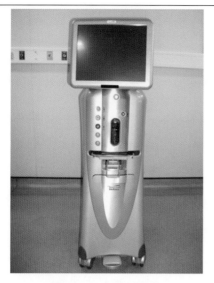

图 6-1-4　超声乳化仪

● **药品和其他物品准备**

①手术物品：人工晶状体、黏弹剂、10ml 注射器、眼罩、胶带。

②手术药品：表面麻醉剂、散瞳剂、聚维酮碘溶液、缩瞳药物（卡巴胆碱注射液）、盐酸肾上腺素注射液、妥布霉素地塞米松眼膏。

③各类急救药品和物品。

④全麻病人还需准备吸引器、氧气等物品。

● **手术间准备**

①做好手术间的清洁卫生及各项准备工作。

②连接好仪器电源，检查手术灯、手术显微镜、超声乳化仪（图 6-1-4）等仪器运行情况。

● **病人准备**

①引导病人进入手术室，协助病人更换衣物。

②做好核对工作。

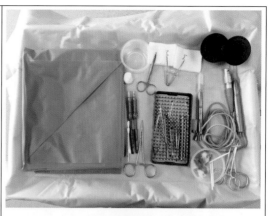

图 6-1-2　白内障手术盒及白内障手术器械（一）

护士应熟知**常用晶状体 A 常数**，与病人 A 超结果及医嘱认真核对，无误后方可将人工晶状体打开在手术台上。

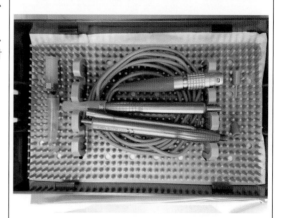

图 6-1-3　白内障手术盒及白内障手术器械（二）

白内障手术属于内眼手术，**不可与外眼手术同时进行**，避免交叉感染。手术间保持 22～26℃恒温，相对湿度 50%～60%。

→协助病人脱掉外衣，穿一次性鞋套和一次性手术衣。

→核对病人科别、床号、住院号，病人的姓名、性别、年龄、诊断、手术方式、手术时间、眼别、**人工晶状体种类及度数**。

③检查病人各类检查报告是否正常,如果检查结果有异常,及时向手术医师汇报并及时采取相应的护理措施。

④确认家属或病人是否已签字同意手术。

⑤了解病人全身情况。

⑥了解病人眼部准备情况、冲洗泪道并洗眼。

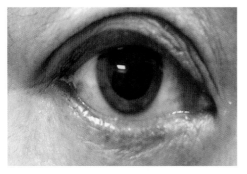

图 6-1-5　适合行白内障手术的瞳孔大小示意图

⑦评估病人的心理状态,对手术的了解及耐受情况、配合程度,指导病人术中配合的方法及放松的方法。

⑧进手术间前给予表面麻醉剂点眼。

【术中配合操作过程】

①病人进入手术间,主动热情接待。

②核对姓名、性别、眼别、手术名称,做好术前宣教。

③术前消毒。

④调节手术显微镜的目镜于相对应的屈光度及瞳距,并将显微镜的 X-Y 轴调节装置复位,将手术显微镜的脚踏板放置手术医师的左脚下(图 6-1-6)。

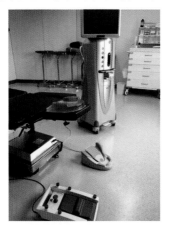

图 6-1-6　显微镜脚踏板和超声乳化仪脚踏板放置示意图

→入院常规检查:包括血常规、尿常规、凝血 4 项、生化常规、酶免 4 项、心电图等。

→眼科检查:包括 A/B 超、角膜内皮镜检查等。

→询问病人有无药物过敏史,是否咳嗽,是否有高血压、糖尿病、心脏病等全身疾病史,有无其他不适。

→检查病人的瞳孔是否已散大(图 6-1-5)。

> 如果瞳孔散得不够大,遵医嘱给予散瞳药物散瞳。

→询问病人前 3 天是否坚持滴用抗生素眼药水。

→检查眼周及眼前节是否存在感染病灶。

→如:缓慢地深呼吸。

→儿童病人要注意保护其安全。

> 根据手术医生的屈光状态、瞳距进行调节。

> 根据手术医师的手术习惯进行设置。

⑤设置超声乳化模式,检查超声乳化仪的脚踏板处于可控状态并置于手术医师的右脚下。

⑥再次核对:巡回护士与主刀医师一起进行。

⑦指导病人正确摆放体位。

⑧术中注意事项宣教。

→核对病人的姓名、性别、年龄、诊断、手术方式、手术时间、眼别、人工晶状体种类及度数。

→嘱病人仰卧于手术床上,双手置于身体两侧。

→手术全程中头、手、脚、全身不可乱动,不得用手触摸眼部和手术台。如有不适用语言跟医师、护士沟通。

→张开嘴呼吸勿憋气。应尽量避免咳嗽、喷嚏,如果实在无法避免时,应告知手术医师暂停手术操作,待咳嗽停止再进行手术,避免术中意外的发生。

→教会病人辅助减轻咳嗽、喷嚏的方法:如张口深呼吸,或舌尖顶向上腭(图6-1-7)。

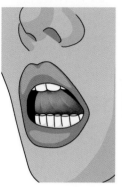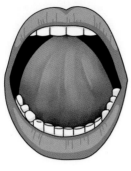

图6-1-7 舌顶上腭示意图

⑨特殊病人护理:年纪大或合并有全身疾病等病人予安装心电监护仪、血氧监测仪监测生命体征、心率、血压等情况,并给予低流量吸氧。

⑩遵医嘱给予聚维酮碘溶液点眼。

⑪术中密切观察灌注液的流速,根据手术医师要求适当调整灌注液的高度。及时更换灌注液,更换时告知主刀医师一起配合。

⑫根据手术医师的要求调节超声乳化的各项参数。

→目的在于清洁结膜囊。

→管道折叠或灌注液流中断可导致前房过浅,易引起角膜、晶状体悬韧带和后囊膜损伤。

→超声乳化机能量过高或过低都会产生不良后果,影响手术效果(表6-1-1)。

表6-1-1 超声乳化仪能量过高过低产生的不良后果

能量太低	1. 晶状体核粉碎发生困难 2. 乳化的晶状体粒子在前房中形成云雾状,降低能见度,并易阻塞手柄的管道系统
能量太高	易造成角膜损伤和晶状体后囊膜破裂

> 术中密切观察机器的运转状态和灌注液的情况。巡回护士负责灌注液的及时供给,**灌注液不可走空**,以确保手术连续顺利完成。

⑬如遇超声乳化不通畅要迅速检查原因。正确连接管道,勿扭曲、折叠管道,如遇管道阻塞可用灌注冲洗液冲洗管道(注意无菌原则,一般由手术者冲洗),超声乳化探针冲洗不通畅应及时更换。

⑭根据手术进程及时转换超声乳化与I/A的功能,及时给予各种无菌物品(人工晶状体、囊袋张力环、缩瞳药等)。

⑮随时巡视病人精神及全身情况。

⑯手术完毕前由手术医师主持核对三方核对单术后内容并记录。

⑰手术完毕,协助病人到准备间,包扎病人术眼,在术眼遮盖透明眼罩,以保护术眼。

→超声乳化不通畅时需排查是否为管道连接不紧、灌注管折叠或阻塞、超声乳化探针阻塞等,并针对原因予相应的处理。

> 巡回护士应熟练掌握白内障超声乳化手术的步骤及手术部位的解剖特点。

思考题

　　1. 在白内障超声乳化联合人工晶状体植入手术过程中,手术医师发现灌注不流畅,如果您是巡回护士,您会如何处理?

　　2. 病人 B 在行白内障囊外摘除术联合人工晶状体植入手术过程中,突然开始咳嗽,主刀医师不得不中断手术,如果您是巡回护士,此时您应当如何处理?

　　3. 超声乳化仪能量过高或过低会产生哪些不良后果?

第二节　青光眼类手术护理配合

青光眼（glaucoma）是一组以特征性视神经萎缩和视野缺损为共同特征的疾病，病理性眼压增高是主要危险因素。青光眼是目前全球第二位致盲眼病，严重威胁着人类的视觉健康[2]。药物和激光治疗不能阻止进行性视神经损伤和视野缺损的各类青光眼，对于此类青光眼的治疗仍以手术为主，包括虹膜周边切除术、小梁切除术、复合式小梁切除术、引流阀植入术等，由于手术技术的改进和抗代谢药物的应用，小梁切除术后的眼压水平可与全层巩膜穿通滤过术后的眼压水平相近，因此现在小梁切除术几乎可以适用于所有需要做眼外滤过术的青光眼。

操作技术流程	技术依据及相关知识
【术前准备流程】 ● **器械准备** 包括：手术显微镜、超声乳化仪、青光眼包、显微开睑器、显微有齿镊、显微平镊、显微针持、角膜剪、小梁剪、小梁切开刀、虹膜恢复器、电凝（可用烧灼球柄代替）、注吸针头、15°超声乳化刀、1.25 隧道刀、有齿镊（图 6-2-1）。 ● **药品和其他物品准备** ①手术物品：注射器（2ml、5ml、10ml）、缝线（10-0 丝线、4-0 牵引线、5-0 网脱线、8-0 可吸收线）、眼罩、胶带、绷带等。 ②手术药品：生理盐水（10ml）、丝裂霉素、利多卡因注射液、地塞米松磷酸钠注射液、妥布霉素地塞米松眼膏、阿托品凝胶。 ③各类急救药品和物品。 ④全麻病人还需准备吸引器、氧气等物品。 ⑤根据医师个人手术习惯增加术中所需物品。 ● **手术间准备** ①做好手术间的清洁卫生及各项准备工作。 ②连接好仪器电源，检查手术灯、手术显微镜、超声乳化机等仪器运行情况。 ● **病人准备** ①引导病人进入手术室，协助病人更换衣物。 ②做好核对工作。 ③检查病人各类检查报告是否正常，如果检查结果有异常，及时向手术医师汇报并及时采取相应的护理措施。 ④确认家属或病人是否已签字同意手术。 ⑤了解病人全身情况。	→青光眼器械包包括：内眼包、直弯血管钳、巾钳、剪刀、刀柄、尖刀片、针持、烧灼球柄。 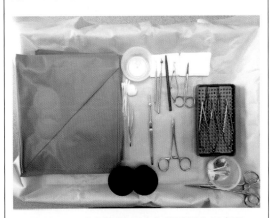 **图 6-2-1　小梁切除手术台器械摆台示意图** 青光眼手术属于内眼手术，**不可与外眼手术同时进行**，避免交叉感染。 手术间保持 22℃～26℃恒温，相对湿度50%～60%。 →协助病人脱掉外衣，穿一次性鞋套和一次性手术衣。 →核对病人科别、床号、住院号，病人的姓名、性别、年龄、诊断、手术方式、手术时间、眼别。 →入院常规检查：包括血常规、尿常规、凝血 4 项、生化常规、酶免 4 项、心电图等；了解病人的视力及视野检查结果。 →询问病人有无药物过敏史，是否咳嗽，是否有高血压、糖尿病、心脏病等全身疾病史，有无其他不适。

对于术前静脉滴注甘露醇的病人要注意观察病人有无出现副作用(如一过性头痛、眩晕、视力模糊等)并采取相对应的护理措施。

青光眼手术术前切勿点散瞳剂。
因为瞳孔缩小有利于术中做周边虹膜切除时能更好地控制虹膜切除的位置及其大小和术中使虹膜容易复位。

⑥了解病人眼部准备情况。

如果瞳孔缩得不够小,遵医嘱予缩瞳药物。

→询问病人前3天是否坚持滴用抗生素眼药水。
→检查眼周及眼前节是否存在感染病灶。
→检查病人的瞳孔是否已缩小。

⑦评估病人的心理状态,对手术的了解及耐受情况、配合程度,指导病人术中配合的方法及放松方法。
⑧冲洗泪道并清洗术眼。
⑨进手术间前给予表面麻醉剂点眼。

→如:缓慢地深呼吸。

【术中配合操作过程】
①病人进入手术间,主动热情接待。
②核对姓名、眼别、手术名称,做好术前宣教。
③术前消毒。
④调节手术显微镜的目镜于相对应的屈光度及瞳距,并将显微镜的 X-Y 轴调节装置复位,将手术显微镜的脚踏板放至手术医师的左脚下。

→核对病人的科别、床号、住院号,病人的姓名、性别、年龄、诊断、手术方式、手术时间、眼别。

根据手术医师的屈光状态、瞳距进行调节。

⑤巡回护士协助病人摆好手术体位。
⑥做好术中宣教。

→嘱病人仰卧于手术床上,双手置于身体两侧。
→手术全程中头、手、脚、全身不可乱动,不得用手触摸眼部和手术台。如有不适用语言跟医师、护士沟通。

⑦特殊病人护理:年纪大或合并有全身疾病等病人予安装心电监护仪、血氧监测仪监测生命体征、心率、血压等情况,并给予低流量吸氧。

→张开嘴呼吸勿憋气。应尽量避免咳嗽、喷嚏,如果实在无法避免时,应告知手术医师暂停手术操作,待咳嗽停止再进行手术,避免术中意外的发生。
→教会病人辅助减轻咳嗽、喷嚏的方法:如张口深呼吸,或舌尖顶向上腭。
→目的在于清洁结膜囊。

⑧遵医嘱给予聚维酮碘溶液点眼。
⑨由手术医师主持核对三方核对单术前及麻醉前内容并记录。
⑩协助手术医师穿手术衣、戴手套;给生理盐水。
⑪调试显微镜及超声乳化仪电凝状态。
⑫巡回护士再次与手术医师一起核对病人姓名、性别、眼别和手术名称。

→严格落实查对制度。

巡回护士应熟练掌握青光眼各种常见手术(虹膜周边切除术、小梁切除术、复合式小梁切除术、引流阀植入术等)的步骤及手术部位的解剖特点。

⑬局麻：配合医师行利多卡因注射液结膜下注射进行局部麻醉，对于配合不好的病人可给予利多卡因注射液球后注射局部麻醉。

⑭手术进行时，密切注意手术程序和所需用物，及时供给术中需要的物品。

⑮据手术需要及时稀释好丝裂霉素，并及时**准确地记录含有丝裂霉素的棉片放置在结膜瓣下方的时间**，5 分钟后及时提醒手术医师用生理盐水反复冲洗角膜、结膜面和滤过区的残留药液[3]。

如果出现**一过性失明**立即调整吸氧浓度，遵医嘱予血管扩张剂并密切观察视力情况。

丝裂霉素属于抗代谢药物，其作用机制是干扰成纤维细胞 DNA 的生物合成和蛋白质的合成，从而抑制成纤维细胞的增殖，减少滤过泡的瘢痕[4]。

⑯随时巡视病人精神及全身情况。

⑰手术完毕前由手术医师主持核对三方核对单术后内容并记录。

⑱遵医嘱给予抗生素眼药膏点眼，用无菌敷料覆盖并单眼绷带包扎；协助病人到准备间。

⑲及时、准确地填写手术核查单。

⑳清点物品，并将手术器械进行清洁、晾干放好备用。

→术中密切观察病人的生命体征，配合情况、耐受程度。对于紧张的病人，可握住病人的手，指导病人做缓慢的深呼吸。对于高血压、心脏病等病人术中监测血压、心律、呼吸，如有异常及时向医师汇报并配合处理。

思考题

1. A 护士进入眼科手术室见习，在小梁切除术过程中，发现医师将蘸有某种稀释药液的棉片放置在结膜瓣下方，带教老师同时记录了放置的时间，5 分钟后带教老师提醒手术医师将棉片取出来，并用生理盐水反复冲洗角膜、结膜面和滤过区，A 护士对此过程很疑惑，请问这种药物是什么？有什么作用？

2. 病人 B 在术中出现一过性失明，表情很是恐慌，如果您是巡回护士，此时您应该给其做哪些处理？

第三节　外眼手术护理配合

一、睑板腺囊肿切除手术护理配合

睑板腺囊肿（霰粒肿）是因睑板腺出口阻塞，腺体分泌物潴留在睑板腺内，并对其周围组织慢性刺激所产生的炎性肉芽组织。如经 3~4 周适当治疗后睑板腺囊肿仍未消失，并且病人要求去除睑板腺囊肿，可行睑板腺囊肿切除术，目的在于去除炎性肉芽组织。对于中老年病人，若出现复发性睑板腺囊肿，应高度怀疑睑板腺癌的可能，在切除后送病理检查以进一步明确诊断。

操作技术流程	技术依据及相关知识
【术前准备流程】 ● 器械准备 包括：外眼无菌手术台、弯剪、刀柄、尖刀片、有齿镊、睑板腺囊肿夹、睑板腺囊肿刮匙、弯血管钳（图 6-3-1）。 ● 药品和其他物品准备 ①手术物品：2ml 注射器、TB 针头、眼垫、适量棉球、棉签，如需缝合备好持针器、5-0 丝线。 ②手术药品：表面麻醉剂、0.9% 生理盐水、2% 利多卡因、盐酸肾上腺素、红霉素眼膏。 ③全麻病人还需准备吸引器、氧气等物品。 ● 手术间准备 ①做好手术间的清洁卫生，空气消毒后待用。 ②检查手术灯是否处于正常运转状态，备好灯光照明。	器械护士应**备齐不同型号的睑板腺囊肿夹和刮匙**，以适应手术的需要。 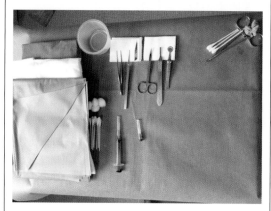 **图 6-3-1　睑板腺囊肿切除手术台器械摆台示意图** 睑板腺囊肿切除术属**外眼手术，不可与内眼手术同时进行**，以避免交叉感染。
● 病人准备 ①引导病人进入手术室，协助病人更换衣物。 ②做好核对工作。	→协助病人脱掉外衣，穿一次性鞋套和一次性手术衣。 →洗眼护士可以询问的方式，核对病人的资料（姓名、性别、眼别、手术名称），根据其叙述的情况与手术条核对是否相符。对于智力低下、意识不清的病人，应查看病历手册，并与手术医师及家属进行核对，为病人佩戴具有身份识别功能的腕带。
③检查病人各类检查报告是否正常，如果检查结果有异常，及时向主刀医师汇报并及时采取相应的护理措施。	→入院常规检查：包括血常规、尿常规、凝血 4 项、生化常规、酶免 4 项、心电图等；了解病人的视力情况。

④确认家属或病人是否已签字同意手术。
⑤了解病人全身情况。

⑥了解病人眼部准备情况并洗眼。
⑦评估病人的心理状态，对手术的了解及耐受情况、配合程度，指导病人术中配合的方法及紧张时放松的方法。
⑧滴盐酸丙美卡因表面麻醉剂1～2滴，用棉签蘸甲紫溶液标记术眼。

【术中配合操作过程】
①病人进入手术间，主动热情接待。
②核对姓名、眼别、手术名称，做好术前宣教。
③协助手术医师穿手术衣、戴手套，给生理盐水，抽取麻醉药，调节手术灯光。
④术前消毒。
⑤再次核对：巡回护士与主刀医师一起进行。
⑥协助病人摆好手术体位，用治疗巾包好头部，术眼滴表面麻醉剂1～2滴，调节手术床头部，以病人感到舒适为宜。
⑦术中注意事项宣教。

⑧随时巡视病人精神及全身情况。
⑨手术完毕前由手术医师主持核对三方核对单术后内容并记录。
⑩手术完毕，协助手术医师涂红霉素眼膏，术眼覆盖双层无菌敷料，指导病人立即用同侧手掌根部按压手术部位，防止术眼出血。协助病人到观察室。
⑪对于需要进行病理检查的标本，巡回护士协助手术医师，将标本放入装有10%甲醛溶液的标本袋内固定保存，核对医师填写的病理单、登记本（图6-3-2）。

需要送病理检查时，严格按照标本留取、送检制度进行。

→询问病人有无药物过敏史，是否咳嗽，是否有高血压、糖尿病、心脏病等全身疾病史，有无其他不适；女性病人询问是否月经期。
→询问病人前3天是否坚持滴用抗生素眼药水，检查眼周及眼前节是否存在感染病灶。
→如：缓慢地深呼吸。

在手术的各个环节，**严格执行三方安全核查制度**。除特殊情况外，巡回护士不得擅离手术间，必须离开时应另有护士代替，并做好交接工作。

→核对病人的姓名、性别、年龄、诊断、手术方式、手术时间、眼别。

严格执行无菌操作原则，并监督手术人员无菌操作，如有违反者及时指出并改正。

→嘱病人仰卧于手术床上，双手置于身体两侧。
→手术全程中头、手、脚、全身不可乱动，不得用手触摸眼部和手术台。如果不适用语言跟医师、护士沟通。
→张开嘴呼吸勿憋气。应尽量避免咳嗽、喷嚏，如果实在无法避免时，应告知手术医师暂停手术操作，待咳嗽停止再进行手术，避免术中意外的发生。
→教会病人辅助减轻咳嗽、喷嚏的方法：如张口深呼吸，或舌尖顶向上腭。

手术进行时，**密切注意手术程序和所需用物**，及时供给术中需要的物品。

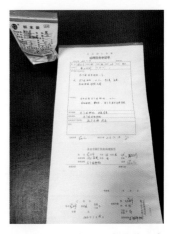

图6-3-2　眼科病理及病理单示意图

二、翼状胬肉手术护理配合

翼状胬肉是一种很常见的结膜变性疾患。为睑裂部球结膜与角膜上一种赘生组织，侵犯角膜后日渐增大，甚至可覆盖至瞳孔区而严重影响视力，需行翼状胬肉切除术[5]。

操作技术流程	技术依据及相关知识
➤ **术前准备流程** ● **器械准备** 包括：外眼无菌手术台、刀柄、尖刀片、针持、显微齿镊、显微虹膜恢复器、显微弯剪、开睑器、烧灼器、备圆刀片、显微针持（图6-3-3）。 ● **药品和其他物品准备** ①手术物品：2ml注射器和TB针头、棉球、棉签、眼垫、10-0线和酒精灯。 ②手术药品：表面麻醉剂、0.9%生理盐水、2%利多卡因、盐酸肾上腺素、红霉素眼膏。 ③全麻病人还需准备吸引器、氧气等物品。	器械护士准备好转位所用的器械以备术中使用。 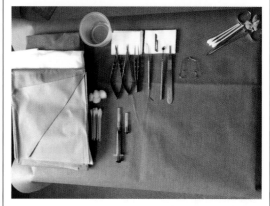 **图6-3-3　翼状胬肉切除手术台器械摆台示意图**
● **手术间准备** ①做好手术间的清洁卫生，空气消毒后待用。 ②检查手术灯、手术显微镜是否处于正常运转状态，备好灯光照明。 ● **病人准备** ①引导病人进入手术室，协助病人更换衣物。 ②做好核对工作。	翼状胬肉切除术属**外眼手术**，不可与内眼手术同时进行，以避免交叉感染。 →协助病人脱掉外衣，穿一次性鞋套和一次性手术衣。 →洗眼护士可以询问的方式，核对病人的资料（姓名、性别、眼别、手术名称），根据其叙述的情况与手术条核对是否相符。对于智力低下、意识不清的病人，应查看病历手册，并与手术医师及家属进行核对，为病人佩戴具有身份识别功能的腕带。
③检查病人各类检查报告是否正常，如果检查结果有异常，及时向主刀医师汇报并及时采取相应的护理措施。 ④确认家属或病人是否已签字同意手术。 ⑤了解病人全身情况。 ⑥了解病人眼部准备情况并洗眼。 ⑦评估病人的心理状态，对手术的了解及耐受情况、配合程度，指导病人术中配合的方法及紧张时放松的方法。	→入院常规检查：包括血常规、尿常规、凝血4项、生化常规、酶免4项、心电图等；了解病人的视力情况。 →询问病人有无药物过敏史，是否咳嗽，是否有高血压、糖尿病、心脏病等全身疾病史，有无其他不适；女性病人询问是否月经期。 →询问病人前3天是否坚持滴用抗生素眼药水。 →检查眼周及眼前节是否存在感染病灶。 →如：缓慢地深呼吸。

⑧滴盐酸丙美卡因表面麻醉剂 1～2 滴，用棉签蘸甲紫溶液标记术眼。

➤ 术中配合操作过程
①病人进入手术间，主动热情接待。

在手术的各个环节，**严格执行三方安全核查制度**。除特殊情况外，巡回护士不得擅离手术间，必须离开时应另有护士代替，并做好交接工作。

②核对姓名、眼别、手术名称，做好术前宣教。

→核对病人的姓名、性别、年龄、诊断、手术方式、手术时间、眼别。

③协助手术医师穿手术衣、戴手套，给生理盐水，抽取麻醉药。
④调节手术显微镜的目镜于相对应的屈光度及瞳距，并将显微镜的 X-Y 轴调节装置复位，将手术显微镜的脚踏板放至主刀医师的左脚下。

根据手术医师的屈光状态、瞳距进行调节

⑤术前消毒。
⑥再次核对：巡回护士与手术医师一起进行。
⑦协助病人摆好手术体位，用治疗巾包好头部（图 6-3-4），术眼滴表面麻醉剂 1～2 滴，调节手术床头部，以病人感到舒适为宜。
⑧术中注意事项宣教。

严格执行无菌操作原则，并监督手术人员无菌操作，如有违反者及时指出并改正。

→嘱病人仰卧于手术床上，双手置于身体两侧。
→手术全程中头、手、脚、全身不可乱动，不得用手触摸眼部和手术台。如果不适用语言跟医师、护士沟通
→**张嘴呼吸勿憋气**。应尽量避免咳嗽、喷嚏，如果实在无法避免时，应告知手术医师暂停手术操作，待咳嗽停止再进行手术，避免术中意外的发生
→教会病人辅助减轻咳嗽、喷嚏的方法：如张口深呼吸，或舌尖顶向上腭。

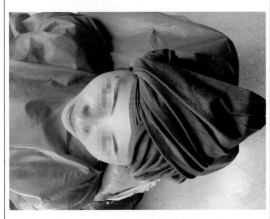

图 6-3-4 眼科手术治疗巾包好头部

⑨随时巡视病人精神及全身情况。
⑩手术完毕前由手术医师主持核对三方核对单术后内容并记录。
⑪协助手术医师涂红霉素眼膏，术眼用无菌敷料覆盖，协助病人到准备间。

手术进行时，**密切注意手术程序和所需用物**，及时供给术中需要的物品。

三、睑内翻矫正手术护理配合

睑内翻（entropion）指眼睑、特别是睑缘向眼球方向卷曲的位置异常。当睑内翻达一定程度时，睫毛倒向眼球，因此，睑内翻与倒睫常同时存在[1]。需行睑内翻矫正术，目的在于矫正内翻眼睑避免睫毛长期刺激眼球。

操作技术流程	技术依据及相关知识
【术前准备流程】 ● **器械准备** 包括：外眼无菌手术台、眼用弯剪、刀柄、尖刀片、有齿直镊、针持、Hozz 板、成型夹、弯止血钳、记号笔。 ● **药品和其他物品准备** ①手术物品：2ml 注射器和 TB 针头、棉球、棉签、眼垫、6-0 丝线。 ②手术药品：表面麻醉剂、0.9% 生理盐水、2% 利多卡因、盐酸肾上腺素、红霉素眼膏。 ③全麻病人还需准备吸引器、氧气等物品。 ● **手术间准备** ①做好手术间的清洁卫生，空气消毒后待用。 ②检查手术灯是否处于正常运转状态，备好灯光照明。 ● **病人准备** ①引导病人进入手术室，协助病人更换衣物。 ②做好核对工作。	器械护士准备好常规外眼所用的器械以备术中使用。 睑内翻矫正术属**外眼手术**，不可与内眼手术同时进行，以避免交叉感染。 →协助病人脱掉外衣，穿一次性鞋套和一次性手术衣。 →洗眼护士以询问的方式，核对病人的资料（姓名、性别、眼别、手术名称），根据其叙述的情况与手术条核对是否相符。对于智力低下、意识不清的病人，应查看病历手册，并与手术医师及家属进行核对，为病人佩戴具有身份识别功能的腕带。
③检查病人各类检查报告是否正常，如果检查结果有异常，及时向手术医师汇报并及时采取相应的护理措施。 ④确认家属或病人是否已签字同意手术。 ⑤了解病人全身情况。 ⑥了解病人眼部准备情况并洗眼。 ⑦评估病人的心理状态，对手术的了解及耐受情况、配合程度，指导病人术中配合的方法及紧张时放松的方法。 ⑧滴盐酸丙美表面麻醉剂 1～2 滴，用棉签蘸甲紫溶液标记术眼。	→入院常规检查：包括血常规、尿常规、凝血 4 项、生化常规、酶免 4 项、心电图等；了解病人的视力情况。 →询问病人有无药物过敏史，是否咳嗽，是否有高血压、糖尿病、心脏病等全身疾病史，有无其他不适；女性病人询问是否月经期。 →询问病人前 3 天是否坚持滴用抗生素眼药水，术眼结膜、角膜有无炎症。 →如：缓慢地深呼吸。 在手术的各个环节，**严格执行三方安全核查制度**。除特殊情况外，巡回护士不得擅离手术间，必须离开时应另有护士代替，并做好交接工作。
【术中配合操作过程】 ①病人进入手术间，主动热情接待。 ②核对姓名、眼别、手术名称，做好术前宣教。 ③协助手术医师穿手术衣、戴手套，给生理盐水，抽取麻醉药，调节手术灯光。 ④术前消毒。	→核对病人的姓名、性别、年龄、诊断、手术方式、手术时间、眼别。

⑤再次核对：巡回护士与手术医师一起进行。 ⑥协助病人摆好手术体位，用治疗巾包好头部，术眼滴表面麻醉剂1～2滴，调节手术床头部，以病人感到舒适为宜。 ⑦术中注意事项宣教。	**严格执行无菌操作原则**，并监督手术人员无菌操作，如有违反者及时指出并改正。
	→嘱病人仰卧于手术床上，双手置于身体两侧。 →手术全程中头、手、脚、全身不可乱动，不得用手触摸眼部和手术台。如果不适用语言跟医师、护士沟通。 →**张嘴呼吸勿憋气**。应尽量避免咳嗽、喷嚏，如果实在无法避免时，应告知手术医师暂停手术操作，待咳嗽停止再进行手术，避免术中意外的发生。 →教会病人辅助减轻咳嗽、喷嚏的方法：如张口深呼吸，或舌尖顶向上腭。
⑧随时巡视病人精神及全身情况。 ⑨手术完毕前由手术医师主持核对三方核对单术后内容并记录。 ⑩协助手术医师涂红霉素眼膏，术眼用无菌敷料覆盖，协助病人到准备间。	手术进行时，密切注意手术程序和所需用物，及时供给术中需要的物品。

思考题

1. 病人A因左眼上睑发现小硬结前往门诊就诊，医师诊断其为睑板腺囊肿，并为其开具抗生素眼药点眼，病人A没有听懂就诊医师的诊断又不好意思继续打扰医师，故到分诊台询问护士睑板腺囊肿是什么，如果您是分诊护士，您会给予何种解释？

2. 病人B是一名72岁的男性病人，两年前曾行左眼睑板腺囊肿切除手术，现又在原处复发，在其行第二次左眼睑板腺囊肿切除手术时，应当注意什么？

3. 病人B已经做完了左眼睑板腺囊肿切除手术，手术室护士长打算安排右小梁切除术的病人C进行接台，请问手术室护士长的此种做法对吗？

4. 病人B即将行翼状胬肉切除术，洗眼护士A在给病人B执行洗眼操作时，发现病人B不跟其交流，经过询问才知道病人B是一名智障人员，请问洗眼护士A在进行洗眼操作时应如何进行核对？

5. 病人B正在行翼状胬肉切除术，巡回护士A突然感觉一阵腹痛，于是跟主刀医师打了一声招呼就去卫生间了，请问护士A的做法有问题吗？

6. 什么是睑内翻矫正？

第四节　眼外伤手术护理配合

　　眼外伤是引起单眼失明的首要原因,在眼科学中占有十分重要的地位。不仅因为其多发性,更是由于其复杂性和即时性。眼外伤是指任何机械性、物理性和化学性等外来因素作用于眼部,造成视觉器官结构和功能的损害。眼外伤多发于儿童和青壮年,以男性居多。由于眼球结构复杂、精细、脆弱,一次严重的眼外伤可同时伤及眼部多种组织结构,引起严重的后果,对病人的身心和生活质量造成严重影响,也随之带来沉重的社会和经济负担[1]。因此,作为医务工作者应积极预防和妥善治疗眼外伤,以期最大限度地恢复和保留视功能。基层医院常开展的眼外伤手术有眼角膜深层异物取出手术、眼球穿通伤手术等。

一、眼角膜深层异物取出手术护理配合

操作技术流程	技术依据及相关知识
【术前准备流程】 ● **器械准备** 包括：内眼无菌手术台、弯剪、开睑器、巾钳、弯止血钳、虹膜恢复器、显微剪、显微持针、显微有齿镊、显微无齿镊。 ● **药品和其他物品准备** ①手术物品：1ml注射器、2ml注射器、备10-0尼龙线、适量棉球、棉签、纱布。 ②手术药品：表面麻醉剂、0.9%生理盐水、红霉素眼膏。 ③各类急救药品和物品。 ④全麻病人还需准备吸引器、氧气等物品。 ● **手术间准备** ①做好手术间的清洁卫生及各项准备工作。 ②调试、检查显微镜、手术灯是否处于正常运转状态。 ● **病人准备** ①引导病人进入手术室,协助病人更换衣物。 ②做好核对工作。 *核对姓名、性别、眼别、手术名称* ③检查病人各类检查报告是否正常,如果检查结果有异常,及时向手术医师汇报并及时采取相应的护理措施。 ④确认家属或病人是否已签字同意手术。 ⑤了解病人全身情况。	眼角膜深层异物取出术属**外眼手术**,不可与内眼手术同时进行,以避免交叉感染。 →协助病人脱掉外衣,穿一次性鞋套和一次性手术衣。 →对于意识清楚的病人,洗眼护士可以询问的方式,核对病人的资料,根据其叙述的情况与手术条核对是否相符。对于智力低下、意识不清的病人,应查看病历手册,并与手术医师及家属进行核对,为病人佩戴具有身份识别功能的腕带。 →询问病人有无药物过敏史,是否咳嗽,是否有高血压、糖尿病、心脏病等全身疾病史,有无其他不适。

⑥了解病人眼部准备情况并洗眼。

> 病人对突如其来的创伤打击，大多有**悲观**、**焦虑**、**恐惧**的心理障碍，因此对病人要耐心说明病情及治疗情况，消除紧张心理，使之保持良好心态，以配合手术。

⑦评估病人的心理状态，对手术的了解及耐受情况、配合程度，指导病人术中配合的方法及放松的方法。

→如：缓慢地深呼吸。

⑧术眼滴表面麻醉剂1～2滴，清洁术眼，用棉签蘸甲紫溶液标记术眼。

> **严格执行无菌操作原则**，并监督手术人员无菌操作，如有违反者及时指出并改正。

【术中配合操作过程】

①病人进入手术间，主动热情接待。

②核对姓名、眼别、手术名称，做好术前宣教。

→巡回护士根据手术条与病人或腕带标记核对姓名、性别、眼别和手术名称。

③协助手术医师穿手术衣、戴手套，给生理盐水，抽取麻醉药。

④术前消毒。

> 根据手术医师的屈光状态、瞳距进行调节

⑤调节手术显微镜的目镜于相对应的屈光度及瞳距，并将显微镜的 X-Y 轴调节装置复位，将手术显微镜的脚踏板放至手术医师的右脚下。

> 在手术的各个环节，**严格执行三方安全核查制度**。除特殊情况外，巡回护士不得擅离手术间，必须离开时应另有护士代替，并做好交接工作。

⑥再次核对：巡回护士与手术医师一起进行。

→核对病人的姓名、性别、年龄、诊断、手术方式、手术时间、眼别。

⑦指导病人正确摆放体位，调节手术床头，以病人感到舒适为宜。

→嘱病人仰卧于手术床上，双手置于身体两侧。

⑧术中注意事项宣教。

→手术全程中头、手、脚、全身不可乱动，不得用手触摸眼部和手术台。

→张开嘴呼吸勿憋气。应尽量避免咳嗽、喷嚏，如果实在无法避免时，应告知手术医师暂停手术操作，待咳嗽停止再进行手术，避免术中意外的发生。

> 术中如病人出现躁动表现，及时安慰病人，取得病人合作，以免影响术者手术操作损伤组织。

→教会病人辅助减轻咳嗽、喷嚏的方法：如张口深呼吸，或舌尖顶向上腭。

⑨注意观察病人伤情及生命体征变化。

⑩手术完毕前由手术医师主持核对三方核对单后内容并记录。

⑪手术完毕，协助手术医师涂红霉素眼膏，覆盖无菌敷料，包扎术眼

> 手术进行时，**密切注意手术程序和所需用物**，及时供给术中需要的物品。

二、眼球穿通伤手术护理配合

　　眼球穿通伤是由锐器的刺入、切割造成眼球壁的全层裂开，伴或不伴有眼内损伤或组织脱出。以刀、针、剪刺伤等较为常见。预后取决于伤口部位、范围和损伤程度，有无感染等并发症，以及治疗措施是否及时适当[1]。眼球组织的构造极为精细，故眼球穿通伤的损害复杂而严重，按照发生部位将穿通伤分为：角膜穿通伤、角巩膜穿通伤、巩膜穿通伤。治疗目的是通过手术缝合，恢复眼球的完整性，防止感染和并发症的发生。

操作技术流程	技术依据及相关知识
【术前准备流程】 ● **器械准备** 包括：内眼无菌手术台、弯剪、开睑器、巾钳、弯止血钳、直止血钳、持针器、有齿镊、无齿镊、固定镊、眼睑拉钩、斜视钩、虹膜恢复器、显微剪、显微针持、显微有齿镊、显微无齿镊。 ● **药品和其他物品准备** ①手术物品：2ml注射器、5ml注射器、TB针头、球后针头、10-0尼龙线（6-0、8-0可吸收线）、适量棉球、棉签、纱布。 ②手术药品：表面麻醉剂、0.9%生理盐水、2%利多卡因、地塞米松磷酸钠注射液、妥布霉素地塞米松眼膏、阿托品眼膏。 ③各类急救药品和物品。 ④全麻病人还需准备吸引器、氧气等物品。 ● **手术间准备** ①做好手术间的清洁卫生及各项准备工作。 ②调试、检查显微镜是否处于正常运转状态。 ● **病人准备** ①引导病人进入手术室，协助病人更换衣物。 ②做好核对工作。 ③检查病人各类检查报告是否正常，如果检查结果有异常，及时向手术医师汇报并及时采取相应的护理措施。 ④确认家属或病人是否已签字同意手术。 ⑤了解病人全身情况。 ⑥了解病人眼部准备情况并洗眼。	 眼球穿通伤的损害复杂而严重，手术医师在术中会根据伤眼的情况进行处理，器械护士应**提前准备相关器械**，消毒备用，以适应手术的需要。 眼球穿通伤手术属**内眼手术**，不可与外眼手术同时进行，以避免交叉感染。 →协助病人脱掉外衣，穿一次性鞋套和一次性手术衣。 →对于意识清楚的病人，洗眼护士以询问的方式，核对病人的资料（姓名、性别、眼别、手术名称），根据其叙述的情况与手术条核对是否相符。对于智力低下、意识不清的病人，应查看病历手册，并与手术医师及家属进行核对，为病人佩戴具有身份识别功能的腕带。 →询问病人有无药物过敏史，是否咳嗽，是否有高血压、糖尿病、心脏病等全身疾病史，有无其他不适。

清洁术眼时注意：冲洗动作要轻柔，不能翻转眼睑、不能加压眼球，勿因冲眼时疼痛加剧，眼睑紧闭，使眼球内容物脱出，造成不可挽回的损伤。如已发生眼内组织嵌顿，做眼部冲洗时应细心分辨眼内组织与异物。

⑦评估病人的心理状态，对手术的了解及耐受情况、配合程度，指导病人术中配合的方法及紧张时放松的方法。

⑧术眼滴表面麻醉剂1～2滴，清洁术眼，用棉签蘸甲紫溶液标记术眼。

【术中配合操作过程】

①病人进入手术间，主动热情接待。

②核对姓名、眼别、手术名称，做好术前宣教。

③协助手术医师穿手术衣、戴手套，给生理盐水，抽取麻醉药。

④术前消毒。

⑤调节手术显微镜的目镜于相对应的屈光度及瞳距，并将显微镜的 X-Y 轴调节装置复位，将手术显微镜的脚踏板放至手术医师的右脚下。

⑥如需用到超声乳化机，设置好超声乳化模式，超声乳化机的使用方法和流程见本章第一节白内障类手术护理配合。

⑦再次核对：巡回护士与手术医师一起进行。

⑧指导病人正确摆放体位，调节手术床头部，以病人感到舒适为宜。

⑨术中注意事项宣教。

手术进行时，**密切注意手术程序和所需用物**，及时供给术中需要的物品。

⑩注意观察病人伤情及生命体征变化。

⑪手术完毕前由手术医师主持核对三方核对单术后内容并记录。

⑫手术完毕，协助手术医师抽取2%利多卡因及地塞米松磷酸钠注射液结膜下注射，涂阿托品凝胶、妥布霉素地塞米松眼膏，覆盖无菌敷料，包扎术眼。

病人对突如其来的创伤打击，大多有**悲观**、**焦虑**、**恐惧**的心理障碍，因此对病人要耐心说明病情及治疗情况，消除紧张心理，使之保持良好心态，以配合手术。

→如：缓慢地深呼吸。

严格执行无菌操作原则，并监督手术人员无菌操作，如有违反者及时指出并改正。

→巡回护士根据手术条与病人或腕带标记核对姓名、性别、眼别和手术名称。

在手术的各个环节，**严格执行三方安全核查制度**。除特殊情况外，巡回护士不得擅离手术间，必须离开时应另有护士代替，并做好交接工作。

根据手术医生的屈光状态、瞳距进行调节

→核对病人的姓名、性别、年龄、诊断、手术方式、手术时间、眼别。

→嘱病人仰卧于手术床上，双手置于身体两侧。

→手术全程中头、手、脚、全身不可乱动，不得用手触摸眼部和手术台。

→张开嘴呼吸勿憋气。应尽量避免咳嗽、喷嚏，如果实在无法避免时，应告知手术医师暂停手术操作，待咳嗽停止再进行手术，避免术中意外的发生。

→教会病人辅助减轻咳嗽、喷嚏的方法：如张口深呼吸，或舌尖顶向上腭。

术中如病人出现躁动表现，及时安慰病人，取得病人合作，以免影响术者手术操作损伤组织。

思考题

1. 病人 B 即将行眼角膜深层异物取出术,在为其进行洗眼时应注意什么?

2. 眼球穿通伤手术的预后怎么判断?

3. 护士 A 进入手术室实习,跟随带教老师准备眼球穿通伤手术所需要的仪器,在准备显微镜时,应该作好哪些准备?

参考文献

1. 赵堪兴,杨培增. 眼科学. 第 8 版. 北京:人民卫生出版社,2013.

2. 张舒心,唐炘,刘磊. 青光眼治疗学. 第 2 版. 北京:人民卫生出版社,2011.

3. 刘淑贤,李越. 同仁眼科疾病护理 - 健康教育指南. 北京:人民卫生出版社,2011.

4. 王岚,刘杏,熊义兵. 丝裂霉素 C 与青光眼滤过泡并发症的相关关系. 中国实用眼科杂志,2012,22 (11):881-884.

5. 韩杰,刘淑贤. 眼科临床护理思维与实践. 北京:人民卫生出版社,2012.

第七章　眼科常见疾病护理

第一节　眼睑病的护理

本节重点提示：

眼睑在颜面占据重要位置，具有保护眼球的重要功能，常见的疾病主要有炎症、位置与功能异常、先天性异常等。正确的治疗和护理对保护正常视功能有重要意义，而且眼睑的疾病常影响容貌，在处理和护理眼睑时应考虑美容的问题。护理重点应包括：

1. 心理护理　病人担心疾病病程、预后情况以及对容貌的影响，产生紧张、焦虑的负面情绪，因此需耐心向病人解释疾病知识、治疗过程、指导配合和治疗后注意事项，使病人积极配合治疗和护理。对于婴幼儿病人，要充分向家长说明。

2. 耳尖放血操作的护理　急性睑腺炎的治疗方法，操作时应尽量做到位置准确、动作轻柔，避免并发症出现。

3. 冷敷的护理　重点指导冷敷方法，防止冻伤。

4. 局部换药的护理　部分行手术治疗的病人，次日门诊换药，应观察手术伤口情况、缝线情况，是否在位、有无松动，交代换药后注意事项。

5. 全麻护理安全　婴幼儿行全麻手术，应着重注意全麻前的准备工作和全麻术后的全身观察和护理，保证全麻术后护理安全。

一、急性睑腺炎的护理

（一）概述与临床表现

睑腺炎是化脓性细菌侵入眼睑腺体而引起的一种急性炎症，通常称睑腺炎为麦粒肿，患处呈红、肿、热、痛等急性炎症的典型表现。外睑腺炎的炎症反应主要位于睫毛根部的睑缘处，触诊时发现明显压痛的硬结，同侧耳前淋巴结肿大，伴有压痛。如果外睑腺炎邻近外眦角时，疼痛明显，还可引起反应性球结膜水肿。内睑腺炎局限于睑板腺内，肿胀、疼痛明显，病变处有硬结，触之压痛，睑结膜面局限性充血、肿胀。睑腺炎破溃后炎症明显减轻，1～2天逐渐消退，多数一周左右痊愈[1]（图7-1-1）。

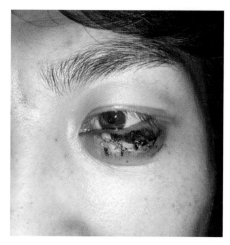

图 7-1-1　睑腺炎
睑腺炎即化脓性细菌侵入眼睑腺体而引起的一种急性炎症患处呈红、肿、热、痛等急性炎症的典型表现，触诊时伴有压痛

（二）护理措施

1.耳尖放血　操作时应尽量做到位置准确、动作轻柔，避免并发症出现（图7-1-2）。

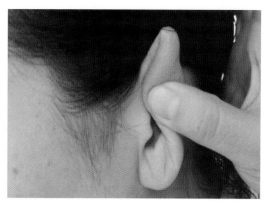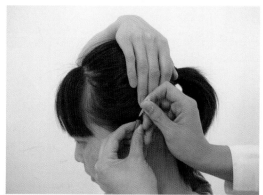

图 7-1-2　耳尖放血操作
耳尖放血操作：沿矢状面对折耳廓，选取折痕最高点作为耳尖放血穿刺点。用一次性无菌三棱针垂直刺入1～2mm，避免刺伤耳软骨。用双手交替挤压耳廓，拭去挤出的血液，重复30～50次即可；挤压过程中，如出血量逐渐减少，可用75%酒精擦拭穿刺点，扩张局部血管以增加出血量。操作完成后，用消毒棉块按压穿刺位置3～5分钟，以达到止血目的[2]

2.眼局部冷敷的护理　局部冷敷不仅能降低炎症部位的温度，使局部毛细血管收缩，减少出血、渗出和炎症因子的释放，还可以抑制组织细胞及神经末梢的活动，从而减轻疼痛。血管收缩还能阻止血液流入周围组织，减轻局部瘀斑和肿胀[3]。

（1）嘱病人闭眼后，用干毛巾包裹冰块轻轻置于患眼 5～10 分钟，每天冷敷 3～4 次即可。

（2）若冷敷过程中，眼球出现不适，需立即停止冷敷。休息后仍不缓解应及时来医院就诊。

（3）冷敷过程中注意避免冰块外漏直接接触皮肤，以免冻伤。

3．眼部用药的护理　严格遵医嘱用药，注意观察用药后反应。

（1）用药前要询问病人有无药物过敏史。

（2）滴眼药前，应洗净双手，仔细检查药名、药物质量，是否澄清透明，有无杂质和沉淀，是否在有效期内等，注意两人核对，一切无误方可使用。

（3）滴眼药时病人取坐位或平卧位，头向后仰，并偏向患眼侧，先用干净纱布或棉球轻轻拭去眼睛分泌物。

（4）正确滴眼药方法：滴眼药水时，牵拉下眼睑，病人眼向上看，瓶身距眼部 2cm 左右，瓶身与面部成 45° 角，滴入结膜囊内，1～2 滴药液即可，点完眼药应闭眼 2～3 分钟，并转动眼球，使药液均匀分布，以干棉球拭干多余药液。眼药瓶或软管不能接触眼睛。

（5）几种眼药同时使用，每种药应间隔 5～10 分钟。眼药水与眼药膏同时用，应先点眼药水，后点眼药膏。

（6）使用眼药水的顺序：水溶性→悬浊性→油性；眼药膏的顺序：水凝胶性→油性，先滴刺激性弱的，再滴刺激性强的药物。

（7）嘱病人滴眼药时瓶口勿接触睫毛及眼部，注意不要污染瓶口。

（8）眼药使用后拧紧瓶盖，一经开启，宜放于阴凉避光处保存。眼药开封后一个月不可继续使用。

（9）遵医嘱用药，症状消失后未经医师允许，不可随便停药。

4．康复指导　向病人介绍急性睑腺炎的治疗与用药的相关知识，向病人介绍相关的注意事项及预防知识。

（1）做好眼部保洁，每天用清水及无刺激性的洗面用品洗去眼周脂质分泌物。

（2）注意用眼卫生，严禁脏手、不洁纸巾揉眼、擦眼。

（3）注意健康饮食，避免长期大量进食脂肪含量高或刺激性强的食物。

（4）嘱病人一旦出现急性睑腺炎应尽早期就医进行治疗，控制炎症的发展，使疾病在早期得到根治。

（5）如病人出现反复发作，可作细菌培养加药敏检查，选择合适的抗生素。

二、小儿睑板腺囊肿的护理

（一）概述与临床表现

睑板腺囊肿是睑板特发性无菌性慢性肉芽肿性炎症，通常称为霰粒肿。睑板腺囊肿是因睑板腺出口阻塞，腺体分泌物潴留在睑板内，并对其周围组织慢性刺激所产生的炎性肉芽组织。表现为眼睑皮下界限清晰呈微隆起的硬结，与表皮不发生粘连，无触痛，翻转上睑后可在相应睑结膜面查及略呈红紫色的病灶[1]（图 7-1-3）。对早期小的硬结可以不手术治疗，应用热敷促使其自行吸收；较大者则需施行手术治疗。

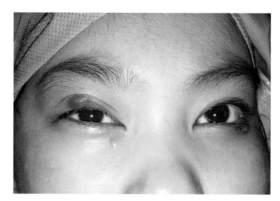

图 7-1-3 睑板腺囊肿

睑板腺出口阻塞，腺体分泌物潴留在睑板内，并对其周围组织慢性刺激所产生的炎性肉芽组织。表现为眼睑皮下界限清晰呈微隆起的硬结，与表皮不发生粘连，无触痛，翻转上睑后可在相应睑结膜面查及略呈红紫色的病灶

（二）护理措施

1. 术前护理 睑板腺囊肿较大需施行手术治疗的患儿，手术前向家长讲解并发放全麻手术须知，说明全麻手术的目的和注意事项，告知各项手术前准备的目的和意义，使家长理解并严格遵守。

（1）嘱家长手术前给患儿术眼滴抗生素眼药水 4 次 / 天，以达到局限炎症和防止术后感染的目的，示范并指导为患儿滴眼药的方法和注意事项，使家长熟练掌握并认真执行。

（2）全麻术前禁食水 6 小时，强调全麻手术前禁食禁水的重要性，嘱家长尤其注意患儿由于饥饿或口渴在家长不注意的时候进食水，而又不告诉家长。这种情况一旦发生，在麻醉医师不知情的情况下很容易出现麻醉意外，严重者可危及生命。

（3）注意给患儿保暖，及时增减衣服，预防感冒和上呼吸道感染。

2. 全麻术后护理 加强对患儿全麻术后的护理观察，确保患儿护理安全。加强呼吸道管理，观察瞳孔和生命体征变化，观察吞咽反射、咳嗽反射、眼睑反射等恢复情况。

（1）手术后给予患儿去枕平卧位，头偏向健侧，口中如有分泌物及时清理，防止压迫术眼及呕吐物进入气管引起窒息。

（2）注意患儿保暖，观察患儿面色口唇、呼吸情况。如患儿出现异常情况，立即通知麻醉医师处理。

（3）在保证患儿生命安全及不影响手术疗效与护理的前提下，尽量减少对患儿的束缚，并安排 1 名家长在观察室陪护患儿，使患儿苏醒后能够第一眼看到自己的亲人，减少由于手术给患儿内心造成的恐惧与不安。

（4）对于全麻未清醒且躁动哭闹的患儿，注意保护术眼，注意防止外伤和坠床。

（5）麻醉作用可持续 24 小时，有些患儿仍可能出现嗜睡或协调能力减弱，在此期间家长应让患儿尽量避免精细操作和需集中注意力的操作，同时防止外伤发生。

3. 眼部护理

（1）加强对患儿的看护，防止患儿苏醒后哭闹，撕拽眼部敷料。

（2）教会家长用手掌根部稍用力按压手术部位，防止术眼出血，按压 10 分钟后观察有无出血，如有出血护士及时更换无菌敷料。

（3）侧卧时头偏向健侧，可防止对术眼施压。

（4）注意眼部卫生，每天用干净、潮湿的毛巾擦拭面部，按时点抗生素眼药水，勿用手揉眼，防止手术感染。

（5）术后一周术眼方可接触水，方可给患儿洗澡，以免引起眼部感染。

4.饮食护理　患儿清醒后（根据麻醉师指导）可进食少量水和少量清淡易消化流食，过早进食水可引起恶心呕吐。术后饮食以清淡、易消化、营养丰富为宜，忌食刺激性食物。指导患儿家长正确喂养患儿：全麻术后从能够进食开始，要遵循由少渐多、由稀渐稠的原则，稀的食物以粥或面条为宜，不宜牛奶、豆浆，以免在胃肠道未恢复到最好状态时因食物产气而致胃肠胀气，以减少患儿术后发生腹胀和呕吐等症状。

5.其他

（1）向家长介绍如果皮肤面无破溃，肿块控制在一定范围，手术切口开在睑结膜，将对患儿的外观无影响，更不会影响患儿的视力。

（2）对于没有经皮肤切开缝线的手术，手术后无需换药，次日揭开敷料点抗生素眼药水3～5天，4次/天，同时注意保持眼周清洁，可使用消毒棉签或干净的纸巾擦拭。一旦患儿出现剧烈疼痛、出血等症状应尽快到医院就诊[4]。

（3）对于经皮肤切开缝线的手术，隔天来医院换药一次，5～7天拆线手术。

（4）如患儿再次出现局部红、肿、胀、疼痛，应尽早就医进行治疗，使疾病在早期得到根治。

三、睑外翻的护理

（一）概述与临床表现

睑外翻是下睑结膜向外翻转，致眼睑与眼球不能密切接触，睑裂闭合不全。睑结膜因外翻后长期暴露而发生慢性结膜炎，导致分泌物增多，结膜干燥、肥厚并充血[1]（图7-1-4）。上睑外翻，由于角膜暴露易并发角膜炎和角膜外伤，使视力下降，甚至失明。下睑外翻，因泪点不能与眼球紧贴，致发生溢泪。即使是轻度的睑外翻，功能损害不重，也因外观不美而需要矫正。睑外翻按其发生原因可分为瘢痕性、麻痹性、老年性、痉挛性四类。

（二）护理措施

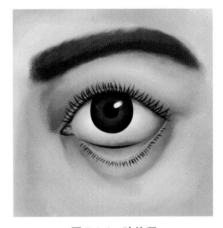

图7-1-4　睑外翻
下睑结膜向外翻转，致眼睑与眼球不能密切接触，睑裂闭合不全

1.睑外翻眼部的护理

（1）护士给病人行清洁眼部的护理，目的是去除眼周分泌物。

（2）病因未去除前，应及早采取保护角膜的措施，对轻者可采取结膜囊内涂抗生素眼膏，然后牵引上下睑使之靠拢，再盖上湿房。使用湿房的目的是利用泪液蒸发，起到保护角膜、结膜的作用。滴眼药膏时嘱病人向上看，将大量的眼药膏涂抹于病人的下穹窿结膜囊内，然后轻提上下睑使之互相靠拢，起到抗感染和保护角膜的作用。

（3）老年性睑外翻轻者，应嘱其向上擦泪，以减少或防止外翻加剧。

2. 睑外翻矫正术后眼部换药的护理

（1）护士向病人讲解睑外翻矫正术后换药的目的是观察手术后伤口生长情况、缝线是否在位、有无松动。

（2）解开病人绷带，轻轻取下眼垫。用生理盐水棉棒清洁病人眼部，然后用75%酒精消毒其皮肤伤口，分泌物多者，应用生理盐水冲洗。

（3）检查病人伤口对合情况、有无感染以及手术效果如何。

（4）于病人结膜囊内滴用抗生素眼药水。

（5）覆盖消毒眼垫。指导病人保持术眼敷料完整、干燥、清洁，预约下次换药的时间。常规隔天换药一次，5～7天后拆线。

（6）去除缝线时，病人取仰卧位，以生理盐水棉棒清洁伤口，并以75%酒精消毒伤口及周围皮肤，按外科一般拆线原则，剪断线套，拆除缝线。如伤口结痂将缝线粘住，应先以生理盐水浸润后再拆[4]。

（7）拆除缝线后，嘱病人24小时内不要洗脸，以免使不洁的污水进入伤口，引起感染。嘱病人加强眼周肌肉的锻炼，经常眨眼，以恢复眼睑功能。

（8）行植皮术者，移植皮片愈合稳定后，可行局部按摩，以促进软化。植皮区与供皮区可适当涂以抗瘢痕药，预防瘢痕增生。皮片植移术后多有颜色加深表现，日光照射会加重这一变化，应告诉病人注意避免日光直接照射植皮区[5]。

（9）医护人员在换药时应严格执行无菌原则，做好消毒工作。换药过程中如发现伤口处渗血渗液严重或伤口缝线处有脓液，应及时通知医师并做进一步处理。

3. 术后疼痛的护理

（1）由于手术创伤、眼睑皮肤损伤可产生疼痛。嘱病人注意休息，限制头部活动，减少全身运动，不要用力挤眼、揉眼。

（2）指导病人采取正确卧位，头高位（垫枕头或半卧位），防止出血及皮下血肿，以利于血液回流，减轻眼睑肿胀；睡眠时取仰卧或健侧卧位，勿压迫手术部位，活动时避免碰撞。

（3）必要时可遵医嘱给予病人止痛剂肌注或口服，以缓解病人的疼痛感。

4. 眼部用药的护理

（1）遵医嘱每天按时使用抗生素眼药水，药品应放于避光阴凉处保存。

（2）滴用眼药前嘱病人需洗净双手，头稍后仰，眼向上看，将药液1～2滴滴入下部结膜囊内。

（3）由于眼药水及眼药膏开瓶后直接暴露于空气中，滴用时难免与眼部接触造成污染，因此需将第一滴药水和药膏弃去后方可滴入眼内。

四、睑内翻的护理

（一）概述与临床表现

睑内翻是指眼睑，特别是睑缘向眼球方向卷曲的位置异常。当睑内翻达一定程度时，睫毛也倒向眼球。因此睑内翻和倒睫常同时存在[1]（图7-1-5）。

（二）护理措施

1. 心理护理　先天性睑内翻患儿的家长担心病程的发展及疾病对患儿眼部的影响,详细告知家长先天性睑内翻随着年龄增长,鼻梁发育,可自行消失,因此不必急于手术治疗。如果患儿已5～6岁,睫毛仍然内翻,严重刺激角膜,可考虑手术治疗,向家长解释围术期的护理配合。需要手术的病人,耐心解释手术的必要性、手术方式、注意事项,减少患儿家长及病人的焦虑情绪,减轻紧张情绪,取得合作。

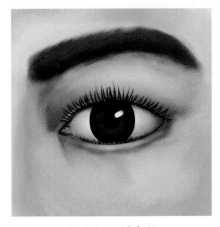

图 7-1-5　睑内翻

睑内翻:下眼睑睑缘向眼球方向卷曲,睫毛倒向眼球

2. 睑内翻矫正术后眼部换药的护理

（1）护士向病人讲解睑内翻矫正术后换药的目的是观察手术后伤口生长情况、缝线是否在位、有无松动。

（2）解开病人绷带,轻轻取下眼垫。用生理盐水棉棒清洁病人眼部,然后用75%酒精消毒其皮肤伤口,分泌物多者,应用生理盐水冲洗。

（3）检查病人伤口对合情况、有无感染以及手术效果如何。

（4）于病人结膜囊内滴用抗生素眼药水。

（5）覆盖消毒眼垫。指导病人保持术眼敷料完整、干燥、清洁,预约下次换药的时间。常规隔天换药一次,5～7天后拆线。

（6）去除缝线时,病人取仰卧位,以生理盐水棉棒清洁伤口,并以75%酒精消毒伤口及周围皮肤,按外科一般拆线原则,剪断线套,拆除缝线。如伤口结痂将缝线粘住,应先以生理盐水浸润后再拆。

（7）拆除缝线后,嘱病人24小时内不要洗脸,以免使不洁的污水进入伤口,引起感染。嘱病人加强眼周肌肉的锻炼,经常眨眼,以恢复眼睑功能。

（8）医护人员在换药时应严格执行无菌原则,做好消毒工作。换药过程中如发现伤口处渗血渗液严重或伤口缝线处有脓液,应及时通知医师并做进一步处理。

3. 术后疼痛的护理　同睑外翻护理。

4. 眼部用药的护理　同睑外翻护理。

5. 术后并发症观察

（1）矫正不足:病人向下看,倒睫和睑缘皮肤触及眼球。

（2）矫正过度:病人闭眼,上下眼睑不能完全闭合,部分角膜暴露。

五、倒睫的护理

（一）概述与临床表现

倒睫指睫毛向后方生长,以致触及眼球的不正常状况(图7-1-6)。病因是凡能引起睑内翻的各种原因,均能造成倒睫,其中以沙眼最为严重。其他睑缘炎、睑腺炎、睑烧伤等,形成瘢痕后牵引睫毛倒向角膜。倒睫是儿童、青少年以及老年人中比较常见的外眼病,主要是睫毛的生长方向发生异常。生长方向异常的睫毛,尤其是倒向角膜表面生长的睫毛,不但经常摩擦角膜上皮,引起异物感、畏光、流泪等症状,还会引起眼球充血、结膜炎、角膜上皮脱落、角膜炎、角膜血管翳、角膜溃疡、角膜白斑等,进而影响视力[1],给病人造成生活不便及心理痛苦故应早期治疗,控制并发症的发展,使症状在早期得到根治。

(二)护理措施

1. 倒睫拔除术的护理 倒睫数量较少的病人遵医嘱行倒睫拔除术。病人取仰卧位,指导病人注视方向,以便观察发生倒睫的睫毛,操作者用拔毛镊夹住倒睫毛并快速拔出(图 7-1-7)。术后告知病人不要用力揉眼,由于生长倒睫的毛囊没被破坏,倒睫仍会复发,如有眼部不适及时来院就诊。

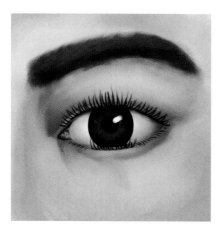

图 7-1-6 倒睫

倒睫指睫毛向后方生长,以致触及眼球的不正常状况

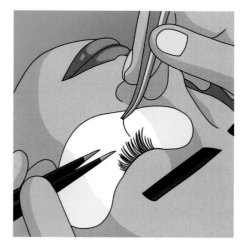

图 7-1-7 倒睫拔除术

病人取仰卧位,睑缘皮肤以 75% 酒精消毒后,嘱病人向相反的方向注视,以拔毛镊夹住倒睫毛并快速拔除

2. 睑内翻矫正术的护理 倒睫较多,应手术矫正,护理同睑内翻矫正术的护理。

思考题

1. 治疗急性睑腺炎耳尖放血操作要点是什么?

2. 外睑腺炎脓肿切开时切口应注意哪些?

3. 睑板腺囊肿和睑腺炎的区别是什么?

第二节 泪器疾病的护理

本节重点提示：

泪器由泪腺和泪道组成。泪道包括：泪点、泪小管、泪囊和鼻泪管四部分（图7-2-1），泪器病是眼科的常见病和多发病，泪器病引起泪液数量增多或减少，表现为溢泪、流泪或干眼等症状。一般不会影响视力，但影响病人生活质量，对眼睛构成潜在威胁，溢泪原因是泪道阻塞或狭窄；婴儿溢泪的主要原因是鼻泪管下端发育不全或膜状物残留阻塞，慢性泪囊炎是鼻泪管阻塞引起的最常见的泪器感染性疾病。因此，泪器疾病的重点护理环节为以下几点：

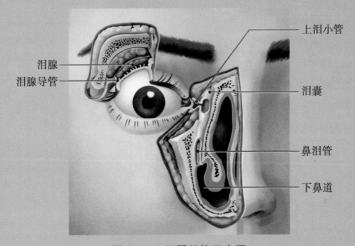

图7-2-1 泪器结构示意图

泪器由泪腺和泪道组成。泪道包括：泪点、泪小管、泪囊和鼻泪管四部分

1. 冲洗泪道的护理 冲洗泪道是泪器疾病中重要的操作之一，可作为控制泪道炎症、泪管植入术后的延续治疗、小儿泪道探通术后观察探通效果的重要方法，注意冲洗时力度适宜、动作轻柔，以免损伤泪道及形成假道，操作过程中应取得病人的配合，并告知病人操作后的注意事项。

2. 局部按摩的护理 可均匀用力按摩泪囊区，可以通过外来压力挤压泪囊及泪小管的分泌物，可以起到辅助治疗的目的。掌握正确的按摩方法和按摩次数，对于先天性泪囊炎患儿，可以通过外来压力促使残膜或上皮碎屑阻塞物破裂，可以起到辅助治疗的目的，因此需示范并教会家长按摩方法、次数和注意事项。

3. 小儿制动的护理 患儿行泪道探通时需先制动固定头部及四肢，方可开始泪道探通术，以防干扰治疗，避免并发症的发生。

4. 泪囊炎症的护理 点用眼药水，利用虹吸作用使药液进入泪囊控制泪囊炎症，可以缓解病痛，遵医嘱选择正确的眼药水，掌握正确的操作方法。

> **5. 小儿泪道探通的护理** 观察患儿探通过程中的面色反应和呼吸,注意保护患儿的耳部。探通过程中动作应轻柔,避免假道的形成。如已出现假道立即停止冲洗,局部冷敷,遵医嘱处理。

一、慢性泪囊炎的护理

(一)概述与临床表现

慢性泪囊炎是最常见的泪囊病,多继发于鼻泪管狭窄或阻塞,泪液潴留于泪囊内,伴发细菌感染,多为单侧发病。慢性泪囊炎的发病与沙眼、泪道外伤、鼻炎、鼻中隔偏曲、下鼻甲肥大等因素有关。主要症状为溢泪。检查可见结膜充血,下睑皮肤出现湿疹,用手指挤压泪囊区,有黏液或黏液脓性分泌物自泪小点流出。泪道冲洗时,冲洗液自上、下泪小点反流,同时有黏脓性分泌物[1]。

(二)护理措施

1. 心理护理 长期流泪、溢泪给病人生活带来诸多不便,治疗时频繁泪道冲洗和探通增加了病人的痛苦和恐惧。为消除病人的紧张情绪,应向病人介绍泪道阻塞及泪道手术的相关知识,讲解手术过程使病人对手术治疗有较全面的了解,以便其积极配合。将许多已经治疗成功的病例或病人介绍给新病人,使他们通过实例增加战胜疾病的信心。做好与病人的沟通,了解病人的担心和疑虑,进行针对性指导。

2. 泪道疏通术前准备 为保证手术效果,防止术后感染,嘱病人术前 3 天先挤压泪囊,去除分泌物后,术眼点抗生素眼药水,同时同侧鼻腔使用氯麻滴鼻剂。并把滴眼药的方法和注意事项向病人交代清楚,必要时给予示范,以保证手术如期顺利进行[3],可采取以下措施:

(1)教会病人挤压泪囊方法:挤压前先剪去指甲洗净双手,以拇指或示指指腹自内眦鼻骨下方泪囊区由下至上均匀挤压泪囊,排出泪囊内炎性分泌物。

(2)手术前 3 天开始进行挤压泪囊操作,去除分泌物后,术眼点抗生素眼药水。

(3)术前 3 天同侧鼻腔使用氯麻滴鼻剂,收缩鼻腔黏膜,预防感染。手术前应用氯麻滴鼻剂与利多卡因(剂量比例 1:1)喷鼻。

(4)作好各项术前准备,异常指标应及时到相关科室治疗和复查。

3. 泪道疏通术后护理 开通阻塞的鼻泪管是治疗慢性泪囊炎的关键。常用术式为人工泪管植入术或内镜下鼻腔泪囊吻合术,手术后观察与指导至关重要。

(1)认真观察局部情况有无溢泪、眼睑水肿、鼻出血、义管是否在位。告知病人部分病人术后出现鼻出血、眼睑水肿,应及时对症处理;多数病人血涕为陈旧性,应安慰病人,告知此种情况是由于术中损伤鼻黏膜所致,不必紧张,术后注意休息和加强营养即可痊愈,以减轻病人心理压力。

(2)手术后嘱病人切忌用力打喷嚏、勿用力擤鼻子,以免植入管脱落。如发现植入管脱落,应及时到医院就诊。

(3)嘱病人勿食辛辣等刺激性食物。术后术眼按时点抗生素眼药水及口服抗生素3～5天,防止术后感染。

(4)行内镜下鼻腔泪囊吻合术的病人,应每天行鼻腔冲洗术(图7-2-2)。鼻腔冲洗术的操作方法如下:

1)打开鼻腔冲洗装置的包装,包括鼻腔冲洗器和洗鼻盐。

2)向鼻腔冲洗容器中加入35℃左右温水,再加入适量的洗鼻盐,让盐水慢慢融化,准备洗鼻。

3)低头,并偏向一侧,将冲洗器的出入孔对准另一侧鼻腔,手握冲洗器瓶身慢慢增加压力即可。

4)注意事项:水温适宜,勿用冷水,一次只能清洗两侧鼻腔,清洗完毕,污水倒掉,不可重复使用。

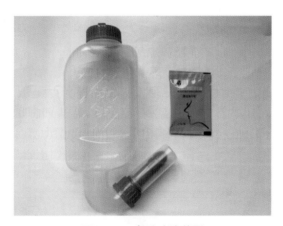

图7-2-2 鼻腔冲洗装置

鼻腔冲洗装置包括:鼻腔冲洗器和洗鼻盐。

鼻腔冲洗器的操作方法:①向容器中加入35℃左右温水,再加入适量的洗鼻盐,让盐水慢慢融化,准备洗鼻。②低头,并偏向一侧,将冲洗器的出入孔对准另一侧鼻腔,手握冲洗器瓶身慢慢增加压力即可。③注意事项:水温适宜,勿用冷水,一次只能清洗两侧鼻腔,清洗完毕,污水倒掉,不可重复使用

4. 泪道冲洗的护理 泪道冲洗是泪道疏通术,尤其人工泪管植入手术后必须进行的延续治疗,是手术成功的关键。

(1)术后第2天及每周1～2次用含有地塞米松和妥布霉素的生理盐水溶液冲洗泪道,连续冲洗1个月;术后第2个月改为每2周冲洗泪道1次,以后酌情定期冲洗以保持泪道的长期通畅。

(2)冲洗液的浓度配比是硫酸妥布霉素注射液40mg、地塞米松磷酸钠2.5mg加入到生理盐水8ml溶液中混合,可起到抗生素、减轻泪道黏膜组织的水肿和粘连,防止泪道阻塞的作用,从而可以进一步提高手术的成功率。

(3)冲洗泪道时的操作技巧:选用10ml注射器、自制7号冲洗针头,自下泪小点冲入,前2ml冲洗液将术中残存在泪小管内的血性分泌物或黏液冲洗干净后,再压住上泪小点持续加压冲洗下泪道,至冲洗液余约1ml时减低冲洗压力、减慢推注速度,同时边推注边缓慢

退针直至冲洗针退出泪小点。加压冲洗有利于留置管内残存分泌物的彻底排出，防止分泌物和血凝块堵塞引流管。减压慢推是为了将冲洗药液尽量多地保留于泪道内，发挥其抗炎、减轻水肿的作用[6]。

（4）冲洗时备好棉块或消毒纸巾，注意保持眼周皮肤清洁，防止部分反流的冲洗液污染衣物或流入耳道。

（5）保持眼部卫生：当眼部不适或有分泌物时，用蘸有抗生素滴眼液的消毒棉签轻轻擦拭眼部，及时清理分泌物。每次点眼药前，先用棉签或洗干净的手指挤压泪囊部，去除泪囊内存留的泪液、黏液和分泌物，以便使药液发挥最大疗效。

5. 健康教育　部分病程较长的病人有长期滴用抗生素眼药水的病史，认为有炎症就应该滴抗生素眼药水，有的病人使用时间甚至超过 3～6 个月。长期滥用抗生素会给病人带来很多不良反应，加之滴眼液中所含防腐剂对眼睛的刺激，会给病人添加新的病症，使病情迁延不愈。告诉病人要遵医嘱用药，病情痊愈后应立即停止用药。

二、先天性泪囊炎的护理

（一）概述与临床表现

婴幼儿先天性泪囊炎是指由于先天性泪道发育障碍导致泪囊发生炎症，泪道阻塞往往引起婴幼儿溢泪。造成新生儿先天性泪囊炎的常见原因是鼻泪管下端的胚胎性残膜没有退化，多见于 Hasner 膜，出口处被先天性残存的膜组织封闭或残存的上皮碎屑阻塞了泪道及鼻泪管下端，泪液和细菌潴留在泪囊内，引起继发性感染所致。临床表现为溢泪，结膜囊内存有不同程度的分泌物，挤压泪囊可有脓性或黏性分泌物自泪点溢出。对先天性泪囊炎患儿进行泪道探通术（图 7-2-3）的最佳治疗时间是 2～6 个月[7]。超过 2 个月进行泪道探通术是因为从组织发育角度看，Hasner 膜通常在出生后 4～6 周自然穿孔。通过临床发现小于 2 个月的先天性泪囊炎患儿多数可通过泪囊按摩和泪道冲洗治愈，同时发现由于 2 个月之内的患儿泪小点小和睑裂窄，容易在泪道探通术时形成假道。而超过 6 个月尤其超过 1 年的患儿进行泪道探通术失败率较高，原因是随着年龄的增长，泪道阻塞的膜会逐渐增厚，患儿年龄增加，活动幅度加大，手术时头部多不易固定等，手术次数和失败率相应会增加。

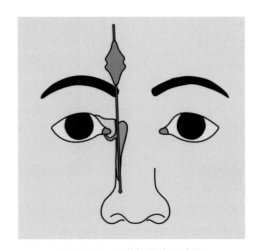

图 7-2-3　泪道探通术示意图

（二）护理措施

1. 泪道探通术前护理　患儿家属作为疾病的发现者、观察者、治疗的参与者会出现许多心理问题，同时也需要大量相关知识作为病情观察及辅助治疗时的依据。所以及时准确地做好患儿家属的健康教育及心理护理对于整个治疗过程有重要意义。

（1）评估患儿家属的心理状况及所需专业知识情况。患儿家属因不了解此类疾病，表现得非常焦虑，担心患儿的发育是否正常，担心治疗的效果及并发症的出现。且因不知相关治疗及配合方法，在诊疗过程中表现得紧张、被动。

（2）向患儿家属介绍泪道探通的目的，术前配合治疗的方法和注意事项，以便家属和患儿作好接受手术准备。

（3）向家属解释先天性泪囊炎是婴幼儿常见先天性疾病，约占新生儿疾病的1.75%～6%，和孩子的整体发育无直接关系，治愈后也不影响孩子的外观和生理功能。

（4）治疗过程中，如出现出血、感染、假道、不通等并发症，也不用过分担心，及时采用正确处理措施即可缓解。如出现出血、感染问题，可局部冷敷、加用抗生素药物；出现假道、不通时，除让患儿休息，局部冷敷，必要时加用口服抗生素药外，1～2周后可再次试行泪道探通。

2. 泪道探通术中护理　患儿行泪道探通时需先制动固定头部及四肢，于表面麻醉下行泪道冲洗至无脓性或黏性分泌物流出为止，同时再次确认泪道阻塞情况。根据患儿年龄选择合适探针（直径0.6mm探针较为常用），开始进行探通。患儿月龄较小，囟门未完全关闭，制动头部时需注意避开囟门。肢体活动能力较强，注意同时保护性约束肢体，防止干扰操作治疗。

（1）制动（图7-2-4）的护理：头部固定时扶住患儿的下颌及颧弓部，避免压迫囟门。肢体固定时注意按住患儿肩、手、膝部。

1）解开患儿颈部纽扣，制动时禁止压迫患儿颈部。

2）一名协助护士位于患儿头部右侧，双手拇指与四指分开，用双手拇指固定患儿下颌骨颏隆凸位置，以分开的四肢固定颞骨部位，避免压迫患儿前、后、蝶、乳突四个囟门。同时用掌根及前臂固定患儿双肩。

3）另一名协助护士位于患儿左侧膝部，握住患儿双手，同时以前臂压住患儿膝部[2]。

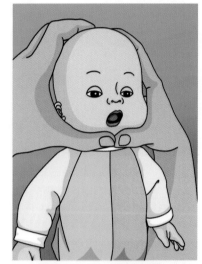

图7-2-4　患儿制动的护理

一名协助护士位于患儿头部右侧，双手拇指与四指分开，用双手拇指固定患儿下颌骨颏隆凸位置，以分开的四肢固定颞骨部位，避免压迫患儿前、后、蝶、乳突四个囟门。同时用掌根及前臂固定患儿双肩；另一名协助护士位于患儿左侧膝部，握住患儿双手，同时以前臂压住患儿膝部

（2）泪道探通术中护理：观察患儿探通过程中的反应，注意保护患儿的耳部，以免冲洗液流入引发感染。探通过程中动作应轻柔，避免假道的形成。如已出现假道立即停止冲洗，必要时局部冷敷，遵医嘱加用口服抗生素药。

1）探通前先行泪道冲洗至无脓性黏性分泌物流出为止，冲洗过程中再次确认泪道阻塞情况（图7-2-5）。

2）根据患儿年龄选择合适探针，直径0.6mm探针较为常用，操作者进针达骨壁后，感觉探针前端无软组织后垂直下转（图7-2-6），当感觉探针前端有软组织，不能达骨壁时，可将下睑皮肤向外眦部推压，即将下泪小管绷紧成水平直线（图7-2-7），此时探针极易触及骨壁。注意有无突破感和多个膜性瓣阻塞的患儿，不拔出探针，即刻泪道冲洗，边冲洗边退针,注意有无吞咽运动,冲洗时不可加压(图7-2-8)。

3)若可疑进入假道,禁止冲洗,且不宜立即二次探通,遵医嘱加用口服抗生素药。嘱患儿家属过1～2周后方可再次试行泪道探通[8]。

4)探通过程中注意观察患儿的反应,可在固定患儿头部时用清洁治疗巾包住患儿外耳,保护患儿的耳部,避免冲洗液流入耳道诱发感染。

5)探通完成观察患儿吞咽情况时,推注冲洗液不可过急、过多,避免引起患儿呛咳,并注意观察患儿呼吸和面色情况,及时拭去流出的冲洗液。

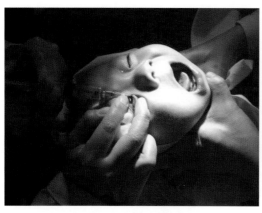

图7-2-5　小儿泪道探通术步骤(一)
探通前先行泪道冲洗至无脓性黏性分泌物流出为止,冲洗过程中再次确认泪道阻塞情况

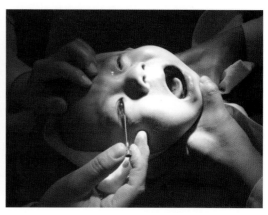

图7-2-6　小儿泪道探通术步骤(二)
操作者进针达骨壁后,感觉探针前端无软组织后垂直下转

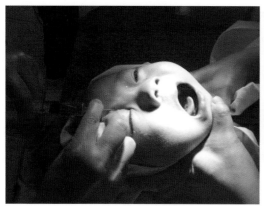

图7-2-7　小儿泪道探通术步骤(三)
当感觉探针前端有软组织,不能达骨壁时,可将下睑皮肤向外眦部推压,也就是将下泪小管绷紧成水平直线

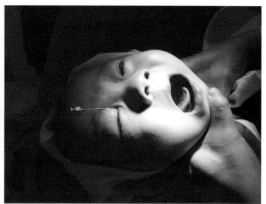

图7-2-8　小儿泪道探通术步骤(四)
不拔出探针,即刻泪道冲洗,边冲洗边退针,注意有无吞咽运动,冲洗时不可加压

3.**泪道探通术后护理**　患儿行泪道探通后第2天需再进行一次泪道冲洗确定探通效果。患儿家属术后希望了解诊疗、护理及预后,因此,应给予术后健康指导。

(1)泪道冲洗的护理:泪道冲洗时动作应轻柔、准确,避免损伤患儿泪点,同时观察探通结果。

1）制动的护理：同上。

2）操作者进行泪道冲洗时应观察确定探通效果，及泪囊中残存的分泌物和小血块。

3）泪道冲洗时动作宜轻柔，避免损伤患儿泪小点。

（2）眼部护理：点用抗生素眼药水，利用虹吸作用使药液进入泪囊控制泪囊炎症，可以预防周边的角结膜炎症，还可以减少探通后粘连等并发症发生的可能。

1）教会家属挤压泪囊的方法：先洗净双手，减去指甲，以拇指或示指指腹自内眦鼻骨下方泪囊区由下至上均匀挤压泪囊，排出泪囊内炎性分泌物[6]。

2）用消毒棉签拭净自泪点溢出的分泌物。

3）在患儿睁眼或安静状态下，遵医嘱将不含激素成分的抗生素眼液避开角膜滴于内眦或下穹窿内，然后轻提上下眼睑使药液均匀分布于整个眼球表面，并通过上下泪小点、泪小管虹吸作用进入泪囊部，控制泪囊部炎症。

4）滴药后，为保留药液，防止被泪液冲洗，嘱患儿家属避免患儿哭闹。

（3）局部按摩：均匀用力按摩泪囊区，可以通过外来压力促使残膜或上皮碎屑阻塞物破裂，可以起到辅助治疗的目的。

1）教会患儿家属正确点眼药和按摩的方法：先洗净双手，减去指甲，点用抗生素眼液3～5分钟后再予泪囊区按摩。

2）按摩前可于患儿泪囊区及家属手指涂按摩油或食用油，减少局部皮肤摩擦，减轻患儿不适感。

3）按摩时，用拇指或示指指腹自内眦鼻骨下方泪囊区由下至上挤压泪囊。均匀加压按摩3～5次/组，一天3～4组。

（4）健康指导：告知家长为患儿能尽快完全康复，并使手术取得最终的成功，患儿术后仍需按摩泪囊部2～3天并滴用抗生素眼药3～5天，防止残膜闭合再次引起阻塞及炎症。泪道探通前后需要尽量避免患儿上呼吸道感染，减少探通术后并发症。

思考题

1. 泪囊区局部按摩的作用和方法？

2. 某患有慢性泪囊炎的病人行鼻腔泪囊吻合术，如何指导病人正确使用鼻腔冲洗装置？

3. 患儿A，3个月，患儿家属主诉"自患儿出生后12天即出现左眼溢泪，近1个月出现分泌物增多"，曾于外院行泪道冲洗，提示"左眼先天性泪囊炎"，曾行短期保守治疗效果不佳，为行泪道探通来医院门诊就诊，门诊诊断："左眼先天性泪囊炎"。已向患儿家属介绍手术风险及预后，家属表示理解，但仍然担心是否错过了患儿的最佳治疗时间，医护人员如何向家属解释？

4. 护士A为5个月的患儿行泪道探通时疑似发生假道，立即拔针后再次进行泪道探通，请问这位护士的做法对吗？

5. 小儿泪道探通术中制动时应注意什么？

第三节　结膜病的护理

护理思维提示：

结膜病是眼科的常见病之一，结膜炎病人常表现为眼红、分泌物增加，影响日常生活，应加强眼部护理和用药护理，对于有传染性的结膜炎需做好消毒隔离工作，健康教育同样不容忽视；另一些结膜病如翼状胬肉影响外观，应做好术前术后护理工作，并指导病人加强预防。

重点护理环节为以下几点：

1. 假膜的去除　假膜性结膜炎是由多种细菌或病毒引起的严重急性结膜炎，各种感染产生的炎性渗出物附着在结膜表面形成一层易剥离的膜样组织[10]。假膜形成早期要及时去除。这种灰白色膜状物用生理盐水棉签擦去，部分会有轻度结膜出血，但不会在结膜留有瘢痕。治疗初期每天1次，当假膜变薄或者减少时，可隔天治疗1次，直至无假膜形成，此病程约需1~2周。

2. 眼部护理　除去眼部分泌物，保持眼部周围皮肤清洁，掌握去除假膜的方法，冲洗眼部时注意偏向患侧，以防冲洗液流入健眼；炎症严重时，可实施冷敷，但禁忌病人眼部包扎。

3. 用药护理　指导病人急性期应遵医嘱增加滴眼药频次，每1~2小时一次，病情好转后，可减少滴眼药次数。眼药膏最好在睡前涂抹，掌握正确的滴眼药方法和注意事项。

4. 消毒与隔离　对于传染性结膜炎，医务人员接触过患眼或分泌物，应彻底洗手、消毒，用具、仪器等及时消毒；实施接触性隔离，防止交叉感染。

5. 健康教育　由于结膜炎病人并不住院治疗，做好病人及家属的离院指导，防止交叉感染，病人保持良好的生活习惯和掌握疾病相关知识对促进疾病恢复，减少复发至关重要。

6. 预防指导　耐心向病人讲解过敏性结膜炎的预防及相关注意事项。翼状胬肉发病原因可能与结膜长期暴露于阳光、烟尘、风沙、气候干燥等环境因素有关，眼部防护太阳光、灰尘、风沙等，佩戴太阳镜或风镜。

一、细菌性结膜炎的护理

（一）概述与临床表现

正常情况下，结膜囊内可存有细菌，当致病菌的侵害强于宿主的防御功能或宿主的防御功能受到破坏的情况下，如干眼、长期使用糖皮质激素等，即可发生感染。病人眼部有不同程度的结膜充血和结膜囊脓性、黏液性或黏脓性分泌物时，应怀疑是细菌性结膜炎。按发展的快慢可分为超急性（24小时内）、急性或亚急性，又称"急性卡他性结膜炎"（几小时或几天)、慢性(数天至数周)。按病情的严重情况可分为轻、中、重度。急性结膜炎通常有自限性,病程在2周左右。慢性结膜炎无自限性,治疗较棘手[1]。

急性乳头状结膜炎伴有卡他性或黏液脓性渗出物是多数细菌性结膜炎的特征性表现。最初单眼发病,通过手接触传播后波及双眼。病人眼部刺激感和充血,晨起睑缘有分泌物。

假膜性结膜炎是由多种细菌或病毒引起的严重急性结膜炎,各种感染产生的炎性渗出物附着在结膜表面形成一层易剥离的膜样组织。在假膜形成早期要及时去除。这种灰白色膜状物用生理盐水棉签擦去,部分会有轻度结膜出血,但不会在结膜留有瘢痕。治疗初期每天1次,当假膜变薄或者减少时,可隔天治疗1次,直至无假膜形成,此病程约需1~2周。

(二)护理措施

1. 眼部护理

(1)分泌物较多时,用无菌棉签蘸生理盐水轻轻擦拭眼周围,包括睫毛根部与睫毛,主要擦拭分泌物,保持眼周围的清洁,促进疾病的恢复,必要时可用生理盐水冲洗。

(2)出现假膜时,先用生理盐水浸湿无菌棉签,擦拭假膜,直至将假膜完全去除,露出新鲜结膜为止(图7-3-1,图7-3-2)。

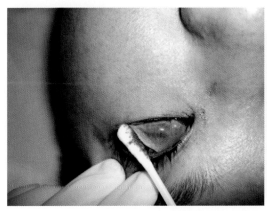

图7-3-1 去除假膜步骤(一)

去除伪膜步骤(一):先用生理盐水浸湿无菌棉签擦拭假膜。

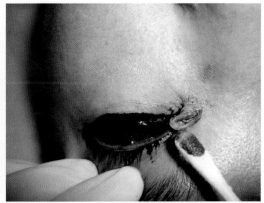

图7-3-2 去除假膜步骤(二)

去除伪膜步骤(二):直至将假膜完全去除,露出新鲜结膜为止

(3)单眼患病时的冲洗:头应偏向患侧,冲洗时指导病人紧闭健眼,避免冲洗液流入健眼而引起发病。

(4)症状较重者,可用冷敷减轻充血、灼热、疼痛等不适症状。由于眼部皮肤娇嫩,注意冷敷的温度,防止冻伤皮肤禁忌包扎患眼,以免分泌物排出不畅或增高结膜囊温度,而有利于细菌繁殖生长。

1)注意不要长时间冷敷,以免发生冻伤。

2)严禁包扎患眼,由于包扎可令眼部局部温度升高,利于细菌繁殖,再则这样可致分泌物滞留,为细菌繁殖创造了有利条件,不利于疾病的恢复。

2. 眼部用药的护理 严格遵医嘱用药,注意观察用药后反应。

(1)用药前要询问病人有无药物过敏史。

（2）滴眼药前，应洗净双手，仔细检查药名、药物质量，是否澄清透明，有无杂质和沉淀，是否在有效期内等，注意两人核对，一切无误方可使用。

（3）滴眼药时病人取坐位或平卧位，头向后仰，并偏向患眼侧，先用干净纱布或棉球轻轻拭去眼睛分泌物。

（4）正确滴眼药方法：滴眼药水时，牵拉下眼睑，病人眼向上看，瓶身距眼部 2cm 左右，瓶身与面部成 45°角，滴入结膜囊内，1～2 滴药液即可，点完眼药应闭眼 2～3 分钟，并转动眼球，使药液均匀分布，以干棉球拭干多余药液。眼药瓶或软管不能接触眼睛。

（5）几种眼药同时使用，每种药应间隔 5～10 分钟。眼药水与眼药膏同时用，应先点眼药水，后点眼药膏。

（6）使用眼药水的顺序：水溶性→悬浊性→油性；眼药膏的顺序：水凝胶性→油性，先滴刺激性弱的，再滴刺激性强的药物。

（7）嘱病人滴眼药时瓶口勿接触睫毛及眼部，注意不要污染瓶口。

（8）眼药使用后拧紧瓶盖，一经开启，宜放于阴凉避光处保存。眼药开封后一个月不可继续使用。

（9）遵医嘱用药，症状消失后未经医师允许，不可随便停药。

（10）告知病人，医师会根据细菌的种类选用敏感的抗生素，必要时进行病原体的培养或药敏试验来选择用药。

（11）指导病人急性期应遵医嘱增加滴眼药频次，每 1～2 小时一次，病情好转后，可减少滴眼药次数。眼药膏最好在睡前涂抹，以便发挥治疗作用。

（12）教会病人及家属正确的点眼药方法。

3．并发症的观察　密切观察病情变化，特别是角膜刺激征及角膜穿孔症状。

（1）注意观察角膜情况，有视力下降和角膜浸润时提示可能有角膜溃疡发生。

（2）为减轻病人不适症状，避免光线刺激，建议外出时戴墨镜。

4．消毒与隔离　实施接触性隔离，防止交叉感染：细菌性结膜炎为传染性疾病，流行性和传染性强，主要通过接触传播[3]。

（1）医护人员双手在接触病人前后应彻底清洗、消毒，防止交叉感染。

（2）接触过病眼及其分泌物的仪器、用具等应及时消毒隔离，消毒液浓度为 500ppm。

（3）用过的敷料应集中烧毁。

（4）病人的眼药只供病人一人使用，不可与他人混用。单眼患病实行一人一眼一瓶使用眼药。

5．健康宣教　做好病人及家属的离院指导，防止交叉感染，促进疾病恢复。由于细菌性结膜炎的病人并不住院治疗，因此离院指导就成为病人离院前的一项重要工作。不良的生活习惯和缺乏相关知识往往是细菌性结膜炎大范围流行的主要原因。

（1）急性感染期实施接触性隔离，不允许到公共场所，以免交叉感染。

（2）告知病人要勤洗手，不用手或脏物擦眼、揉眼，脸盆、毛巾、手帕专用，经常煮沸消毒，防止传染别人。

（3）与病人接触过后，应立即洗手。

（4）发现"红眼"病人时，应及时进行隔离。

（5）加强良好生活习惯的培养，加强体育锻炼增强抵抗力。

（6）向病人及家属介绍细菌性结膜炎具有传染性以及如何防治，以保护病人的家属、朋友及其他人。并告知合理的预防是可以避免疾病传染给他人的，以消除病人的潜在的恐惧。

二、病毒性结膜炎的护理

（一）概述与临床表现

病毒性结膜炎是一种常见眼部感染疾病，病变程度因个体免疫状况、病毒毒力大小不同而存在差异，通常具有自限性。病毒性结膜炎包括流行性角结膜炎、流行性出血性结膜炎、咽结膜热等。症状表现为异物感、烧灼感、痒、畏光、流泪[1]。

（二）护理措施

1．眼部护理　冲洗结膜囊及去除假膜，是治疗本病的关键，护士操作中应注意无菌操作，去除假膜时动作轻柔，不可用力过猛（护理内容同细菌性结膜炎的眼部护理）。

2．眼部联合用药的护理

（1）注意用药的顺序依次为抗病毒眼药水、抗生素眼药水、角膜生长因子、眼膏，每种药之间间隔5～10分钟，以免眼药水过多流出而影响疗效。

（2）出现严重的膜或假膜、上皮或上皮下角膜炎引起视力下降时可考虑使用糖皮质激素眼药水，应用中要注意逐渐减药，不要突然停药，以免复发[4]。

（3）其他：同细菌性结膜炎。

3．全身支持疗法的护理

（1）嘱病人遵医嘱用药，随天气变化及时添加衣服，预防上呼吸道感染，以免加重病情。

（2）保持眼部清洁，在洗头洗脸时注意避免眼睛进水，以免使眼部感染加重。

（3）如局部用药效果较差，病程较长以及有假膜者，遵医嘱给予静脉滴注阿昔洛韦或病毒唑注射液；疑有混合感染可加服广谱抗生素；也可辅以清热解毒的中药治疗。

4．消毒与隔离　同细菌性结膜炎护理。

5．健康宣教　同细菌性结膜炎护理。

三、过敏性结膜炎的护理

（一）概述与临床表现

过敏是一种机体的变态反应，是人对正常物质过敏原的一种不正常的反应，当过敏原接触到过敏体质的人群才会发生过敏。过敏性结膜炎是由于接触过敏性抗原引起的结膜过敏反应。有速发型和迟发型两种。速发型的致敏源有花粉、角膜接触镜及清洗液等，迟发型以药物为多见。

接触致敏物质数分钟后迅速发生的为Ⅰ型超敏反应，眼部瘙痒、眼睑水肿和肿胀、结膜充血及水肿。极少数的病人可表现为系统性过敏症状。在滴入局部药物后24～72小时才发生的为迟发Ⅳ型超敏反应。表现为眼睑皮肤急性湿疹、皮革样变。

全世界约有20%的人患有过敏性角结膜炎[11-12]，我国过敏性结膜炎好发于中青年，以常年性过敏性结膜炎和季节性过敏性结膜炎为主要的类型，春季角结膜炎在儿童期过敏性结膜炎中占较高比例。患病与性别无关,中部地区所占的比例最高,症状体征以眼痒、眼部充血为主[13]。

(二)护理措施

1. 眼部护理

(1)用浸润生理盐水的棉签清除结膜分泌物,每天 3 次,以减少分泌物的不良刺激及细菌感染。清除时动作要轻柔,同时观察角膜有无溃疡。

(2)如果眼睑及其周围皮肤出现皮疹、红肿及渗液,可用 3% 硼酸液湿敷,每天 2~3 次。保护眼睑湿疹处,避免皮肤破溃,保持局部干燥,避免搔抓、热水及皂类刺激。

(3)眼睛局部冷敷或冰敷方式,以减轻不适症状,可用人工泪液局部点眼,也可用冲洗来大幅降低过敏源及致炎因子浓度,改善症状。

2. 眼部用药的护理

(1)糖皮质激素眼药水,虽可迅速缓解过敏症状,但糖皮质激素的应用要严格遵医嘱,长期使用可导致青光眼、损害视神经、视力下降、视野缺损、后囊下形成白内障等,使用过程中应该常规监测眼压,甚至是眼压测量困难的儿童和不合作的病人也不例外;还可以抑制宿主的免疫反应,可能增加继发严重的眼部感染机会;在一些导致角膜、巩膜变薄的病变中使用激素可能导致眼球穿孔的发生;在眼部急性化脓性病变时,激素可掩盖感染并加重已经存在的感染;还可能导致非敏感微生物的过度生长,包括真菌,因此,出现不适症状,应及时治疗[4]。

(2)其他:同细菌性结膜炎。

3. 健康宣教　耐心向病人讲解过敏性结膜炎的预防及相关注意事项。

(1)过敏性结膜炎通常发生在冬末春初或气候急变的时候,也就是许多植物开花、抽芽的季节,受到粉尘影响,导致过敏。改善生活环境,特别是空气质量或居室内温度,使过敏源的影响减轻。

(2)由于隐形眼镜引起的过敏性结膜炎,隐形眼镜镜片的长年机械刺激,以及部分的化学刺激,结膜产生水肿、滤泡、乳头状突起等变化,分泌物的增加更减低了佩戴时的清晰度与舒适感,生活中应避免接触。

(3)注意营养和锻炼,生活作息规律,增强体质。因为身体健康状态的改善,能使身体对抗过敏发作的潜能提高,并减少、减缓过敏发作。

(4)生活中空气污染及许多中央空调大楼内不良的空气品质,都易使人产生眼干涩发痒、头痛、鼻塞等过敏症,查出过敏物质,应避免接触。

(5)避免接触粉尘真菌等各种明显导致过敏的诱因,尤其本身为过敏体质者更应注意。

四、沙眼的护理

(一)概述与临床表现

沙眼是由沙眼衣原体引起的一种慢性传染性结膜角膜炎,是致盲性眼病之一。因其在睑结膜表面形成粗糙不平的外观,形似沙粒,故名沙眼。本病在病变过程中早期有浸润如乳头、滤泡增生,同时发生角膜血管翳;晚期由于受累睑结膜发生瘢痕,以致眼睑内翻畸形,加重角膜损害，可严重影响视力甚至造成失明。其中滤泡增多增大是本病引起眼部摩擦不适、畏光流泪及眼部疲劳的主要原因，也是结膜瘢痕形成的重要病理基础[1]。

急性沙眼感染主要发生在学龄前和低年学龄儿童，但在20岁左右时，早期的瘢痕并发症才开始变得明显。急性期症状包括畏光、流泪、异物感、较多黏液或黏脓性分泌物。慢性无明显不适，仅眼痒、异物感、干燥、烧灼感。

（二）护理措施

1. 用药的护理

（1）眼部用药的护理：同细菌性结膜炎。

（2）全身用药及并发症的护理：急性期或严重的沙眼应全身应用抗生素治疗，一般疗程为3～4周。手术矫正倒睫及睑内翻，是防止晚期沙眼瘢痕形成导致失明的关键措施（护理内容详见倒睫矫正术及睑内翻术护理）。

2. 预防指导　沙眼以预防措施和重复治疗应结合进行，应培养良好的卫生习惯，避免接触感染，改善环境，加强卫生管理[14]。

（1）养成良好的卫生习惯，勤洗手，勤剪指甲；不用手或不洁物品擦、揉眼部；最好用流水洗手、洗脸。

（2）沙眼急性期具有传染性。家庭中洗脸水、毛巾和脸盆专人专用。病人使用过的生活用具，如毛巾、脸盆、枕头、被套等要经常煮沸消毒或阳光下晾晒。

（3）急性感染期实施接触性隔离，不允许到公共场所，以免交叉感染。

（4）与病人接触过后，应立即洗手。

（5）向病人及家属介绍细菌性结膜炎具有传染性以及如何防治，以保护病人的家属、朋友及其他人。并告知合理的预防，可以避免疾病传染给他人。

五、翼状胬肉的护理

（一）概述与临床表现

翼状胬肉是从角结膜边缘区主动侵入角膜表面的一种三角形、翼状、退行性、纤维血管性、增生性的增殖组织（图7-3-3），病因仍未明确，有报道认为，翼状胬肉的发病主要与紫外线、沙尘、干燥气候等环境因素有关[15]，复发性胬肉是生长在角膜上的纤维血管组织，它侵犯其下的浅层巩膜和Tenon囊，并侵入角膜基质，牢固地粘连于其下组织，唯一有效的治疗方法是手术切除。

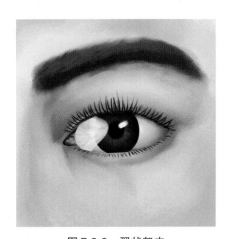

图7-3-3　翼状胬肉
翼状胬肉是从角结膜边缘区主动性侵入角膜表面的一种三角形、翼状、退行性、纤维血管性、增生性的增殖组织

（二）护理措施

1. 术前护理

（1）完善术前常规检查，降低手术风险：

1）指导病人手术前各项检查项目的检查要求、目

的、注意事项，以便病人能够准确按照各项检查要求进行尽快完善检查，从而为手术作好充分准备。

2）了解病人检查的结果，有异常及时指导病人到相关科室复查或治疗并通知医师重点关注病人的异常指标，以降低手术风险。

（2）做好内眼手术前准备和配合，预防手术后感染的发生：

1）病人手术前3天滴用抗生素眼药水，4次／天，同时指导用药的注意事项和用药方法。

2）嘱病人手术前一天做好个人清洁，洗澡并更换清洁衣物。

3）指导病人手术前一天以清淡饮食为主，特别是手术当天进食不宜过饱，以免由于手术不适引起呕吐等反应。

4）手术当天护士要做好结膜囊冲洗准备工作（图7-3-4，图7-3-5）。

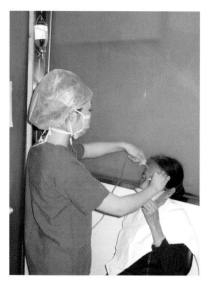
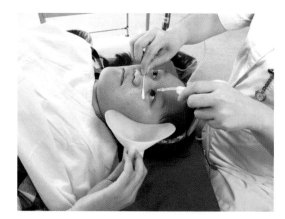

图 7-3-4　坐位冲洗结膜囊　　　　　图 7-3-5　卧位冲洗结膜囊

5）协助病人摆好正确的手术体位，指导病人手术中的配合要点即双手放置身体两侧，头部放平，眼部尽量平视不动并根据医师要求进行配合；告知病人如果手术中遇有不适情况及时告知医师，但切忌用手触及手术区域，以免污染手术野。

2．术后护理

（1）术眼的观察与护理：

1）注意术眼敷料有无渗血、渗液，敷料有无脱落。

2）注意观察，询问病人有无眼痛、头痛等不适主诉，告知病人术后伤口轻微疼痛属正常现象，一般不用镇痛药物也会逐渐缓解，如疼痛难忍立即通知医师给予相应处理。

3）为预防术后术眼遭受碰撞伤，敷料外另加眼罩，特别是晚上睡眠时，护士应加强巡视，及时调整病人不正确的睡眠姿势。

4）注意观察术眼分泌物的性状、颜色，眼局部反应，伤口对合情况，嘱病人尽量少用眼以闭目休息为主，防止眼球活动过多而影响伤口愈合和加重疼痛。

（2）预防手术后感染：

1）严格无菌操作，在接触病人前后要认真洗手，防止医源性感染和交叉感染。

2）注意眼部卫生，协助或指导病人每天用干净、潮湿的毛巾擦拭面部，换药时用生理盐水擦拭眼周皮肤及分泌物，告知病人勿用手揉眼、挤眼，保持术眼敷料完整、干燥、清洁。

3）术后第二天换药后即可滴用抗生素眼药水。

（3）健康指导：

1）为促进伤口愈合，避免坚硬、多骨及带刺激性的食物，同时保持大便通畅。

2）因该手术结膜瓣移植片极窄，缝合时咬合少且浅，为了防止移植片脱落及水肿，应限制眼球活动，以利伤口愈合。

3）告知病人术后出现流泪、异物感的症状为正常现象，嘱病人不要紧张，2～3天后症状会减轻，拆线后症状消失，戴有色眼镜及闭眼休息也可减轻上述症状。

4）指导病人正确滴眼药方法，严格按医嘱点药。

5）翼状胬肉发病原因可能与结膜长期暴露于阳光、烟尘、风沙、气候干燥等环境因素有关，因此应佩戴太阳镜或防风镜，减少翼状胬肉的发生。

6）出院后定期门诊复查，10天拆除结膜缝线。

思考题

1．病人，25岁，主诉"双眼刺痒及异物感5天余"。门诊确诊为"双眼急性细菌性结膜炎"，于门诊进行相应治疗。病人2天前出现双眼刺痒及异物感，进而烧灼、畏光、分泌物增多，晨起睁眼困难；现病人双眼上下睫毛粘住，影响视力。

专科查体：双眼眼睑水肿、结膜充血明显、中等量的黏脓性分泌物。结膜表面覆盖一层假膜。实验室检查：结膜分泌物涂片和结膜刮片可见多形核白细胞增多。

护士遵医嘱为病人去除假膜。问题：

（1）护士A为病人去除假膜，但是害怕病人疼痛，只是轻轻擦拭，未将假膜彻底去除，这样做法对吗？

（2）对于传染性结膜炎，如何做到消毒与隔离？

2．过敏性结膜炎好发于什么季节？

3．请从病因、症状、措施等简述急性细菌性结膜炎和病毒性结膜炎的区别。

4．如何做好沙眼病的预防？

5．如何防护以减少翼状胬肉的发生？

第四节　角膜病的护理

> **护理思维提示：**
>
> 　　角膜病是主要致盲性眼病之一，炎症、外伤、变性、营养不良等均可导致角膜病。角膜的防御能力减弱，外界或内源性致病因素侵袭角膜组织引起炎症，称为角膜炎，其中感染性角膜炎最为多见。当药物治疗无效，溃疡穿孔或即将穿孔者，应采取角膜移植术清除病灶。
>
> 　　重点护理环节为以下几点：
>
> 　　**1. 用药护理**　严格遵医嘱用药，并注意用药后不良反应的观察，尤其注意糖皮质激素药物的正确使用。
>
> 　　**2. 消毒与隔离**　对于传染性角膜炎，应做好消毒、隔离，防止传染。
>
> 　　**3. 术眼观察和护理**　严密观察术眼情况，角膜植片是否透明，有无撕脱、移位，告知病人保持术眼的清洁，注意休息。
>
> 　　**4. 高眼压的护理**　告知病人高眼压的症状，如出现高眼压，及时遵医嘱处理，并注意观察高眼压药物使用后的不良反应和注意事项。
>
> 　　**5. 排斥反应的观察与护理**　角膜移植排斥反应是角膜移植术后失败的主要原因。术后密切观察病人的术眼情况及不适主诉，嘱病人应严格遵医嘱用药，定期门诊复查，有不适及时就诊。

角膜炎的护理

（一）概述与临床表现

　　角膜的防御能力减弱，外界或内源性致病因素侵袭角膜组织引起炎症，称为角膜炎，其在角膜病中占有重要地位。按致病原因分为感染性、免疫性、营养不良性、神经麻痹性及暴露性角膜炎等，感染性角膜炎又可根据致病微生物的不同进一步分为细菌性、病毒性、真菌性等。角膜炎最常见症状为眼痛、畏光、流泪、眼睑痉挛等，称为眼部刺激症状，可持续存在直至炎症消退[1]。角膜炎通常伴有不同程度的视力下降，若病变位于中央光学区，则视力下降更明显。

（二）护理措施

　　1. 眼部用药的护理　严格遵医嘱用药，注意观察用药后反应。

　　（1）用药前要询问病人有无药物过敏史。

　　（2）滴眼药前，应洗净双手，仔细检查药名、药物质量，是否澄清透明，有无杂质和沉淀，是否在有效期内等，注意两人核对，一切无误方可使用。

　　（3）滴眼药时病人取坐位或平卧位，头向后仰，并偏向患眼侧，先用干净纱布或棉球轻轻拭去眼睛分泌物。

（4）正确滴眼药方法：滴眼药水时，牵拉下眼睑，病人眼向上看，瓶身距眼部 2cm 左右，瓶身与面部成 45°角，滴入结膜囊内，1～2 滴药液即可，点完眼药应闭眼 2～3 分钟，并转动眼球，使药液均匀分布，以干棉球拭干多余药液。眼药瓶或软管不能接触眼睛（图 7-4-1）。

（5）几种眼药同时使用，每种药应间隔 5～10 分钟。眼药水与眼药膏同时用，应先点眼药水，后点眼药膏。

（6）使用眼药水的顺序：水溶性→悬浊性→油性；眼药膏的顺序：水凝胶性→油性，先滴刺激性弱的，再滴刺激性强的药物。

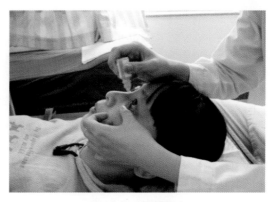

图 7-4-1　滴眼药水

具体操作步骤：①操作者先用消毒棉签或棉块擦干净眼部分泌物，用手指牵拉病人下眼睑。②将药液滴入下穹隆部，一般一次 1 滴（眼药膏量约绿豆大小即可）

（7）嘱病人滴眼药时瓶口勿接触睫毛及眼部，注意不要污染瓶口。

（8）眼药使用后拧紧瓶盖，一经开启，宜放于阴凉避光处保存。眼药开封后一个月不可继续使用。

（9）遵医嘱用药，症状消失后未经医师允许，不可随便停药。

（10）糖皮质激素的应用要严格遵医嘱，长期使用可导致青光眼、损害视神经、视力下降、视野缺损、后囊下形成白内障等，使用过程中应该常规监测眼压，甚至是眼压测量困难的儿童和不合作的病人也不例外；还可以抑制宿主的免疫反应，可能增加继发严重的眼部感染机会；在一些导致角膜、巩膜变薄的病变中使用激素可能导致眼球穿孔的发生；在眼部急性化脓性病变时，激素可掩盖感染并加重已经存在的感染；还可能导致非敏感微生物的过度生长，包括真菌，因此，出现不适症状，应及时治疗[4]。

（11）抗真菌药物联合使用，一般 2 种以上，由于抗真菌药物较难透过眼组织，使用抗真菌滴眼液时，每 1～2 小时滴眼一次。治愈后应维持用药 1～2 周，以减少复发的可能性[1]。

2．消毒与隔离　对于具传染性的角膜炎，应做好消毒隔离，防止传染。

（1）医护人员双手在接触病人前后应彻底清洗、消毒，防止交叉感染。

（2）接触过病眼及其分泌物的仪器、用具等应及时消毒隔离，消毒液浓度为 500ppm。

（3）用过的敷料应集中烧毁。

（4）病人的眼药只供病人一人使用，不可与他人混用。单眼患病实行一人一眼一瓶使用眼药。

3．角膜移植术后护理　药物治疗无效，溃疡穿孔或即将穿孔者，应采取角膜移植术清除病灶。

（1）眼部的观察与护理，手术当天严密观察敷料有无渗血、渗液，术后第一天，敷料打开后，观察术眼有无分泌物、结膜充血情况及眼睑水肿程度，角膜植片是否透明，有无撕脱、移位，嘱病人尽量卧床休息，减少眼部活动，防止角膜植片移位。告知病人保持术眼的清洁，术后两周眼内勿进入不洁水，以免引发感染。嘱病人不要对术眼施加压力如用力挤压、揉眼等，不要用力咳嗽打喷嚏，并预防眼部外伤。

（2）高眼压护理：经常巡视病房，倾听病人主诉，鉴别眼睛胀痛的原因，高眼压病人遵医嘱给予20%甘露醇静点降眼压治疗，液体输入时病人去枕平卧，输入完毕后嘱病人继续平躺，无不适后方可下地活动，以防病人出现体位性低血压，出现摔倒等意外；嘱病人适量饮水，每次饮水不要超过300ml。

（3）用药护理：部分病人术后口服糖皮质激素治疗，有可能会出现胃溃疡、出血、精神障碍、失眠、消化道代谢紊乱等副作用，若长期大剂量服用可能发生严重不良反应，因此在用药前，应详询病人有无消化道疾病史及精神状况，向病人详细讲解该药的治疗作用和不良反应，服用糖皮质激素药物时辅以保护胃黏膜药物同时服用，并指导病人晨服、进食后服药，以减少对胃黏膜的刺激，密切观察病人有无胃痛、黑便等消化道出血症状。

（4）排斥反应的观察与护理：角膜移植排斥反应是角膜移植术后失败的主要原因。术后密切观察病人的术眼情况及不适主诉，了解病人有无视力下降、畏光流泪、观察植片的透明度、角膜缝线有无松动、缝线周围有无新生血管等，术后应严格遵医嘱用药，嘱病人如有不适及时就诊，定期门诊复查[16]。

4. 角膜炎的预防

（1）应注意眼部卫生，养成良好卫生习惯。医疗单位和其他服务性行业要加强消毒管理，防止医源性和其他途径的交叉感染。加强劳动保护，防止角膜外伤；处理眼部异物时应严格注意无菌操作，洗眼时动作要轻。

（2）预防与角膜接触镜有关的角膜炎：对于连续配戴角膜接触镜的人群，要遵从视光师和眼科医师的建议，及时更换镜片；接触角膜接触镜、护理药水及有关配件前，应用皂液洗手，储存镜片的容器必须定期清洁、洗净及保持干爽，以免滋生细菌。若眼部感到不适或眼红，应立刻除掉角膜接触镜，出现眼痛及眼红等症状时，应立即看眼科医师[4]。

思考题

1. 病人，男性，26岁，配戴角膜接触镜史3年余，近日因左眼眼红、眼痛、分泌物增多、视物模糊2天，为求进一步治疗来医院就诊，门诊以"左眼铜绿假单胞菌性角膜炎"紧急收入院，拟行手术治疗。问题：

（1）角膜移植手术后术眼植片观察要点是什么？

（2）病人术后口服醋酸泼尼松片治疗，护士应观察哪些用药不良反应？护理要点是什么？

（3）病人配戴角膜接触镜3年，如何指导病人正确配戴方法？

2. 糖皮质激素眼药长期使用会出现什么情况？

3. 真菌性角膜炎眼部用药时，为什么频繁点眼？

第五节 晶状体疾病的护理

护理思维提示：

晶状体混浊并在一定程度上影响视力者称为白内障（图7-5-1），其形成与许多因素有关，例如年龄因素、遗传、代谢异常、外伤、中毒、辐射等。体征为裂隙灯检查时晶状体混浊，严重时肉眼可见。临床上白内障常按病因分为年龄相关性（老年性）、先天性、代谢性、外伤性、并发性、药物及中毒性、辐射性、后发性白内障等类型。治疗方式主要为"眼部白内障超声乳化联合人工晶状体植入术"，术后正确的观察和护理是不可忽视的重要环节。

护理重点环节包括：

1. 全身情况的观察 白内障超声乳化手术是显微微创手术，表面麻醉即可完成，但一般病人年龄较大或者伴有高血压、糖尿病病史，故应重点注意观察病人全身情况，及时处理异常问题。

2. 并发症的观察 手术后24小时内术眼会出现轻微疼痛、异物感，是由于眼部组织创伤所致，无需特殊处理。但术眼有眼内出血、角膜水肿及高眼压等并发症的风险，护理人员应及时观察并处理。

3. 生活护理 一般病人年龄偏大，术后自理能力降低，应经常巡视病房，询问病人所需，协助生活护理，并告知病人术后注意事项。

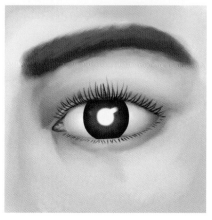

图 7-5-1 白内障
白内障是晶状体混浊并在一定程度上影响视力

一、老年性白内障的护理

（一）概述与临床表现

老年性白内障是中老年开始发生的晶状体混浊，随着年龄增加，患病率明显增高，又称作年龄相关性白内障（age-related cataract）。它是晶状体老化过程中逐渐出现的退行性改变。根据混浊部位不同可分为皮质型白内障、核性白内障和后囊膜下白内障。

老年性白内障常常双眼患病，但发病可有先后，严重程度也不一致。主要症状有眼前阴影和渐进性、无痛性视力减退。因晶状体吸收水分后纤维肿胀和断裂，使屈光度不均一，可出现单眼复视或多视，注视灯光时可有虹视现象。由于光线通过部分混浊的晶状体时产生散射，干扰视网膜上成像，可出现畏光和眩光[1]。

（二）护理措施

1. 心理护理　病人多因视力下降，害怕失明而担忧；因视力下降影响正常生活而焦虑；因害怕手术及担心术后复明效果而不安；因术后复明或失明而过分欣喜或失望甚至绝望。因此，必须细心观察，及时发现病人的心理问题，及时给予解释、安慰与疏导；特别是围术期做好健康宣教，包括向病人介绍病区环境，手术的必要性、手术过程，告知病人手术的目的是提高视力和便于检查眼底，尽量减轻病人的焦虑与不安。若同时患有眼底疾病、糖尿病、眼外伤等术后视力恢复欠佳，应告知病人由于自身眼底异常而导致的手术效果不理想等等。

2. 眼部用药的护理　严格遵医嘱用药，注意观察用药后反应。

（1）用药前要询问病人有无药物过敏史。

（2）滴眼药前，应洗净双手，仔细检查药名、药物质量，是否澄清透明，有无杂质和沉淀，是否在有效期内等，注意两人核对，一切无误方可使用。

（3）滴眼药时病人取坐位或平卧位，头向后仰，并偏向患眼侧，先用干净纱布或棉球轻轻拭去眼睛分泌物。

（4）正确滴眼药方法：滴眼药水时，牵拉下眼睑，病人眼向上看，瓶身距眼部2cm左右，瓶身与面部成45°角，滴入结膜囊内，1～2滴药液即可，点完眼药应闭眼2～3分钟，并转动眼球，使药液均匀分布，以干棉球拭干多余药液。眼药瓶或软管不能接触眼睛。

（5）几种眼药同时使用，每种药应间隔5～10分钟。眼药水与眼药膏同时用，应先点眼药水，后点眼药膏。

（6）使用眼药水的顺序：水溶性→悬浊性→油性；眼药膏的顺序：水凝胶性→油性，先滴刺激性弱的，再滴刺激性强的药物。

（7）嘱病人滴眼药时瓶口勿接触睫毛及眼部，注意不要污染瓶口。

（8）眼药使用后拧紧瓶盖，一经开启，宜放于阴凉避光处保存。眼药开封后一个月不可继续使用。

（9）遵医嘱用药，症状消失后未经医师允许，不可随便停药。

3. 术前护理

（1）术前常规准备：抗生素眼药水滴眼、冲洗结膜囊、遵医嘱术前30分钟散瞳等。

（2）术前训练：循序渐进地训练病人去枕平卧，达到30分钟以上，以适应手术要求；训练病人眼球向上下转动，特别注意向下看，以配合医师手术；教会病人防止术中或术后咳嗽及打喷嚏的方法（病人有咳嗽、喷嚏冲动时张口呼吸，舌尖顶住上腭），已患有咳嗽的病人术前应遵医嘱口服或含服止咳药，以免术中发生意外。

（3）术前卫生及衣着准备，术前一天沐浴（注意保暖，以防着凉）、剪指甲，手术当天病人不戴饰物，不染指甲，不化妆，应更换开身衣服，以免术后脱衣碰伤术眼，上衣第一个衣扣应解开以免去枕平卧时压迫颈部，影响面部血运。腰带不宜过紧（最好不系腰带），避免眼压升高。

（4）病人术前应适时增减衣物，避免感冒。

（5）病人保持血压、血糖正常平稳，如长期服用阿司匹林、华法林、波立维等抗凝血药物，要询问医师，遵医嘱决定是否术前需要停药。

4．术后护理

（1）眼部护理：手术后如感觉有眼胀痛、头痛、恶心等不适，请及时告知医护人员，手术当天，病人不要自行打开术眼纱布，第二天由医师拆去纱布，开始点眼药；注意个人卫生及手卫生，眼部应保持清洁；手术后两周内避免脏水、肥皂水进到眼内，造成感染；可用拧干的湿毛巾、纸巾（除外酒精、消毒纸巾）轻擦拭脸部及眼周[16]。

（2）活动指导：手术当天嘱病人注意休息，可进行轻微的室内活动，卧床时一般采取仰卧位或侧卧位，注意保护术眼，避免压到手术眼；活动时防止俯身低头动作；由于术眼遮盖影响立体视觉，及时清除活动空间内的障碍物及地面积水，防止摔伤；手术后3个月以休息为主，勿进行重体力劳动或剧烈运动，勿长时间弯腰低头，勿过度用力或提举重物，避免用力打喷嚏、咳嗽，一个月内勿对手术眼施加压力（如揉眼）。

（3）饮食护理：进食清淡易消化、营养丰富的食物，并保证饮水量，以促进伤口愈合，勿进食需费力咀嚼的食物如坚果类、骨头类和辛辣刺激性食物。

（4）保持大便通畅，若3天无大便可遵医嘱给予缓泻剂或灌肠剂。

（5）病情观察，定时巡视，注意敷料有无移位或脱落、渗血等，询问有无疼痛、呕吐等，以便及时通知医师处理，防止术后眼压一过性升高引起的损害。

（6）相关知识教育，耐心讲解手术前后的注意事项、手术方法及预后一般情况，以减轻病人的心理负担，提高病人对手术及术后治疗的配合程度。

（7）手术反应：术后出现畏光、流泪、异物感等轻微症状属正常现象，随着术后眼药的应用会随之减少至缓解；若刺激症状严重，应及时到医院就诊，警惕术后感染。

（8）呼吸道：预防感冒，避免剧烈的咳嗽、打喷嚏。

（9）出院指导：术后严格遵照医嘱用药，切勿自行调整用量；出院后定期门诊复查；家居期间如突然出现视力下降、眼红、眼痛应及时就诊；注意劳逸结合，不可长时间读书、看报、看电视；如需配镜，可于术后3个月验光配镜。

（10）介绍眼保健知识：避免接触紫外线、放射线、化学物质等，加强营养和积极治疗全身疾病，对防止白内障、保护视功能有着积极的作用。

二、先天性白内障的护理

（一）概述与临床表现

先天性白内障（congenital cataract）是儿童常见眼病，为胎儿发育过程中晶状体发育生长障碍的结果，可为家族性或散发性；可以伴发或不伴发其他眼部异常或遗传性、系统性疾病[1]。其发病原因有内源性与外源性两种，内源性与染色体基因有关，有遗传性；外源性是指母体或胎儿的全身病变对晶状体所造成的损害，如母亲在妊娠3个月内患病毒感染性疾病，以及甲状腺功能不全、营养不良、维生素缺乏等均可致病。

可为单眼或双眼。多数为静止性，少数出生后继续发展，也有直至儿童期才影响视力。一般根据晶状体混浊部位、形态、程度分为前极白内障、后极白内障、花冠状白内障、点状白内障、绕核性白内障、核性白内障、全白内障、膜性白内障等等。晶状体混浊的部位不同，对视力的影响也不同。许多先天性白内障病人常合并其他眼病或异常，如斜视、眼球震颤、先天性小眼球、视网膜脉络膜病变、先天性无虹膜、晶状体脱位以及永存玻璃体动脉等。

（二）护理措施

1. 心理护理　多给患儿关心、爱护，帮助患儿消除入院恐惧感、陌生感；加强与家属沟通，告知家属疾病病因、治疗方法，帮助家属树立战胜疾病的信心，使其能配合治疗护理工作。

2. 病情观察　先天性白内障多为婴幼儿期就诊，其临床症状与体征常缺乏主观反应，而密切观察病情，制订周密的护理计划尤为重要。

3. 选择手术时机　双眼全白内障应尽早手术，手术愈早，患儿获得良好视力的机会愈大，一般 2 岁左右施行人工晶状体植入手术[1]。

4. 术前护理　婴幼儿年龄较小，常需全身麻醉，为减少麻醉意外，应作好充分术前准备，增加麻醉效果与成功率。根据麻醉方式、患儿的年龄等，遵医嘱严格执行术前禁食水的时间。

5. 术后护理　术后观察术眼及全身反应、小儿心理与动作变化。注意看护患儿勿抓伤术眼，换药时注意观察有无分泌物及其性状、眼局部变化等情况，切勿碰伤眼球。发生恶心、呕吐、哭闹等情况时，及时通知医师，以辨别是全麻术后反应还是一过性眼压升高。

6. 配镜　无晶状体眼需进行屈光矫正和视力训练，以免发生形觉剥夺性弱视，应及时给家长提出建议。家长要尽早带患儿到弱视门诊就诊，验光配镜并开始弱视训练，以期达到最好的视力[3]。

7. 饮食　术后饮食以清淡、易消化、营养丰富为宜，忌食刺激性食物。指导家长正确喂养患儿：全麻术后从能够进食开始，要本着由少渐多、由稀渐稠的原则，稀的食物以粥或面条为宜，不宜牛奶、豆浆，以免在胃肠道未恢复到最好状态时因食物产气而致胃肠胀气，以减少患儿术后发生腹胀和呕吐等症状。

8. 围产期医学常识宣传与教育　介绍妊娠保健常识，定期进行产前检查，防止妊娠早期病毒感染。

9. 其他　同老年性白内障。

三、糖尿病性白内障的护理

（一）概述与临床表现

糖尿病性白内障（diabetic cataract）是指由于血糖升高，晶状体内葡萄糖增多，转化为山梨醇，使渗透压升高，晶状体吸收水分，纤维肿胀变性而混浊。可分为两种类型：真性糖尿病性白内障和糖尿病病人的老年性白内障。

糖尿病病人的老年性白内障较为多见，与无糖尿病的老年性白内障相似，但发生较早，进展较快，容易成熟。真性糖尿病性白内障多发生于30岁以下，常为双眼发病，进展迅速，晶状体可能在数天、数周或数月内全部混浊，开始时，在前后囊下的皮质区出现无数分散的灰色或蓝色雪花样或点状混浊，可伴有屈光变化，当血糖升高时，房水渗入晶状体内，使之变突，形成近视，当血糖降低时，晶状体内水分渗出，晶状体变扁，形成远视。

（二）护理措施

1. 心理护理　因糖尿病是终生伴随疾病，需长期用药，故应加强与病人沟通，进行有效的心理疏导，注意倾听病人主诉，鼓励病人积极治疗原发病，消除其悲观情绪，但同时也应告知病人，糖尿病病人术后视力恢复较慢，使病人对预后有正确的认识，降低心理预期，减少不良的心理冲击[17]。

2. 观察血糖变化　定期测量血糖，密切观察血糖变化。血糖控制正常后可实施白内障手术，并注意糖尿病性白内障病人术后易发生出血及感染，术前严格掌握手术适应证，术后密切观察病情变化，注意无菌操作。

3. 饮食指导　应以控制总热量为原则，实行低糖、低脂（不饱和脂肪酸为主）、适当蛋白质、高纤维素（可延缓血糖吸收）饮食。科学合理安排饮食，注意定时定量，控制血糖。

4. 运动指导　遵循3个月不能剧烈运动的原则。一般每天坚持餐后行走运动。餐后1小时运动可达到较好的降糖效果，特别注意不能空腹运动，以免发生低血糖。

5. 护理观察　术后若出现眼痛、头痛加重或突发眼痛与头痛，应及时报告医师作出处理，避免术后感染、伤口裂开等严重并发症。

6. 疾病相关知识的宣教　告知病人治疗原发病的意义，向病人及家属传授糖尿病的有关知识，提高自我护理的能力，如遇到低血糖反应的紧急处理。

7. 增强眼保健意识　防止视力疲劳、定期检查眼底和复查视功能。

8. 预防感染　注意个人卫生，特别是眼部卫生，勿让脏水、肥皂水进入眼内，勿用不洁净的毛巾或手揉擦眼睛。

四、外伤性白内障的护理

（一）概述与临床表现

眼球钝挫伤、穿通伤和爆炸伤等引起晶状体混浊称外伤性白内障（traumatic cataract）。多见于儿童或年轻人，常单眼发生。由于外伤的性质和程度不同，引起的晶状体混浊也有不同特点[1]。外伤性白内障的视力障碍与损伤程度有关。如果瞳孔区晶状体受伤，视力很快减退。当囊膜广泛受伤时，除视力障碍外，还伴有眼前段炎症或继发性青光眼。

1. 眼部钝挫伤所致白内障　由于眼球受挫伤，挫伤的作用力通过房水间接地传导到晶状体，引起晶状体上皮层的损伤或晶状体囊膜微小破裂，房水进入晶状体内引起晶状体混浊。

2. 眼球穿通伤所致白内障　穿通伤时，可使晶状体囊膜破裂，房水进入皮质，晶状体很快混浊。如伤口小而浅，则可很快闭合，形成局限混浊。如伤口大而深，晶状体全部混浊，皮质进入前房，可继发葡萄膜炎或青光眼。

3. 眼部爆炸伤所致白内障　爆炸时气浪可对眼部产生压力，引起类似钝挫伤所致的晶状体混浊，爆炸物或掀起的杂物也可造成穿通伤而引起白内障。

4. 电击伤所致白内障　触电引起前囊及前囊下皮质混浊，雷电击伤前后囊及皮质均可混浊。多数静止不发展，也可逐渐发展为全白内障。

（二）护理措施

1. 心理护理　病人由于经历外伤，对术后视力的期望值高，同时又害怕失明而担忧；外伤病人以年轻人居多，因视力下降影响今后的学习工作生活，往往表现为焦虑。因此耐心倾听病人，适时辅以点头等动作回应病人，可增加病人的信任，而后开展心理疏导，更有效地减轻病人的焦虑与不安。

2. 用药护理　遵医嘱给予抗生素、皮质类固醇眼水滴眼，控制炎症并清洁结膜囊。眼球有新鲜穿通伤者禁止洗眼，以防感染。术前 2 小时给予镇静药物口服，同时给予散瞳药散大瞳孔。

3. 病情观察　配合术眼和全身反应，注意有无感染、前房积血、伤口裂开虹膜脱出、继发青光眼等并发症。若出现发热、剧烈头痛、眼痛、眼前黑影等症状时应立即报告医护人员，及时处理。

4. 保持心情平静开朗，学会自我调整心态，避免过度紧张。

5. 学会自行滴眼药水、眼药膏的方法，尤其坚持用药，以减轻眼部反应。

6. 预防感冒及时增减衣服，并加强锻炼，增强机体抵抗力。

7. 其他　同老年性白内障。

思考题

1. 患儿，女性，5 岁，诊断为先天性白内障，拟全身麻醉下行"左眼白内障摘除联合后囊膜切开联合前部玻璃体切除联合人工晶状体植入术"。问题：

（1）全麻术后的护理要点是什么？

（2）白内障术后护士应如何观察并发症？

（3）术后病人家属询问如何配镜及弱视训练，那么对于先天性白内障的患儿应如何指导家长？

2. 先天性白内障患儿手术治疗白内障的最佳时期是？

第六节　青光眼疾病的护理

护理思维提示：

青光眼是一组以特征性视神经萎缩和视野缺损为共同特征的疾病，病理性眼压增高是其主要危险因素。青光眼是主要致盲眼病之一，有一定遗传倾向。根据前房角形态、病因机制、发病年龄，将青光眼分为原发性、继发性和先天性。青光眼治疗的目的是保存视功能，主要治疗方式为药物治疗、激光治疗和手术治疗。因此，重点护理环节为以下几点：

1. 心理护理　根据青光眼病人性情急躁、易激动的特点，做好耐心细致的心理疏导工作，保持好心态，积极配合治疗和护理。尤其对于婴幼儿病人，要做好家长的心理工作，接受现实，积极配合。

2. 局部用药护理　对于降眼压的眼药，要严格遵医嘱，掌握用药时间、用法用量，减少毒副作用。

3. 药物不良反应的观察　药物治疗是青光眼治疗的主要途径之一，有时常需联合用药，所以应密切观察药物的不良反应和病人全身情况，掌握正确的用药方法，减少不良反应的发生。

4. 监测眼压　由于眼压是相对容易控制的危险因素，目前主要通过药物和手术将眼压控制在目标眼压水平。因此，告知病人密切监测眼压，注意视功能的改变，尤其对于开角型青光眼，发病隐匿，早期眼压不稳定，尤应引起重视。

5. 术后并发症的观察与护理　加强术后观察，常见的并发症包括浅前房、高眼压、脉络膜上腔出血、前房积血，掌握并发症的相关症状，及时发现问题，及时通知医师并给予相应的护理。

6. 眼球按摩　做小梁切除术的病人，眼球按摩可保持滤过道通畅，减少瘢痕形成，从而提高手术成功率，教会病人眼球按摩的正确方法尤为重要。

7. 术后随访　青光眼术后的长期观察非常重要，有利于早期发现术后眼压失控及其他并发症，及时采取措施，避免病情进一步恶化，术后严格遵医嘱随访。

8. 提高用药依从性　青光眼为终生疾病，需要长期甚至联合用药，部分病人因对疾病和药物知识的缺乏，导致不能坚持按医嘱用药或擅自更改用药次数或剂量，影响了药物疗效，增加了毒副反应。因此应加强健康教育，提高用药依从性。

一、急性闭角型青光眼的护理

（一）概述与临床表现

急性闭角型青光眼是一种以眼压急剧升高并伴有相应症状改变为特征的眼病。急性闭角型青光眼发作期，属眼科主要急症，高眼压持续 6～12 小时，就有发生永久性视功能损害的危险。因此需按急症处理,以期在最短时间内控制高眼压,开放房角,尽可能避免永久性周边虹膜前粘连产生,减少对视功能的损害,挽救视功能[1]。

(二)护理措施

1. 心理护理 心理护理对于急性闭角型青光眼病人是非常重要的。注意病人情绪反应的强度和紧张度,有无焦虑、抑郁、情绪低落或波动、气愤发怒等表现;了解病人及家属对本病的认知度。根据青光眼病人性情急躁、易激动的特点,做好耐心细致的心理疏导工作。

2. 控制眼压 给药时严格执行"三查八对"原则。

(1)眼部用药:遵医嘱为病人使用降眼压药物,对于抗感染及营养作用的眼药可按照一般常规进行用药,但对于降眼压的眼药,要严格用药时间,用药后应按压泪囊(内眦处)2～3分钟,防止药物经泪小点进入泪道、鼻腔,导致药物的全身吸收,进而引起相应的毒副作用,而造成病人全身系统的损害[3]。

(2)口服给药:遵医嘱给予病人醋甲唑胺、异山梨醇等口服药,并嘱病人用药后两小时内尽量少饮水。

(3)静脉给药:必要时遵医嘱为病人输入20%甘露醇注射液予降眼压治疗,注意穿刺部位有无红肿、外渗。甘露醇需要全速输入体内,才能起到脱水降眼压的作用,因此输入前要了解病人的心肺功能。严格无菌操作。

3. 眼部用药护理 严格遵医嘱用药,注意观察用药后反应。

(1)用药前要询问病人有无药物过敏史。

(2)滴眼药前,应洗净双手,仔细检查药名、药物质量,是否澄清透明,有无杂质和沉淀,是否在有效期内等,注意两人核对,一切无误方可使用。

(3)滴眼药时病人取坐位或平卧位,头向后仰,并偏向患眼侧,先用干净纱布或棉球轻轻拭去眼睛分泌物。

(4)正确滴眼药方法:滴眼药水时,牵拉下眼睑,病人眼向上看,瓶身距眼部2cm左右,瓶身与面部成45°角,滴入结膜囊内,1～2滴药液即可,点完眼药应闭眼2～3分钟,并转动眼球,使药液均匀分布,以干棉球拭干多余药液。眼药瓶或软管不能接触眼睛。

(5)几种眼药同时使用,每种药应间隔5～10分钟。眼药水与眼药膏同时用,应先点眼药水,后点眼药膏。

(6)使用眼药水的顺序:水溶性→悬浊性→油性;眼药膏的顺序:水凝胶性→油性,先滴刺激性弱的,再滴刺激性强的药物。

(7)嘱病人滴眼药时瓶口勿接触睫毛及眼部,注意不要污染瓶口。

(8)眼药使用后拧紧瓶盖,一经开启,宜放于阴凉避光处保存。眼药开封后一个月不可继续使用。

(9)遵医嘱用药,症状消失后未经医师允许,不可随便停药。

4. 药物不良反应的观察和护理 用药过程中,应严密观察药物不良反应和病人全身情况。下面为几种常见用药的不良反应和护理:

(1)毛果芸香碱滴眼:全身吸收的主要部位在鼻黏膜,全身中毒症状有眩晕、脉快、气喘、流涎、多汗等。应注意滴药后压迫泪囊3～5分钟,如有中毒症状应及时擦汗、更衣、保暖,防止受凉并报告医师[3]。

毛果芸香碱通过收缩瞳孔括约肌,使周边虹膜离开房角前壁,开放房角,增加房水排出;同时收缩睫状肌的纵行纤维,增加巩膜突的张力,使小梁网间隙开放,房水引流阻力减小,增加房水排出,降低眼压。

(2)醋甲唑胺:大多发生于治疗早期,有唇、面部及手指、脚趾麻木感,胃肠道刺激症状等,应关注病人的知觉感受,嘱病人饭后 30 分钟服用,以减轻胃肠道不适,严重者对症处理。

(3)噻吗洛尔:此药有心脏毒性,对有心脏传导阻滞、窦房结病变、支气管哮喘者忌用。使用时要观察病人心率、脉率、呼吸,对于心率<55 次/分者要报告医师停药。

(4)甘露醇:

1)输注时间控制在 30 分钟之内,由于快速组织脱水,可致一过性颅内压降低,病人出现一过性头痛,输注过程中要去枕平卧位,使用后应缓慢起身,防止用药后突然起立引起体位性低血压。

甘露醇能够促进组织脱水,改善角膜及房角的组织水肿,促进房角增宽而恢复引流,同时甘露醇能提高血液和房水间的渗透压,促进房水循环与吸收。45 岁以上的病人输入甘露醇前,应该请内科会诊,以排除心、脑血管疾病;糖尿病病人慎用甘露醇。

2)使用时应注意选择管腔较粗、弹性较好的血管,并加强巡视,因为输入过程中可能导致外渗可致组织损伤、静脉炎。

3)使用过程中,可能导致肾脏损害,注意观察病人的尿量及颜色。

4)年老体弱或有心血管系统疾病的病人要注意观察呼吸、脉搏的变化,并适当减少用量或减慢滴速;糖尿病、肾功能不全者慎用。

5.生活护理 部分病人视力较差,生活自理能力下降,需协助病人完成生活自理。病人如有事外出或检查应有专人陪护,以确保病人安全。

6.术前准备 对于手术治疗的病人,做好术前准备工作。

(1)术前 3 天遵医嘱眼部点抗生素眼药水。告知病人正确点眼药方法:洗净双手,牵拉下眼睑,将药液滴入下穹窿内,嘱病人闭眼,并转动眼球,使药液均匀分布。

(2)完善各项检查,为手术作好充分的准备,作好术前准备及各项检查指导。

(3)为防止咳嗽、喷嚏震动眼部,要教会病人有咳嗽喷嚏冲动时张口呼吸,用舌尖顶住上腭,以缓解冲动,避免手术意外和术后出血。

(4)嘱病人做好个人卫生工作。

(5)情绪紧张者可在术前晚遵医嘱给予镇静安眠药,以保证充足睡眠,确保手术顺利进行。

7.术后护理

(1)并发症的观察:护士应加强术后病人的巡视工作,主动询问病人的不适症状,及时发现问题,及时通知医师,避免并发症的发生。

1）高眼压：注意观察病人有无眼痛、眼胀、头痛、恶心、呕吐等高眼压症状。经常巡视病房与病人沟通，有不适主诉及时通知医师，遵医嘱用药。若病人出现眼压高时，嘱病人尽量少饮水，一次饮水量不超过 300ml。

2）浅前房：注意观察病人视力有无明显下降，角膜有无水肿或角膜刺激症状，如有此症状应及时通知医师。前房变浅时，应将术眼加压包扎。

3）脉络膜上腔出血：密切观察病人是否有剧烈眼痛、视力突然丧失、头痛等症状。及时通知医师予以绷带包扎，最好双眼包扎，取半卧位，限制眼球的过度活动，避免进一步出血，并加速积血的吸收。

（2）眼球按摩（图 7-6-1）：部分做小梁切除术的病人，术后需对滤过泡进行护理，保持滤过道通畅，减少瘢痕形成，从而提高手术成功率，一项重要的工作便是眼球按摩，术后复查根据眼压，医师会告诉病人适宜的按摩时机，因此教会病人眼球按摩的正确方法尤为重要。术后 2 周内是通道闭合的关键时期，术后只要前房稳定、伤口无侧漏、眼压高至 15mmHg 以上，即可开始按摩[18]。刚开始时需由医师按摩，3 天后病人便可尝试自己按摩。按摩的次数和强度依据眼压高低灵活掌握。如果眼压容易升高，一天可

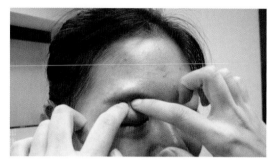

图 7-6-1　眼球按摩

具体方法：按摩时应嘱病人向下注视，双手示指并拢，通过上睑置于滤泡上方，双手示指轻轻地、上下交替起伏压迫眼球上方，按摩滤过泡，每天按摩 2～3 次，每次 5 分钟左右或 200～300 下。每次按摩前应清洁双手，刚开始按摩须缓慢，逐渐增速，由轻渐重，以病人能耐受为宜，不可损伤滤过泡

按摩若干次。如果眼压正常甚至偏低，则暂时不需要按摩。眼球按摩需术后持续至少 0.5～1 年，按摩前对病人的症状、眼压、滤泡情况进行评估，并注意前房形成是否良好。对病人及家属的学习能力、操作能力进行评估，制订出适合病人的计划及方法。具体方法：按摩时应嘱病人向下注视，双手示指并拢，通过上睑置于滤泡上方，双手示指轻轻地、上下交替起伏压迫眼球上方，按摩滤过泡，每天按摩 2～3 次，每次 5 分钟左右或 200～300 下。每次按摩前应清洁双手，刚开始按摩须缓慢，逐渐增速，由轻渐重，以病人能耐受为宜，不可损伤滤过泡。

8. 术后随访　目前青光眼手术成功率尚未达到 100%[18]，因此，青光眼术后的长期观察非常重要，有利于早期发现术后眼压失控及其他并发症，及时采取措施，避免病情进一步恶化，更好地保护残存的视功能。术后一般密切观察一周，随着眼部情况恢复，每 1～2 周到医院复查一次。眼压正常者可每月到医院复查一次。有医疗条件者，应终生坚持每月到医院复查一次，无条件者，在眼压及视功能稳定时至少每年复查一次。如术后有并发症出现，应根据情况缩短复查间隔时间，以便及时处理。随访情况一般包括：眼压、视功能、视神经、用药情况等。

9. 健康指导

（1）青光眼手术术后无需绝对卧床休息，但手术当天尽量多休息，避免咳嗽。除有前房积血需要半卧位特殊体位休息外，绝大多数病人可活动自如，但要避免较大的震动，如跑步、大声谈笑、眼部外伤等。

（2）忌干硬食物，以免咀嚼肌过度运动影响眼部伤口愈合。戒烟酒，多吃水果蔬菜，保持大便通畅，避免用力排便导致眼压升高，必要时给予缓泻剂。

（3）手术日术眼无菌纱布遮盖，减少健眼活动。保持术眼敷料清洁、干燥，如有渗液污染，应观察渗出物的性质并及时更换。

（4）术后第一天遵医嘱为病人滴眼药，每次点 1～2 滴于结膜囊内，两种眼药间隔 5～10 分钟，点药后嘱病人闭眼 2～3 分钟。为病人滴眼药的同时教会病人正确的点眼药方法。

（5）术后 2 周～1 个月内不要让脏水或肥皂水进入术眼内。一个月内不要对手术眼施加压力（揉眼），并预防外伤。

（6）控制饮水量，一次饮水不超过 300ml，每天不超过 2000ml，防止眼压升高。

（7）尽量避免在光线暗的环境中停留，看电视、用电脑要开小灯照明。

（8）避免情绪激动，保持乐观的心态。

（9）告知青光眼病人及家属要经常进行自我监测，如有眼胀痛、雾视、虹视、视力急剧下降、视野缺损等变化，应及时就诊，青光眼随病情进展，损害呈不可逆性加重。

二、原发性开角型青光眼的护理

（一）概述与临床表现

原发性开角型青光眼病因尚不完全明了，可能与遗传有关。特点是眼压虽然升高，但房角始终是开放的，房水外流受阻于小梁网 -Schlem 管系统。发病隐匿，除少数病人在眼压升高时出现雾视、眼胀外，多数病人可无任何自觉症状，常常直到晚期，视功能遭受严重损害时才发觉。眼压早期表现不稳定，有时可在正常范围，随病情进展，眼压逐渐增高[1]。

（二）护理措施

1. 监测眼压变化　因开角型青光眼发病隐匿，早期眼压不稳定，所以应严密监测眼压，每天监测病人眼压变化，必要时，遵医嘱及时进行药物控制眼压治疗，防止视神经的进一步损害。

2. 加强健康宣教

（1）提高病人用药护理的依从性：由于原发性开角型青光眼病情隐匿，常无自觉症状，感觉不到药物治疗效果，再加上病人对疾病认识不足及药物使用的频繁性、长期性，造成病人不能坚持按医嘱用药或擅自更改用药次数或剂量，大大降低了药物的疗效，增加了毒副作用。根据药物的性质、病人的体质，用药前做好相应评估，做好解释工作，提高用药依从性；用药时须告知病人药物的作用及注意事项，以达到良好的降眼压疗效。做好相应的健康宣教工作，以提高病人对医嘱的依从性。

（2）告知病人眼压升高的症状，包括眼痛、眼胀，甚者头痛、恶心、呕吐等，如出现上述症状及时就诊。

3. 眼部用药的护理　同急性闭角型青光眼的眼部用药护理。

4. 其他　同闭角型青光眼的护理。

三、先天性青光眼的护理

（一）概述与临床表现

先天性青光眼是在胎儿发育过程中，前房角发育异常，小梁 -Schlemm 系统不能发挥有效的房水功能而使眼压升高的一类青光眼，是儿童常见的致盲眼病之一[1]。随着病情的进展，青光眼病人的视野可以全部丧失，最终失明，而这种失明，在目前医学技术水平下无法逆转和恢复。先天性青光眼分为婴幼儿型青光眼、青少年型青光眼和青光眼合并其他先天异常（例如颜面血管瘤综合征、无虹膜性青光眼等）。婴幼儿型青光眼的三大特征性症状为畏光、流泪、眼睑痉挛。除眼压有较大的波动外，青少年型青光眼临床表现与原发性开角型青光眼基本一致。

（二）护理措施

1. 心理护理　由于青光眼病情的复杂，难以控制，有的患儿甚至在数月或数年内经历多次手术。这对于年幼的病人来说可能体会不到，但对于家属来说打击巨大，入院后家长常常会感到紧张、焦虑、恐惧，为此要做好病人家属的心理护理工作，使其尽快适应住院环境，接受现实，积极配合治疗和护理。

2. 安全护理　部分患儿年龄较小且无自理能力，为此在患儿住院期间加强对患儿的安全护理及做好对家属安全方面的宣教，以防意外伤害的发生。

（1）向家属详细介绍病房环境，勿在走廊、大厅跑闹，以免碰伤。

（2）将暖壶、水杯等放于患儿不易碰倒处，防止烫伤。

（3）患儿 24 小时要有家属看护，嘱患儿家属当患儿睡觉或床上活动时，注意抬起两边床挡，防止患儿坠床。

3. 术前护理　由于药物的毒副作用，长期药物治疗的价值有限，手术是治疗婴幼儿型青光眼的主要措施；青少年型青光眼在药物不能控制眼压时，可行手术治疗；合并其他先天异常的青光眼也主要依靠手术。

（1）完善常规检查，降低全麻手术的风险。术前需要完善必要的常规检查，关注检查结果，检查结果异常时及时通知医师，并给予患儿家属相应的健康指导。

（2）术前 3 天抗生素眼药水滴眼治疗。

（3）保持病房环境整洁，通风良好。嘱患儿家属注意给患儿保暖，预防患儿感冒，避免因感冒引起呼吸道分泌物增多，影响手术的顺利进行。

（4）嘱病人或患儿家属严格遵照医嘱禁食水，尤其母乳喂养的患儿，麻醉师会按照患儿的年龄大小，指导家长给患儿的禁食水要求，尽可能缩短患儿禁食水时间，既减少患儿因空腹时间过长引起低血糖发生率，又能安全进行手术。

4. 术后护理

（1）全麻术后的观察与护理，患儿手术毕回病房后仍需去枕平卧（具体时间遵麻醉师医嘱），头偏向健眼侧，以避免压迫术眼，同时防止呕吐物污染术眼敷料；嘱患儿家属看护好患儿，防止其因术眼不适撕脱术眼敷料；观察患儿全麻术后的情况，包括生命体征的观察、意识的观察、第一次小便的观察；另外观察患儿有无恶心、呕吐等术后不良反应；患儿完全清醒后可进食少量水，若无呛咳，可少量进食母乳或流食，以免引起胃部不适。

（2）加强术眼的观察与护理，预防感染。

1）观察患儿有无异常哭闹，术眼结膜有无充血、眼睑有无水肿，敷料有无松动、潮湿，如发现异常及时通知医师，遵医嘱对症处理。

2）眼部用药护理，患儿年龄较小，点眼药时不配合，护士应选择合适的时机点眼药，最好在患儿睡觉时点眼药，减少其哭闹，以确保眼部用药疗效，预防眼部感染，减轻眼部炎症反应。

3）患儿术后会出现眼部不适，要提醒患儿家属要防止患儿下意识用手抓挠眼睛，尤其是夜间在保证患儿舒适的情况下，做好对患儿双手的束缚工作，防止眼内感染的发生。

（3）前房积血的护理：

1）做好体位护理，出现前房积血时嘱患儿家属保持患儿头高位，使出血沉在前房的下方，避免前房积血积聚在瞳孔区引起角膜血染，造成不可逆的视力减退[19]。

2）检查治疗时操作动作轻巧，尽量减少患儿哭闹，必要时遵医嘱给予患儿 10% 水合氯醛口服，待患儿睡着时再进行；遵医嘱及时使用止血药物及活血化瘀药物，促进血块的吸收。

3）嘱患儿家属不要过多移动患儿头部，勿碰撞术眼。

（4）眼球按摩：按摩时机及方法同闭角型青光眼。

5. 术后随访　同闭角型青光眼。

6. 加强健康宣教，提高用药依从性。对于先天性青光眼，多数为年龄较小的婴幼儿，用药要由照顾者来完成，因此用药时须告知病人药物的作用及注意事项，根据药物的性质，做好相应评估和解释工作，提高用药依从性，以达到良好的降眼压疗效。切勿自行停药或擅自更改用药次数或剂量，降低药物疗效，增加毒副作用。

7. 眼部用药的护理　同急性闭角型青光眼的眼部用药护理。

8. 健康指导

（1）注意术眼卫生，防止脏水进眼睛，不要用力挤眼、揉眼，勿用不洁的物品擦拭术眼，若发现病人或患儿有术眼不适的表现及时到医院诊治。

（2）保持室内光线适宜，一次性喝水、哺乳不要过多。

（3）预防感冒，不要用力咳嗽、打喷嚏，保持大便通畅。

思考题

1. 患儿，3 岁，家属主诉"发现患儿出生后经常出现双眼怕光、流泪，无眼红、眼痛，未予重视"，门诊以"双眼先天性青光眼"收入院。择日在全身麻醉下行"双眼小梁切开联合小梁切除术"问题：

（1）患儿术前用卡替洛尔滴眼液局部降眼压治疗，应如何指导患儿家属正确用药？

（2）患儿小梁切除术后为保持术眼滤过通畅，需行眼球按摩，应如何指导家长正确的眼球按摩方法？

2. 女性，55 岁，主诉左眼胀痛伴左侧头痛 2 天，视力左眼为 0.1，眼压 45mmHg。房角镜检查左眼房角关闭。眼底检查杯盘比 0.7，诊断为左眼急性闭角型青光眼。拟手术治疗收入院。问题：

（1）应为该病人做哪些生活指导？

（2）该病人进行抗青光眼手术治疗，术后次日术眼护理有哪些？

3. 病人，女性，46岁，为双眼开角型青光眼病人，某日主诉左眼胀痛，来院就诊，测量眼压右眼20mmHg，左眼48mmHg，遵医嘱输入20%甘露醇250ml，请问在甘露醇输入过程中应注意哪些要点？

4. 青光眼定期随访的目的和意义？

第七节　眼外伤的护理

护理思维提示：

　　任何机械性、物理性和化学性的外来因素作用于眼部，造成视觉器官结构和功能的损伤统称为眼外伤，是视力损害的主要原因之一。发生眼外伤，应及时救治，而后续的并发症治疗为挽救伤眼同样极为重要。因此，重点护理环节为以下几点：

　　1. 急救护理　急诊治疗的目的在于尽早清洗缝合伤口，恢复组合正常解剖结构。一旦发生化学烧伤，应争分夺秒立即急救、自救，原则是冲洗迅速、大量、充分，以免丧失抢救时机[1]。

　　2. 术后并发症的观察与护理　术后常见的并发症为眼内出血、高眼压等，严密观察病人术眼及全身情况，及时发现，防止或减少并发症的发生。

　　3. 体位护理　硅油及气体填充术后病人需采取特殊体位，持续正确的体位对促进视网膜的复位有至关重要的作用。应向病人加强健康宣教，提高遵医行为。

　　4. 有效预防　眼外伤病人多为男性，儿童和青壮年发病率高，瞬间伤害对病人的身心和生活质量造成严重影响，一些严重的眼外伤预后很差，因此预防极其重要。加强卫生安全宣教，完善防护措施，能有效减少眼外伤。

一、眼球穿通伤的护理

（一）概述与临床表现

　　眼球穿通伤是严重的致盲眼病，是眼球遭受外界锐器刺伤或高速射出的异物碎屑造成眼球壁的全层裂开，伴或不伴有眼内损伤或组织脱出，以刀、剪、针刺伤较常见。穿通伤的严重程度与致伤物的大小、形态、性质、飞溅的速度、受伤的部位、污染的程度及球内有无异物存留等因素有关，预后取决于伤口部位、范围和损伤程度，有无感染等并发症，以及治疗措施是否及时适当。发生眼球穿通伤后除要做好急救处理，同时后期的手术也至关重要[2]。

（二）护理措施

　　1. 心理护理　眼外伤病人多为意外伤害，故多伴有焦虑、悲观的心理，担心预后及视力恢复情况，应多关心鼓励病人，积极面对现实，讲解手术过程、注意事项，取得病人的积极配合，从而达到满意的治疗效果。

　　2. 预防受伤的危险　部分病人受伤严重，视力下降明显，因接触陌生环境存在受伤的危险。要做好相关安全宣教及相应护理措施，保证病人安全。

　　（1）帮助病人尽快熟悉环境和物品摆放，方便病人取用。

　　（2）外出检查要有专人陪护，防止跌倒、撞伤。

　　（3）保持地面清洁干燥，防止病人滑倒。

3．术前护理

（1）术前准备：

1）状态准备：手术前保证充足的睡眠，必要时可给予镇静剂。

2）呼吸道准备：嘱病人注意保暖，避免受凉引起感冒和上呼吸道感染。

3）体位准备：玻璃体切割术后需要填充气体或硅油的病人要采取特殊体位，术前应教会病人正确体位姿势，讲明必要性，并适当练习。

4）完善术前辅助检查：行胸片、眼科超声检查和眼部 CT 检查等。

5）术前一天做好个人卫生清洁工作。

（2）眼部用药的护理：严格遵医嘱用药，注意观察用药后反应。

1）用药前要询问病人有无药物过敏史。

2）滴眼药前，应洗净双手，仔细检查药名、药物质量，是否澄清透明，有无杂质和沉淀，是否在有效期内等，注意两人核对，一切无误方可使用。

3）滴眼药时病人取坐位或平卧位，头向后仰，并偏向患眼侧，先用干净纱布或棉球轻轻拭去眼睛分泌物。

4）正确滴眼药方法：滴眼药水时，牵拉下眼睑，病人眼向上看，瓶身距眼部 2cm 左右，瓶身与面部成 45°角，滴入结膜囊内，1～2 滴药液即可，点完眼药应闭眼 2～3 分钟，并转动眼球，使药液均匀分布，以干棉球拭干多余药液。眼药瓶或软管不能接触眼睛。

5）几种眼药同时使用，每种药应间隔 5～10 分钟。眼药水与眼药膏同时用，应先点眼药水，后点眼药膏。

6）使用眼药水的顺序：水溶性→悬浊性→油性；眼药膏的顺序：水凝胶性→油性，先滴刺激性弱的，再滴刺激性强的药物。

7）嘱病人滴眼药时瓶口勿接触睫毛及眼部，注意不要污染瓶口。

8）眼药使用后拧紧瓶盖，一经开启，宜放于阴凉避光处保存。眼药开封后一个月不可继续使用。

9）遵医嘱用药，症状消失后未经医师允许，不可随便停药。

4．术后护理

（1）并发症的观察：多巡视病房，注意病人的主诉，全身表现，及时发现问题，防止或减少并发症的发生。

1）眼内出血：是最常见且较为严重的并发症之一，术后剧烈咳嗽、呕吐或活动都是导致眼内出血的常见原因。应嘱病人卧床休息，取高枕卧位，使血下沉，避免角膜血染、瞳孔后粘连和影响黄斑[20]，勿做剧烈运动，术眼包扎，根据病人病情遵医嘱应用止血药物。

2）感染：由于病人眼内异物存留时间长，术后应密切观察病人眼部分泌物情况，观察体温变化，遵医嘱全身和局部应用抗生素治疗。

3）高眼压：是术后常见并发症，手术后是由于手术反应刺激睫状体水肿、前房炎症、前方积血，眼内注入硅油以及注入的气体发生膨胀造成的，应告知病人原因，如出现明显眼痛、眼胀、头痛、恶心、呕吐时勿紧张，及时告知医师立即处理即可。

（2）体位护理：

1）告知病人术后采取特殊体位的目的：促进视网膜复位。

2）告知病人采取特殊体位即面向下体位的时间，硅油及不同气体的持续时间不同，故病人采取特殊体位的时间也不同，恢复自由体位的时机由医师根据视网膜恢复情况及气体的吸收时间作判断，请严格遵照医嘱。

> 常规硅油注入后采取特殊体位为 3～6 个月，直至硅油取出；空气常规为 1～2 周，惰性气体为 2～3 周，术后两周为关键期，应持续保持特殊体位[4]。

3）做好病人特殊体位的健康宣教，教会并示范病人特殊体位的具体方法以及如何更换体位。

4）皮肤护理：告知病人可变换多种姿势，即坐位、站位、卧位，并督促病人 1～2 小时更换体位，避免局部皮肤长期受压，发红或破溃；受压部位可垫软枕，增加舒适度和减少压疮风险。

（3）生活护理：给予病人正确的生活护理指导，减少并发症、意外的发生，促进疾病恢复。

1）手术当天尽量多休息，避免低头、咳嗽等剧烈活动。

2）全麻术后可进食后先饮用少量温开水，观察有无呛咳症状，如无不适可进食半流质易消化饮食，手术次日可正常饮食，应选择高蛋白和高纤维素的清淡软食或半流质饮食，忌辛辣、油炸、干硬食物，戒烟酒。多吃蔬菜水果，保持大便通畅。

3）术后两周内不要让脏水或肥皂水进入术眼，不要用不洁的纸巾或手帕擦揉术眼，按时滴眼药，预防术眼感染。

4）经常巡视病房，询问病人所需，协助生活护理，防范跌倒、烫伤等意外损伤。

（4）病情观察及复诊：嘱病人出院后应密切观察病情变化和眼压情况，如出现眼部剧烈疼痛，伴有头痛、恶心、呕吐及视力下降、视物模糊、变形等其他情况应及时就诊。出院后 1 周复查，根据医嘱进行后续治疗。

5. 有效预防　眼外伤病人多为男性，儿童和青壮年发病率高，瞬间伤害对病人的身心和生活质量造成严重影响，一些严重的眼外伤预后很差，因此预防极其重要，应加强对病人的健康教育。在工农业生产中，当暴露于有损害可能的环境时，应戴防护面罩或眼罩；开采矿石时，应规范使用爆炸物；日常生活中，管理好锋利、有危险性的用具和物品，如剪刀、注射器、带尖锐笔尖的笔；制止儿童玩弄危险玩具，如子弹枪等；关爱幼儿和老年人，避免摔伤或碰伤；加强烟花爆竹的安全管理和合理燃放；体育运动或娱乐活动中，尽量避免近距离激烈对抗，如球类运动、彩弹枪真人游戏拓展训练，应带防护眼镜；驾驶车辆或乘车时应养成系安全带的好习惯[3]。

二、眼内异物的护理

（一）概述与临床表现

眼内异物是严重危害视力的一类眼外伤，任何开放性眼部或眼眶外伤，都应怀疑并排除异物，敲击金属是最常见的受伤方式，异物的损伤因素包括机械性破坏、化学及毒性反应、继发感染等，异物进入眼球，除了在受伤时所引起的机械性损伤外，由于异物的存留增加了对眼球的危害，眼内的反应取决于异物的化学成分、部位和有无感染。不活泼的无菌异物，如石、沙、玻璃等一般能耐受。铁、铜、锌和铝是常见的反应性异物，后两种引起轻微炎症,可包裹;若异物很大可刺激炎症,引起细胞增生、牵拉性视网膜脱离和眼球萎缩。异物也可移位[1]。

一般来说,眼内异物需要及早诊断、适时手术,以保护眼球和保留视力。

(二)护理措施

1. 心理护理 病人对手术的期望值较高,希望术后视力能够提高。应正确指导病人,告知病人眼内异物的手术目的不是提高视力,而是解除异物对眼球的进一步损害,以降低病人的心理预期,面对现实,积极配合治疗和护理。

2. 眼部不适护理 部分病人入院后仍有眼部持续疼痛、畏光等不适,影响其正常的休息和睡眠。

(1)为病人提供舒适的病房环境,使病人得到充分的休息和睡眠。

(2)遵医嘱给予病人止疼药,缓解其眼部疼痛,观察病人服药后有无不良反应。

3. 术前准备 同眼球穿通伤的术前准备。

4. 术后护理

(1)术眼的观察与护理:对术眼的准确、及时的观察,对防止感染的发生和预防并发症具有积极有效的作用。

1)手术当天观察病人术眼敷料有无渗血渗液,术后有无不良反应,如出现眼胀、眼痛、恶心、呕吐等应及时通知医师,及时对症处理,以免延误病情。

2)术眼敷料打开后,观察术眼有无分泌物,眼睑有无水肿,结膜有无出血,角膜有无水肿,术眼有无疼痛等,遵医嘱给予病人抗生素、散瞳眼药水点眼治疗,点眼药时注意无菌操作。

(2)向病人提供生活护理:为病人提供必要的生活护理以满足基本需要。

1)经常巡视病房,了解病人的需求。

2)将水杯、手纸、手机等物品及呼叫器放在病人伸手可触及之处,方便病人拿取;协助病人用餐、如厕,满足基本需要。

3)病人术后进清淡、易消化软食,如粥、面条等;进食蔬菜、水果等富含纤维素的饮食,促进肠蠕动,防止便秘。

(3)健康指导:

1)出院后遵医嘱按时点眼药,定期门诊复查。

2)注意术眼卫生,两周内防止不洁水进眼睛,勿用不洁的物品擦拭术眼,若术眼出现眼痛、眼胀、视力下降等及时到医院诊治。

3)注意多休息,避免重体力活,避免头部受到剧烈震动,避免眼部再次受伤。

5. 有效预防同眼球穿通伤。

三、眼角膜异物的护理

(一)概述与临床表现

眼角膜异物以铁屑、煤屑较多见,有明显刺激症状,如刺痛、畏光、流泪和眼睑疼挛等。铁质异物可形成锈斑,植物性异物容易引起感染[1]。

对角膜浅层异物,可在表麻下用盐水湿棉签拭去。较深的用无菌注射针头剔除,如有锈斑,尽量一次刮除干净。对异物较大,已部分穿透角膜进入前房,应行显微手术清除异物,必要时缝合伤口。

(二)护理措施

1. 指导配合 嘱病人放松心情,积极配合异物的取出。

2. 眼部不适护理 病人眼部刺激症状明显,影响其正常的休息。

(1)遵医嘱给予病人止疼药,缓解其眼部疼痛,观察病人服药后有无不良反应。

(2)保持病室内光线适宜,嘱病人尽量不要外出,如需外出时要嘱病人戴上墨镜或将患眼用敷料遮挡,以减轻其不适感。

3. 眼部用药的护理同眼球穿通伤。

4. 健康指导 角膜异物取出后应严密观察术眼情况。

(1)遵医嘱按时点眼药,次日门诊复查。

(2)注意术眼卫生,两周内防止不洁水进眼睛,勿用不洁的物品擦拭术眼,若术眼出现眼痛、视力下降等及时到医院诊治。

(3)注意多休息,避免眼部再次受伤。

5. 有效预防同眼球穿通伤。

四、眼化学伤的护理

(一)概述与临床表现

化学性烧伤由化学物品的溶液、粉尘或气体接触眼部所致。多发生在化工厂、实验室或施工场所,常见的有酸、碱烧伤。眼的化学伤可导致角膜、结膜上皮的干细胞破坏或其附养的基质、基底膜微环境异常,引起眼表面衰竭,成为严重的致盲性眼病。酸性烧伤,酸对蛋白质有凝固作用,浓度较低时,仅有刺激作用;强酸能使组织蛋白凝固坏死,凝固蛋白可起到屏障作用,能阻止酸性作用向深层渗透,组织损伤相对较轻。碱性烧伤,常见有氢氧化钠、生石灰、氨水等引起,碱能溶解脂肪和蛋白质,与组织接触后能很快渗透到深层和眼内,使细胞分解坏死。因此,碱烧伤的后果更严重[1](表 7-7-1)。

表 7-7-1 眼化学伤烧伤程度

烧伤程度	眼部组织反应观察
轻度	眼睑与结膜轻度充血水肿,角膜上皮有点状脱落或水肿
中度	眼睑皮肤可起水疱或糜烂;结膜水肿,出现小片缺血坏死;角膜有明显混浊水肿,上皮层完全脱落,或形成白色凝固层
重度	结膜出现广泛的缺血性坏死,呈灰白色混浊;角膜全层灰白或者呈瓷白色

(二)护理措施

1. 急救护理 争分夺秒地在现场彻底冲洗眼部,是处理酸碱烧伤最重要的一步(表 7-7-2)。一旦发生化学烧伤,应争分夺秒立即急救、自救,原则是冲洗迅速、大量、充分,以免丧失抢救时机。查清致伤物的酸碱性及其强度,彻底清除致伤物质。

表 7-7-2　常见眼化学伤中和溶液

烧伤类别	中和溶液
酸烧伤	2% 碳酸氢钠溶液
碱烧伤	3% 硼酸溶液

2. 眼部用药的护理　早期治疗为局部或联合全身应用抗生素控制感染。

(1) 局部或全身用糖皮质激素，抑制炎症反应和新生血管形成。但在伤后 2～3 周，角膜有溶解倾向，应停用[1]。

(2) 2 周内都应滴降眼压药。注意药物不良反应和毒副作用。

(3) 其他：同眼球穿通伤。

3. 生活护理　部分病人双眼视力极差，生活自理能力很弱。应经常与病人及家属进行沟通，且耐心细致，对重要的注意事项应重复，尊重病人的生活习惯，多关心病人的感受，勤巡视病房，建立良好的护患关系。

(1) 强调安全的重要性，如外出必须有家人陪同；将其常用物品放在固定位置，以便取用；减少或除去屋内障碍物的存放。

(2) 对行动不便的病人要重视基础护理，备好轮椅，并对具有安全隐患的病人做好防护措施。

(3) 理解病人及家属的焦虑心情，有问题时应耐心解答，务必使其了解各方面的相关知识。

(4) 主动询问病人生活上有什么需要，尽力帮助病人解决由于失明带来的各种生活不便。

4. 术前护理　晚期应针对并发症治疗，如矫正睑内翻、睑球粘连，进行角膜移植术等。出现继发性青光眼时，行睫状体冷凝术或激光光凝术。因此，充分做好术前准备。

(1) 心理护理：由于手术较复杂、细致、并发症多，一般病人多有焦虑、紧张及情绪低落的心理状态，对手术会产生不良的影响，所以要耐心细致地做好思想工作。由于病人双眼视力差，对术后效果期望值较高，应耐心细致地对其进行宣教和讲解，使病人有一定的心理承受力，对手术治疗有比较客观的认识，消除紧张、恐惧心理，提高适应能力，以积极的心态接受手术治疗。

(2) 术前准备：同眼球穿通伤。

5. 术后护理

(1) 眼部护理：术后术眼加压包扎并限制眼球运动，观察伤口敷料情况和术后疼痛情况，次日换药，打开敷料后，观察眼部分泌物情况、结膜充血情况。

(2) 并发症的观察及护理：

1) 免疫排斥反应：角膜移植术后出现免疫排斥反应问题是导致手术失败的主要原因，多在术后 10 天～3 个月内发生，如果术后 2 周左右出现畏光、流泪、突然视力下降等，应警惕排斥反应的发生，及时采取有效措施控制排斥反应的发展，保护角膜植片[21]。

2) 继发性青光眼：多在术后 24 小时发生，如病人术后出现持续性头痛，眼胀痛，伴恶心、呕吐，常提示眼压升高，一旦出现高眼压的症状，应立即向医师报告，及时给予治疗，以免加重角膜内皮受损。

3）术后感染：是角膜移植术后严重的、相对常见的并发症，表现为缝线区局部感染或化脓性眼内炎，前者最初表现为眼部有摩擦感、眼红、视力下降，后者表现为剧烈眼痛、畏光、流泪，如有发生要及时报告医师处理。

（3）健康指导

1）术后尽量多休息，避免打喷嚏、咳嗽，必要时给予镇咳剂，以防眼压增高和角膜缝线裂开，影响伤口愈合。

2）术后减少头部活动，避免弯腰、低头动作，勿用力挤眼及揉眼。

3）保持大便通畅，避免大便时用力，以防造成伤口出血或角膜移植片脱离。恢复期进食高蛋白、高维生素的饮食，以增加机体免疫力，促进角膜上皮生长，有利于伤口愈合。

4）忌烟酒及辛辣刺激性食物，因辛辣食物可导致血管扩张，眼部充血，加重术后炎症反应，诱发排斥反应。

5）术后两周不得让脏水或肥皂水进入术眼内。一个月内不要对手术眼施加压力（揉眼），并预防外伤。

6）出院后要遵医嘱按时复查。如术眼出现分泌物增多、植片混浊、结膜充血等异常症状应及时到医院检查及治疗。

6. 有效预防 多发生在化工厂、实验室或施工场所，常见的有酸、碱烧伤。告知病人应加强卫生安全意识，注重岗前培训，严格执行操作规章制度，完善防护措施，能有效减少眼外伤。

思考题

1. 病人，50 岁，主诉"被雷管炸伤 3 个月，自觉异物崩入左眼伴视力下降，于本地医院行左眼角巩膜裂伤缝合术"，进一步治疗收入院。择日病人全身麻醉下行"左眼白内障超声乳化联合玻璃体切除联合激光联合磁性异物取出联合惰性气体注入术"。问题：

（1）病人术后第 2 天视物不清，医师检查确诊为眼内出血，应如何指导病人？

（2）病人术后眼内填充惰性气体，应如何指导病人卧位？

2. 病人男性，为实验室工作人员，主诉"左眼碱烧伤半年，左眼视力下降"。专科检查：视力右眼 0.3，左眼眼前手动，入院后全身麻醉下行"左眼板层角膜移植术"。

（1）病人担心角膜移植术后发生排斥反应，应如何指导病人？

（2）病人为实验室工作人员，出院宣教时护士如何指导病人再次发生化学烧伤？

参考文献

1. 赵堪兴，杨培增. 眼科学. 第 8 版. 北京：人民卫生出版社，2013.

2. 刘淑贤. 同仁眼科专科护理操作技术规范与评分标准. 北京：科学出版社，2009.

3. 韩杰，刘淑贤. 眼科临床护理思维与实践. 北京：人民卫生出版社，2012.

4. 董桂霞. 眼科护理知识与测试习题. 北京：北京科学技术出版社，2011.

5. 华玉珍. 眼睑外翻矫正术的护理体会. 中国美容医学，2009，8（18）：1188.

6. 孙力. 人工鼻泪管支架术病人的术后观察. 护理研究，2011，25（11）：2993.

7. 赵晓简, 邱国治. 泪道探通术治疗先天性泪囊炎治疗时机的分析. 眼科, 2002, 11 (03): 157-159.

8. 韩杰, 张红君. 实用眼科护理及技术. 北京: 科学出版社, 2008.

9. 韩杰, 侯军华, 李越, 等. 眼耳鼻喉科护理技能实训. 北京: 科学出版社, 2014.

10. 石芊, 彭秀军, 王桂琴. 以假膜性结膜炎为首发表现的水痘一例. 中华眼科杂志, 2011, 47: 260.

11. Mehzer EO.Evaluating rhinitis.clinical rhinornanometric and cyto-logical assessment.J Allergy Clin Immuno], 1988, 82: 900-908.

12. Abeson MB, George MA, Garofalo C.Differential diagnosis of oculordisorder.Ann Allergy, 1993: 7095-7105.

13. 李莹, 张潇, 吕岚, 等. 过敏性结膜炎的流行病学及奥洛他定滴眼液开放性多中心治疗的初步效果. Ophthalmol CHN, 2008, 17: 166-170.

14. 王宁利, 胡爱莲. 我国沙眼防治的启迪与思考. 中华眼科杂志, 2015, 7 (7): 51.

15. Al-Bdour M, Al-Latayfeh MM. Risk factors for pterygium in an adult Jordanian population. Acta Ophthalmol Scand, 2004, 82: 64-67.

16. 刘淑贤, 李越. 同仁眼科疾病护理 - 健康教育指南. 北京: 人民卫生出版社, 2011.

17. 席淑新. 眼耳鼻咽喉口腔科护理学. 北京: 人民卫生出版社, 2012.

18. 张舒心, 唐炘, 刘磊. 青光眼治疗学. 第 2 版. 北京: 人民卫生出版社, 2011.

19. 韩杰. 眼科临床护理手册. 北京: 科学技术文献出版社, 2009.

20. 罗海燕, 廖永玉. 严重眼外伤玻璃体切除术后并发症护理. 护理学报, 2007, 14 (4): 66-67.

21. 邓来, 李红瑜. 角膜移植术的围手术期护理. 当代护士杂志, 2010, 8: 81.

第八章　思考题及答案

第一节　眼科专科检查操作规范思考题及答案

一、视力检查操作规范

1. 视力检查的注意事项有哪些?

答:

(1)协助病人熟悉视力检查表,病人眼部如有分泌物应帮助病人清洁眼部。

(2)视力检查表安装于墙上或固定在专用架上。视力表与视力反光镜的距离为 2.5m,如无反光镜,则需与被检查者相距 5m,视力表的 1.0 一行应与被检查者的眼睛平行。

(3)认真接待病人,主动热情,消除病人紧张情绪,使病人在放松的状态下,以达到检查的准确性。

(4)常规检查是先查右眼,后查左眼,如果受检查者戴眼镜,应先检查裸眼视力,再检查矫正视力。非受检眼必须完全遮盖,但不能压迫眼球。

(5)检查时,病人每个字母的辨认时间为 2~3 秒。检查者头位要正,切忌歪头、眯眼或用另一只眼帮忙。

(6)遮盖勺一人一用,避免交叉感染。

2. 试述小儿视力检查法?

答:虽然患儿难以合作,但可检查注视反射及跟随反射是否存。将物体置于受检患儿的前方,观察其是否注视物体,并随之移动。如一眼失明,在遮盖患眼时患儿安静如常,在遮盖健眼时躁动不安,力图避开遮盖物。优先观看法可客观定量检查小儿视力,检查时,向婴幼儿同时显示一个均匀灰色图板及一个黑白相间的条纹图板,受检儿童会主动注视条纹图板,不愿看灰色图板,通过向受检儿童提供不同宽度的条纹图板,观察其是否优先注视条纹图板的反应,即可测试受检儿童的视力。

3. 病人王某在甲医院测量裸眼视力为右 0.5、左 0.6,到乙医院测量裸眼视力为右 0.8、左 0.9,请试分析引起结果差异的原因是什么?

答:病人视力检查出现误差的原因需排除环境原因、病人原因和检查者原因几个方面。

(1)检查环境应该考虑视力表灯箱及镜面是否清洁、字符是否清晰;病人坐于视力表前视线是否平 1.0 行视标,有无遮挡视标;病人与视标之间距离是否为 5m;环境光线有无过于明亮或过于黑暗等。

（2）病人方面应该考虑近日病人有无过度用眼；近期有无患其他眼部疾患、是否使用了眼部制剂；及病人精神是否过于紧张导致合作程度变化；遮挡另一侧眼是否不完全；儿童有无屈光调节的因素；及病人近期有无全身疾病的发作、进展等。

（3）检查者原因应该考虑给予病人辨识视标的时间是否过长或过短；检查每行视标是否全面；周围是否有他人提示；检查过程中是否使用诱导式提问等。

二、眼压测量检查操作规范

1. Schiötz 眼压计测量法的注意事项？

答：

（1）体位要求：头部固定不动，病人双眼向正前方注视，是角膜位于水平位置。

（2）Schiötz 眼压计用酒精棉球消毒后，一定要确保用干棉球擦干足板，防止病人角膜被酒精烧伤。

（3）认真对照医嘱，确认病人的姓名，测眼压的眼别，如果是双眼注意先右后左。

（4）操作者固定眼睑时，切忌对眼球施加压力。

（5）眼压计足板放置在角膜上时，动作要轻，且足板要与角膜平行，时间不宜过长，否则引起眼压下降或对角膜上皮划伤。遇到不合作者，应该做好解释工作，切忌强行测量。

（6）一般连续测量不超过 3 次。

（7）嘱病人 30 分钟内勿揉眼，以免引起角膜上皮擦伤。

（8）眼压计消毒要彻底，防止交叉感染。

2. 非接触眼压计测量方法注意事项？

答：

（1）操作前用 75% 酒精面块擦拭好眼压计与病人接触的各个部位（包括下颌托、额托等）。并检查线路是否正常，眼压计是否工作正常。

（2）操作前要观察病人眼部情况，判断能否进行操作。一般角膜溃疡、角膜白斑等无法测量（角膜病变严重时，气体脉冲力压平角膜中央区特定面积所需要的力的大小会发生较大变化，故测量结果不够准确）。

（3）认真对照医嘱，确认病人的姓名，测眼压的眼别，检查眼压计是否处于完好可使用的状态。

（4）测量时，注意保持病人头部固定不动，嘱病人双眼向正前方注视（非接触眼压计是以仪器中气体脉冲力压平角膜中央区特定面积所需要的力的大小与眼内压的关系来换算出眼内压的大小的检查方法，故需要病人角膜中央正对机器测量区中心，才能使结果更准确）。

（5）前后移动眼压计镜头时，注意不要触碰病人。

3. 非接触眼压测量时哪些因素可能影响测量结果？

答：

（1）环境因素：所处地区的海拔、周围环境的温度、光线强度等。

（2）病人因素：生理因素（角膜情况、眼球情况、周围眼肌情况、年龄、全身健康情况等），病理因素（有无青光眼疾病、有无其他可以引发眼压变化的全身疾病等），精神情况与配合程度、有无过度用力瞪眼、协助分开眼睑时有无压迫眼球、是否点用可以改变眼压的眼用制剂、近期有无做过眼部的治疗或手术、是否有眼部的外伤等。

（3）机器因素：机器有无定期校对，喷气口是否清洁等。

三、Schirmer 试验检查操作规范

1. 泪液的功能有哪些?

答:

(1) 润滑:润湿眼表面,维持角膜的正常功能,润湿眼睑、球结膜界面,以利睑、球运动。

(2) 构成光学界面:泪膜,尤其是其表面脂质层,构成光滑的光学界面,是眼睛视物功能重要的组成部分。

(3) 屏障、保护:在眼表形成泪膜,防止尘土、烟雾和微生物等异物直接侵害眼表;泪液中含有多种抗微生物物质,如免疫球蛋白、补体、溶菌酶及乳铁蛋白等,执行非特异和特异的免疫功能,杀灭病原微生物,可防御病原微生物对眼表的侵袭;机械性冲洗、清洁眼表与泪道,清除异物及代谢产物、脱落的细胞等。

(4) 营养、代谢:营养角膜、结膜上皮细胞层,为其提供氧和糖分等营养,并带走一部分代谢产物。

2. Schirmer 试验检查的方法?

答:方法是用一条 5mm×35mm 的滤纸,将一端折弯 5mm,置于下睑内侧 1/3 结膜囊内,其余部分悬垂于皮肤表面,轻闭双眼,5 分钟后测量滤纸被泪水渗湿的长度,如短于 5mm 则表明泪液的分泌减少。

3. Schirmer 试验检查的注意事项?

答:

(1) 确保无刺激性因素引发流泪,如风、强光等。

(2) 认真对照医嘱,确认病人姓名、做试验的眼别、确认 Schirmer 泪液试验的种类。

(3) 观察眼部有无流泪,如有流泪,应在检查前先用棉签擦干。

(4) 普通 Schirmer 泪液试验前病人不滴任何药物;若医嘱要求检查基础的 Schirmer 泪液试验检查,应先在眼内滴入麻醉剂(临床常用爱尔卡因滴眼液),5 分钟后用棉签擦干眼睑皮肤,再夹入 Schirmer 泪液试纸,并于 5 分钟后取出读数。

(5) 取下试纸前应充分下拉下眼睑,完全暴露试纸顶端(即圆弧端),并嘱病人放松不要突然闭眼,以免试纸被夹断而进入结膜囊内。

第二节　眼科专科技术操作规范思考题及答案

一、滴眼药水(膏)技术

1. 滴眼药水技术注意事项?

答:

(1) 滴药前认真做好"三查七对"。

(2) 滴药时瓶口与眼睑距离应 2cm 以上,避免触及眼睑和睫毛,以防污染。

(3) 滴药时,切忌药液直接滴至角膜上。

(4) 对于溢出的药液应立即拭去,以免病人不适或流入耳内、口腔内。

(5) 某些药物,如散瞳药、β 受体阻断剂,滴用后需压迫泪囊部 3 分钟,可减少药液经泪

道进入鼻黏膜吸收引起的中毒反应。

（6）如同时滴用多种药物，两药间隔应在5～10分钟。

（7）使用滴眼液的顺序依次为：①水溶性；②悬浊性；③油性。先滴刺激性弱的药物，再滴刺激性强的药物。

（8）角膜溃疡、角膜裂伤者，滴药时勿给眼球施加压力。

（9）若双眼用药，先滴健眼，后滴患眼。

（10）若为传染性眼疾病人，需要实行药物隔离，用过的敷料应焚烧，用物要浸泡消毒。

2. 药物到达眼内的途径？

答：

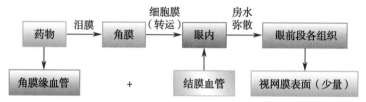

3. 护士为病人滴眼药前需要评估的内容有哪些？

答：评估环境是否适合操作；评估病人的眼部情况及合作程度（病人眼部有无分泌物，有无药物过敏史，是否戴隐形眼镜，小儿的家属是否配合）。

4. 眼局部用药使角膜损伤的可能机制有哪些？

答：眼局部用药使角膜损伤的可能机制有：引起抗原抗体复合物反应；破坏泪膜稳定性，或直接损害对泪膜稳定起重要作用的微绒毛；抑制上皮细胞有丝分裂和移行，延迟上皮细胞愈合时间；破坏上皮细胞间紧密连接。

5. 药物在眼局部达到有效浓度和发挥治疗作用时与哪些因素有关？

答：与给药的剂量、药物吸收率、组织中的结合和分布、循环药量、组织之间的转运、生物转化、排泄等有关。

6. 影响药物透过角膜的因素有哪些？

答：影响药物透过角膜的因素有药物的浓度、溶解度、黏滞性、脂溶性、表面活性等。药物浓度高、溶解度大，进入角膜的药量增加，黏滞性高，与角膜接触时间延长，可增强药物的吸收，角膜上皮和内皮细胞均有脂性屏障，泪液和角膜基质为水溶性。其中脂质性对药物通透角膜更为重要，眼药中的表面活性物质能影响角膜上皮细胞屏障作用，增加药物的通透性。此外还有药物的pH和渗透压也起作用。

7. 试述药物在眼部作用的方式？

答：药物由眼球表面进入眼球内组织，大部分须先从泪膜转运入角膜。另外药物也可从眼表结构中的血管，如角膜缘血管和结膜血管吸收进入眼内。药物到达眼内后，主要通过房水弥散，分布到眼前段各组织作用部位。少量可经玻璃体弥散到视网膜表面，有些药物可经房水循环路径，进入体循环，再分布到眼内各组织结构。

二、泪道冲洗技术

1. 冲洗时常见的状况与判断？

答：

冲洗结果	判断
无阻力,液体顺利进入鼻咽部	泪道通畅
原冲原返	泪小管阻塞
下冲上返	泪总管阻塞
下冲上返有脓性分泌物	鼻泪管阻塞合并慢性泪囊炎
有阻力,部分返回,部分入鼻腔	鼻泪管狭窄

2. 泪道包括哪些结构? 其中易发生阻塞的位置是哪些?

答:泪道包括泪小点、泪小管、泪总管、泪囊和鼻泪管。其中泪小点、泪小管、泪总管管径窄细,位置表浅,易受炎症、外伤等因素影响发生阻塞;鼻泪管下端为解剖学狭窄段,易受鼻腔病变影响而发生阻塞。

3. 泪道冲洗的注意事项

答:

(1)泪点狭小者,先用泪点扩张器扩大后再冲洗。

(2)操作轻柔、准确,切忌损伤角膜、结膜、泪点和泪小管。进针遇到阻力不可暴力推进,以防损伤泪道。

(3)正确判断冲洗结果。

(4)进针冲洗时,泪道针头不要顶住泪小管内侧壁(以免推入液体时不易流出而使操作者误认为泪道阻塞,从而影响诊断)。

(5)若下泪点闭锁,可由上泪点冲洗(上下泪小点对泪液的引流作用比例约为 3:7,若下泪点闭锁时,应评估上泪点功能)。

(6)急性泪囊炎或角结膜急性炎症时不宜进行泪道冲洗(避免病原菌扩散造成其他部位炎症)。

(7)操作环境需光线充足(良好的光线,开阔的视野,便于准确判断病人病情)。

4. 下泪小管逆向泪道插管术术后泪道冲洗要点?

答:

(1)从下泪小点冲洗,如从上泪小点反流,可加压冲洗;如冲洗不通时,可将泪道针头改为直头,垂直进入下泪小点 1~2mm,呈水平状进针伸入泪小管,直达泪囊,加压冲洗;如仍冲洗泪道不通者,应嘱病人尽快就医,查找泪管阻塞的位置及原因。

(2)术后 3 天内,病人术眼泪点可有红肿,冲洗时动作应轻柔,减轻疼痛。

(3)分泌物过多时,可用生理盐水加乳酸左氧氟沙星眼药水或糜蛋白酶进行冲洗,液量要充足,将分泌物冲净。

5. 病人,女性,48 岁,主诉"右眼流泪、流脓两年",来医院门诊就诊。门诊诊断"右眼慢性泪囊炎"。病人曾在两年前出现溢泪、流脓症状,压迫泪囊区有脓性分泌物流出,本地医院冲洗泪道结果为:右眼下冲上返,加压不通,少量脓性分泌物。左眼通畅。

(1)请判断病人目前存在的主要护理问题是什么?

(2)若病人行鼻腔泪囊吻合术,应实施哪些护理措施?

答:

(1)护理问题是:①舒适度降低:与鼻泪管阻塞致溢泪有关;②恐惧:与害怕手术有关;

③知识缺乏：缺乏泪囊炎防治知识；④有感染的危险：有角膜感染和眼内感染的可能。

（2）实施泪囊鼻腔吻合术的护理措施有：

1）心理护理：将手术目的、手术方法、经过及术后可能出现的问题，用适当的方式简明扼要地介绍给病人，并给予安慰和鼓励，以消除其恐惧、惊慌及紧张情绪，取得病人的密切配合，争取手术成功。

2）术前常规护理：术前3天行泪道冲洗，用1%麻黄碱液滴鼻，以收缩鼻腔黏膜，有利于引流和预防感染。

3）术后卧位：术后半卧位有利于伤口渗血和积液的引流。

4）术后病情观察：观察鼻腔填塞物有无脱出、鼻腔有无出血。若遇鼻腔出血者血液流入咽部时，嘱其将血液吐出勿咽下，以便观察出血量，并及时通知医师，给予及时护理。术后3天开始泪道冲洗以保持泪道通畅。

三、结膜囊冲洗技术

1. 怎样正确选择冲洗液？

答：

类别	冲洗液
酸烧伤	2%～3%的碳酸氢钠溶液
碱烧伤	2%～3%的硼酸溶液或1%的醋酸溶液
石灰灼伤	0.37%依地酸二钠溶液，再以1%～2%依地酸二钠滴眼
术前准备及其他	生理盐水

2. 结膜囊冲洗技术的注意事项？

答：结膜囊冲洗技术的注意事项是：

（1）洗眼时，要防止洗眼壶触及眼睑、睫毛，以免污染洗眼壶。

（2）洗眼壶冲洗时不宜过高或过低。

（3）对角膜裂伤或角膜溃疡的眼球，冲洗时勿施加压力，以防眼内容脱出。

（4）角膜的感觉极为敏感，冲洗的水流切勿直接冲于其上。

（5）冲洗传染性眼病的用具用后应彻底消毒。

（6）冲洗液应保持适宜的温度，一般以35～40℃为宜。一次冲洗液不少于250ml。

（7）大量集中冲洗者，如手术前的术前准备，可用输液瓶代替洗眼壶，可有效地提高冲洗的效率。

（8）冲洗时注意不要将冲洗液弄湿病人衣服或床单。

（9）冲洗时冲洗液不可溅入病人健眼和医务人员眼内。

（10）洗眼壶应定期消毒，每周两次。

3. 洗眼的范围有哪些？

答：洗眼范围为上至眉弓，下至眶缘，内至鼻中线，外至耳突前。

4. 淋菌性结膜炎，结膜囊冲洗应注意哪些？

答：淋病奈瑟菌感染者可选用1∶5000的青霉素溶液，冲洗前需做青霉素皮试试验，皮试阴性者方可进行冲洗。冲洗时病人取患侧卧位，以免冲洗液流入健眼。护士应戴一次性手套。冲洗时动作要轻柔，以免损伤角膜，应翻转眼睑，充分冲洗睑结膜面，同时用手推动上、下睑，冲出穹窿部分泌物。受水器用后，消毒液浸泡后晒干备用。

5. 如何进行酸碱烧伤的急救处理和治疗？

答：

（1）急救：争分夺秒地在现场就地取材，用大量清水或其他水源彻底、反复冲洗眼部，至少30分钟，将烧伤减到最小限度。送至医疗单位后也可再次冲洗。

（2）后继治疗：①早期治疗：局部或全身应用抗生素、糖皮质激素控制感染，抑制炎症反应和新生血管形成。但在伤后2～3周停激素。每天散瞳，全身大量及局部应用维生素C，结膜下注射2ml/1/d。②切除坏死组织，防止睑球粘连。③应用胶原酶抑制剂，防止角膜穿孔：2.5%～5%半胱氨酸点眼。可点自家血清、纤维连接蛋白。④晚期治疗：针对并发症进行。

6. 病人男性，30岁，双眼石灰水烧伤20分钟后到达医院就诊，检查结膜水肿，角膜明显混浊，病人不能睁眼，刺激症状明显。

（1）请分析该病人的主要护理诊断。

（2）针对该病人，如何进行碱烧伤的急救处理和治疗？

答：

（1）①感知觉紊乱：视觉紊乱与化学物质引起的眼内损伤有关；②急性/慢性疼痛与化学物质进入眼内致眼痛有关；③组织完整性受损：角膜组织损伤与化学物质接触角膜有关；④潜在并发症：角膜溃疡、虹膜睫状体炎、继发性青光眼、并发性白内障及眼睑畸形；⑤知识缺乏：缺乏眼化学伤的防治知识。

（2）急救：争分夺秒地在现场就地取材，用大量清水或其他洁净水源彻底、反复冲洗眼部，至少30分钟，将烧伤减到最小限度。送至医疗机构也可再次冲洗。后继治疗：①早期治疗：局部或全身应用抗生素、糖皮质激素控制感染，抑制炎症反应和新生血管的形成。但应在伤后2～3周停激素。每天散瞳，全身及局部应用维生素C，结膜下注射1～2ml/d。②切除坏死组织，防止睑球粘连。

四、结膜结石剔除技术

1. 如何预防结石？

答：长期在风沙地区工作的人员应佩戴风镜，防止沙石进入眼内；若眼内进沙粒和异物不可用手擦揉，应用生理盐水或清水冲洗，而后滴入抗生素，防止感染；积极治疗原发病，发现眼内有结石时应及早就诊，防止延误病情。

2. 结膜结石剔除技术的注意事项？

答：

（1）对于未突出结膜表面的结石可不必处理。

（2）操作时尖刀斜面向上，纵行挑开睑结膜上的结石，以减少出血。

（3）结石多而成堆时，只剔出大而突出的，不可一次取净，尽量减少对结膜的损伤。

3. 结膜结石剔除操作后，护士一般会交代病人注意的事项有？

答：告知病人结石剔除后30分钟内切勿揉眼；表面麻醉剂药效降低后，患眼会有轻微的不适感；手术当天要减少用眼活动，洗脸用具要保持清洁，遵医嘱按时点抗生素滴眼液。如并发沙眼、慢性结膜炎等眼病，应在剔除结膜结石后治疗原发病。

4. 简述结膜结石的病因及治疗？

答：病因为结膜上皮凹陷处细胞变性及代谢产物堆积所致。一般多无症状，不需要特殊治疗，对有异物感或突出结膜面的结石可在表面麻醉下用注射针头剔除。

五、眼球表面异物取出技术

1. 角膜异物取出术的注意事项？

答：

（1）严格无菌操作。

（2）异物或锈环在角膜深层不宜强取，尽量减少对角膜组织的破坏，可嘱病人数天后再取出。

（3）当日进入眼内的铁质异物应尽量取净，否则次日便会留有铁锈环，去除较难。

2. 病人张某 2 天前装修时不慎将铁屑溅入眼内，经急诊检查诊断为"左眼角膜铁质异物"，医嘱要求行"左眼角膜异物取出"治疗，护士小李为老张治疗，请简单描述小李的主要治疗过程及要点？

答：护士小李请病人张某仰卧于治疗床上，并检查病人眼部情况、合作程度；核对医嘱，张某的姓名、眼别、年龄等；告知张某角膜异物取出术的目的及注意事项，以取得其配合；给张某左眼内滴表面麻醉剂 2 次，并嘱病人轻轻闭眼 2～3 分钟；在良好照明条件下，以手指或开睑器牵拉开上、下眼睑，嘱张某注视一固定方向不动；用消毒针头自下向上将嵌入左眼角膜的异物剔出。取出时针头与角膜呈 45°，斜面向上，针尖略向下方，防止病人眼球突然转动，刺伤眼球。将针尖插入铁屑下轻轻挑出，周围铁锈尽量刮除，但是锈环在角膜深层不宜强取，尽量减少对角膜组织的破坏，并用注射器中的盐水及时冲洗创面破碎的铁锈，防止创面干燥不透明，影响观察。剔除完毕，涂抗生素眼药膏或遵医嘱用药，用眼垫遮盖。告知张某角膜上的铁锈环，可在 3～4 天后待周围组织软化，能更易取出。并且告知张某次日一定要复诊，检查有无异物残留，角膜伤口有无感染。

3. 病人，男性，45 岁。因左眼被铁屑溅伤 1 天伴眼痛、视力下降就诊。检查左眼视力 0.04，不能矫正；混合性充血，结膜囊内有黄绿色脓性分泌物，角膜中央可见一直径 6mm 圆形溃疡，前房积脓约 1mm。诊断为铜绿假单胞菌性角膜溃疡。该病人如何预防交叉感染？

答：铜绿假单胞菌引起的感染具有传播危险。被铜绿假单胞菌污染的眼药水和手术器械常是引起感染的直接原因。一旦发现为铜绿假单胞菌感染，应单间隔离，所用药品一律单独保存，单独使用。做好使用物品的消毒隔离（例如湿拭扫床用物应单独消毒、使用与保存）。医务人员接触病人前后应严格洗手消毒。在进行角膜异物剔除时，不宜用氯霉素滴眼，因有研究表明，氯霉素有促进铜绿假单胞菌角膜溃疡恶化的作用。去角膜异物的器械、药品应严格消毒，注意保存，定期调换，防止污染。手术次日应常规随访有无感染。加强对角膜接触镜佩戴指导和随访检查。病人出院后，做好铜绿假单胞菌感染病人的终末消毒，消毒液反复擦拭病房内所有物体表面，反复紫外线照射，直至空气培养及物体表面培养没有铜绿假单胞菌的存在，方可再进行其他病人的收治工作。

六、眼部遮盖及绷带包扎技术

1. 眼部遮盖术的目的是哪些?

答:保护患眼,杜绝外界光线进入眼内,减轻患眼的刺激和细菌侵袭,使患眼得到充分休息。手术、外伤后保持局部清洁,避免感染,促进伤口愈合。预防或治疗弱视。新鲜视网膜脱离术前遮盖,为促使视网膜部分复位。眼睑闭合不全,角膜暴露,避免角膜干燥,预防感染,保护眼球,可暂时用眼垫遮盖。加压包扎止血及治疗虹膜脱出。青光眼滤过术后,预防及治疗术后无前房。角膜溃疡软化,预防穿孔。角膜知觉麻痹和突眼症,避免眼球组织暴露和外伤。

2. 眼部遮盖术的注意事项?

答:

(1)急性结膜炎或眼部分泌物较多时不宜遮盖,以免局部温度增高促进细菌繁殖,且不利于分泌物排出。

(2)涂眼药膏时,检查是否有睫毛压向睑裂内,刺激角膜,防止角膜上皮擦伤和疼痛不适。

(3)单眼覆盖眼垫后,仅有单眼视野,同时双眼单视网膜功能消失,故应嘱病人不宜做精细、高速车床及其他须立体视觉的工作和活动。

(4)小儿单眼遮盖过久,可能出现弱视现象。

3. 绷带包扎技术的注意事项?

(1)包扎时不可过紧,以免局部循环障碍,引起病人头痛、头晕和不适。

(2)绷带勿加压于耳。

(3)如系儿童,应嘱其注意保持头部相对稳定,防止绷带脱落。

(4)单眼包扎时,应将患眼完全包住,斜至健侧前额时,不可将健眼遮挡,以免病人引起行动不便。

(5)双眼包扎时,层次要分明,绕后头部一定要固定在枕骨结节之上,以免滑脱。同时注意加强安全宣教,遵医嘱留家属陪住。

七、眼部球结膜下注射技术

1. 眼部球结膜下注射技术的注意事项?

答:

(1)病人头部和眼球不要转动,以防刺伤眼球,对眼球震颤不能固视者,可用无菌镊固定眼球后再作注射。

(2)药物宜徐徐推注,可见药液小泡形成。若注药部位因长期多次注射、术后有较多瘢痕形成时,推注药物阻力较大,不易形成药液小泡,可更换注射部位。

(3)注射时,针头不能朝向角膜或距离角膜缘过近,针尖斜面向上,避开血管。注射针与眼球呈 10°～15° 进针,切忌垂直,以免误伤眼球。

(4)结膜下注射时可能会伤及结膜血管,引起结膜下出血,应做好相关宣教。

(5)注射时不要用力过猛,尽量避开血管,避免损伤巩膜。

2. 病人李某准备进行结膜下注射治疗,但是护士小王注意到李某非常紧张、害怕,试述小王可以采用哪些方法帮助李某缓解焦虑情绪,取得李某的配合?

答：护士小王可以告知李某结膜下注射的目的、方法，以取得配合；在征得其他病人同意的基础上让小李旁观其他病人的结膜下注射过程，并和其他病人交流；点表面麻醉剂后轻提上下眼睑，使药物均匀弥散至整个角膜、结膜表面，充分麻醉；注射时在不影响药物注射的前提下避免选取远离血管、瘢痕、内眦等敏感位置注射，并尽量选取小号针头。

3. 结膜下注射常用部位？

答：结膜下注射常用部位为上、下球结膜或穹窿部结膜。

4. 选取结膜下注射位置需考虑的因素有哪些？

答：选取结膜下注射位置需考虑的因素有病人因素和药物因素两方面：

（1）病人因素包括：病人是否可以很好的配合；是否需要固定；病人的结膜是否完整，有无充血、出血、多次注射的情况；患眼近期是否做过手术，如存在青光眼滤过泡或内眼手术后 3 天内；病人是否存在特别紧张、焦虑情绪等。

（2）药物因素包括：药物性质是否为散瞳类药，如是则需要注射在角膜缘附近的球结膜下以便药物更好发挥作用；药物的外观是否为混悬液，如是应在保证药物疗效的前提下兼顾病人的外观要求。

八、眼球周围筋膜注射技术（半球后注射技术）

1. 眼球周围筋膜注射技术（半球后注射技术）的注意事项？

答：

（1）进针拔针时速度要慢，进针时用力不可过大，遇到阻力，切忌强行进针。

（2）抽吸回血时如发现误入血管，应立即拔针，按压注射部位，防止出血，待 5～10 分钟后更换药液重新注射（防止药物进入血液循环，改变药物效果）。

（3）注射过程中要观察眼部情况，如有眼睑肿胀、眼球突出，提示为出血症状，应立即拔针，加压包扎。

2. 试述眼周注射包括哪些？有何特点？

答：眼周注射包括球结膜下、球筋膜下注射和球后注射。共同特点是避开了角膜上皮对药物吸收的屏障作用，一次性用药量较大，可能在眼局部达到较高的药物浓度，尤其适于低脂溶性药物。

3. 病人李某准备进行眼球周围筋膜注射（半球后注射），但是护士小张观察到病人非常紧张、焦虑，试述小张可以采用哪些方法帮助李某缓解焦虑情绪，取得李某的配合？

答：护士小张可以告知眼球周围筋膜注射的目的、方法，以取得配合；再征得其他病人同意的基础上让小李旁观其他病人的眼球周围筋膜注射过程，并和其他病人交流；遵医嘱适当在注射药物中加入麻醉药；注射时在不影响药物注射的前提下避免选取远离血管、瘢痕等敏感位置注射，并尽量选取小号针头。注射中避免针尖触及巩膜、眶骨等位置，进针或推注药物时如病人反映特别疼痛不适应先暂停动作，分析可能的原因，再采取相应的措施。

九、眼部球后注射技术

1. 如注射后病人感到眶后急剧胀痛、眼球迅速突出、眼睑绷紧应如何处理？

答：如注射后病人感到眶后急剧胀痛、眼球迅速突出、眼睑绷紧，则为球后出血，应迅速拔出注射针,立即闭合眼睑,加压包扎,并通知医师,配合处理。注射后,有时病人会发生一过性视力减退和黑蒙,应密切观察。如病人突感视物不见,可能发生中央动脉阻塞,应立即通知医师配合处理。

2. 眼部球后注射技术的注意事项?

答:

(1)评估病人有无眶壁骨折史及高度近视史,眶壁骨折后解剖位置会发生改变,高度近视眼轴增长易发生眼球壁穿通伤。

(2)让病人向鼻上方注视,将眼球避开,更好地暴露注射区域,配合眼部球后注射,防止损伤眼球。

(3)进针深度不可超过3.5cm,以免刺入颅内或伤及神经组织。

(4)抽吸回血时如发现误入血管,应立即拔针,按压注射部位,防止出血,待5~10分钟后更换药液重新注射(防止药物进入血液循环,改变药物效果)。

(5)如注射后病人感到眶后急剧胀痛、眼球迅速突出、眼睑绷紧,则为球后出血,应迅速拔出注射针,立即闭合眼睑,加压包扎,并通知医师,配合处理。注射后,有时病人会发生一过性视力减退和黑蒙,应密切观察。如病人突感视物不见,可能发生中央动脉阻塞,应立即通知医师配合处理。

(6)球后注射后嘱病人压迫注射部位3~5分钟,防止出血,并有助于药液扩散。

(7)告知病人,眼睛肿胀是因为注射后药液在局部聚集引起,会慢慢吸收,不必担心。出现短暂的复视和上睑下垂,是由于注射液内有麻药成分,暂时麻醉了睫状神经节,稍稍休息后,症状会逐步消失,请病人不要紧张。

3. 病人王某在进行眼部球后注射治疗前非常紧张,经家属劝解,进行眼部球后注射治疗后,忽然出现胸闷、呼吸困难等症状,请试分析病人王某发生了什么并发症? 发生的原因、表现、预防和处理措施是什么?

答:病人可能发生了眼心反射的并发症。

发生的生理原因是在眼球和心肌之间存在眼心反射弧(感受器:眼球及球后组织;传入途径:睫状神经和三叉神经的眼支;中枢:延髓迷走神经核;传出途径:迷走神经;效应器:心肌)。

可能的相关因素还有:与年龄有关,年龄偏小易发生。这与在球后注射过程中儿童的哭闹、极不合作,造成过度对眼球加压或牵拉刺激眼肌而诱发眼心反射有关;紧张、恐惧和疼痛,也是眼心反射的主要诱因之一,与迷走神经过度兴奋有关;注射药物刺激眼肌、针头伤及眼肌迷走神经等,均可导致迷走神经过度兴奋,诱发眼心反射。

眼心反射的表现有:心率50次/分以下;伴心悸、胸闷、呼吸困难、口唇发绀;严重者甚至心跳停止导致死亡。

预防眼心反射的发作需要注意:操作前做好心理护理,以缓解病人的紧张情绪,以便取得病人的配合;注射技术操作熟练准确,动作轻稳;注射刺激性强的药物,可根据医嘱加入适量的1%的利多卡因;注射时,适当分散病人的注意力,以减轻紧张情绪;对迷走神经兴奋者,心率<50次/分者,应密切监测心率、血压变化;治疗室应备有急救药品、器材,以防意外发生。

一旦出现眼心反射护士需立即采取措施:心率低于40次/分,出现心悸、胸闷等立即给予氧气吸入，建立静脉通路，遵医嘱肌内注射阿托品以缓解症状；同时报告医师，遵医嘱配合抢救，并做好记录；做好病人及家属的心理护理。

十、耳尖放血

1. 耳尖放血的目的是什么?

答：刺激耳尖达到促进血液循环，缓解睑腺炎（麦粒肿）初期时的眼部不适症状。

2. 病人王某和朋友聚餐吃了大量辛辣刺激的食物后出现右眼上眼睑局部充血、张力增高、睑缘疼痛、畏光、异物感表现，经急诊就医诊断为："右眼睑腺炎初期"，给予抗生素滴眼液点眼和"右侧耳尖放血"治疗。请试述耳尖放血的治疗处理过程?

答：

（1）眼部情况、耳部情况以及病人合作程度。

（2）告知耳尖放血的目的、方法，以取得配合。

（3）核对医嘱、姓名、眼别及放血部位。

（4）王某取坐位，将右侧耳轮对折，顶端折处为针刺点，用 75% 酒精消毒针刺点皮肤，将三棱针针头对准针刺点迅速刺入 1～2mm 深，用双手拇指及示指挤压针刺点附近耳廓，挤出 40～50 滴血，用消毒眼垫拭干后以消毒棉球压迫刺点。

（5）洗手，签字，告知王某注意事项。

3. 耳尖放血后应告知病人的注意事项为?

答：嘱病人近期避免吃辛辣刺激的食物，避免再次诱发疾病。观察如患眼继续出现肿胀、疼痛、硬结或破溃化脓等症状还需要前往医院就医。

第三节 眼科急救技术操作与处理思考题及答案

一、眼睑皮肤裂伤的急救处理

1. 王先生因左上睑皮肤裂伤入急诊就诊，A 护士给其洗眼时坐在平卧位的王先生左侧，嘱王先生向右侧倾斜，并进行冲洗，在冲洗过程中因担心有残余的碎屑残留，A 护士冲洗得极其仔细，冲洗过程持续了 30 分钟左右，后又因种种原因，王先生在冲洗完伤口后又等待了一个小时才进行缝合。请问在此次护理过程中存在哪些问题?

答：王先生为左上眼皮肤裂伤，清洗时 A 护士应当嘱王先生向左侧倾斜进行冲洗，先从伤口外围清洗，接近伤口处要用棉签保护伤口，冲洗液从伤口上方向下方冲洗；另外，A 护士清理创口时不宜过分求全，并尽早安排王先生缝合伤口，因为急诊治疗的目的在于清洗缝合伤口，恢复组合正常解剖结构，原则上伤口缝合越早越好。

2. 眼睑皮肤裂伤的急救处理原则?

答：眼睑皮肤裂伤属于急诊，需急救处理。在处理过程中清洁伤口尤为重要，冲洗时要仔细合理地清理伤口，掌握冲洗技巧，避免异物经伤口冲入眼内。冲洗力量要轻，以免加重病情。另外，清理创口不宜过分求全，急诊治疗的目的在于清洗缝合伤口，恢复组合正常解剖结构，原则上伤口缝合越早越好。

3. 王先生此时已经完成了缝合和包扎，并注射了破伤风毒素，打算离院，此时应交代其

哪些注意事项?

答:应告知病人保持敷料清洁,次日门诊换药。注意观察病情,如出现伤口红肿热痛、发热等症状及时前往门诊处理,以保证伤口尽快愈合。

二、眼睑皮肤浅层爆炸伤的急救处理

1. 眼睑皮肤浅层爆炸伤清理伤口的注意事项是什么?

答:眼睑皮肤浅层爆炸伤清理伤口时应详细检查伤口,尽量清除异物。操作时用消毒棉签蘸10% 肥皂水溶液充分擦拭伤口,嘱病人头向冲洗侧倾斜,将受水器紧贴病人的面颊部,由病人自持受水器,操作者连接好洗眼装置(0.9% 生理盐水和输液器),冲洗端距伤口5～10cm 进行冲洗,然后用消毒棉签或棉块擦净。要注意严格无菌操作,特别是进行伤口冲洗时,要防止洗眼装置头端接触伤口,造成污染。

2.(破伤风抗毒素)眼睑皮肤浅层爆炸伤伤口较深者应注射。

3. 王先生因眼睑皮肤浅层爆炸伤就诊,护士在清理伤口时发现其皮肤内有异物,于是先用无菌有齿镊仔细地将皮肤内的异物取出,然后再用涂有10% 碘仿甘油的无菌眼垫覆盖伤口,请问用涂有10% 碘仿甘油的无菌眼垫覆盖伤口的目的是什么?

答:使用涂有10% 碘仿甘油的无菌眼垫覆盖伤口的目的是为了减少创面渗血、渗液,防止伤口与敷料粘连。

三、眼部化学烧伤的急救处理

1. 常见眼化学伤中和溶液有哪些?

答:

烧伤类别	中和溶液
酸烧伤	2% 碳酸氢钠溶液
碱烧伤	3% 硼酸溶液
不明性质化学伤	0.9% 氯化钠溶液

2. 病人 B 在劳动过程中眼睛不慎溅入石灰水,送入急诊时,病人眼睑结膜水肿,角膜明显混浊水肿,呈白色凝固状,请分析该病人可能是什么程度的眼化学伤?

答:中度烧伤时,眼睑皮肤可起水疱或糜烂;结膜水肿,出现小片缺血坏死;角膜有明显混浊水肿,上皮层完全脱落,或形成白色凝固层。根据本题所述的病人症状,推测该病人为中度烧伤。

3. 如果化学厂请您去做眼睛劳保科普宣教,您会怎么告诉大家发生眼化学伤时采取哪些措施进行自救?

答:应教会工人一旦发生化学烧伤,应争分夺秒立即急救、自救。原则为:冲洗迅速、大量、充分,以免丧失抢救时机。

四、外伤性前房出血的急救处理

1. 在进行双眼包扎时绷带缠绕的层次要分明,绕后头部一定要固定在(枕骨结节之

上），以免滑脱。

2. 外伤性前房出血的急救处理原则？

答：外伤性前房出血如出血较少，无需特别治疗；出血较多时需要及时采取相应的治疗方式和减少活动性出血、促进淤血吸收，以免继发青光眼、葡萄膜炎、角膜血染、晶状体混浊等并发症。

3. 前房出血多或治疗不及时可引起哪些并发症？

答：前房出血多或治疗不及时，血液长期瘀积可引起继发性青光眼、葡萄膜炎、角膜血染、晶状体混浊等并发症，严重者可导致失明。

五、球后注射引发球后出血的急救处理

球后注射引发球后出血的急救处理有哪些？

答：

（1）发现球后出血，迅速拔出注射器，并取 2 块无菌眼垫覆盖在患眼处，操作者双手叠加适当用力以大鱼际肌按压在注射点上，压迫止血，每 10 分钟检查一次，直到出血停止。

（2）立即通知医师，确认出血停止后，加压包扎。

（3）如有眼压、眶压升高，遵医嘱给予其他应急处理。

六、闭角型青光眼急性发作的急救处理

1. 几种常见的抗青光眼药物都是通过何种机制产生降眼压作用的？

答：

（1）毛果芸香碱通过收缩瞳孔括约肌，使周边虹膜离开房角前壁，开放房角，增加房水排除；同时收缩睫状肌的纵行纤维，增加巩膜突的张力，使小梁网间隙开放，房水引流阻力减小，增加房水排出，降低眼压。

（2）碳酸酐酶抑制剂可抑制房水生成，大部分病人用药后房水生成可减少40%。

（3）甘露醇能够促进组织脱水，改善角膜及房角的组织水肿，促进房角增宽而恢复引流，同时甘露醇能提高血液和房水间的渗透压，促进房水循环与吸收。

2. 在青光眼急性发作时，哪种常见的降眼压药物起效更快，哪种常见的降眼压药物持续时间更久？

答：甘露醇起效快，用药后 10～20 分钟开始起效，作用 1～2 小时后眼压降至最低，一般可维持 4～6 小时；碳酸酐酶抑制剂持续时间更久，通常在口服 1～2 小时后产生降眼压作用，可维持作用 16～18 小时。

七、电光性眼炎的急救处理

1. 病人 B 到急诊就诊，主诉行电焊后双眼疼痛剧烈、畏光、视物模糊，护士 A 接诊时发现病人 B 眼睑红肿、结膜充血明显，此病人最可能的诊断是什么？ 是什么原因产生的？

答：病人 B 最可能的诊断是"电光性眼炎"，是因病人 B 进行电焊工作时未佩戴防护面罩，导致眼睛的角膜上皮细胞和结膜吸收大量而强烈的紫外线所引起的急性炎症。

2. 护士 A 已为病人 B 做完电光性眼炎的急救处理，在病人 B 离院前，护士 A 应该做哪些宣教？

答：应嘱病人充分闭眼，避免角膜与眼垫接触，并尽量减少眼球转动和摩擦，在强烈光照的环境下，应佩戴墨镜或变色镜，以减少光的刺激；另外，要叮嘱病人注意劳动保护，在进行电焊、气焊等焊接工作时需佩戴防护面罩。

3. （减少紫外线对眼睛的刺激）是防止电光性眼炎的最好方法。

第四节　眼科手术室护理操作技术规范思考题及答案

一、手术前眼部清洁消毒操作规范

1. 备皮（剪睫毛）的注意事项？

答：

（1）严格查对制度，如病人意识不清或沟通障碍等因素不能清楚表达手术眼别时，应查看病历，并与手术医师及家属进行核对。

（2）操作时动作应轻柔，切忌损伤病人眼部皮肤，以免影响病人手术。

（3）操作过程中，尽量避免让睫毛掉进病人结膜囊内，如不慎掉入，嘱病人不要揉眼，应立即冲洗结膜囊。

（4）不合作的患儿需全麻后剪睫毛。

2. 倒睫、睑内翻、上睑下垂、双行睫等病人为什么不能术前剪睫毛？

答：倒睫、睑内翻、上睑下垂、双行睫等的病人需要依靠睫毛判断眼睑位置，所以相关手术前都严禁剪睫毛。

3. 剪掉睫毛后，病人闭眼时眼部可能会有刺痒等不适感，应怎样向病人做好解释工作？

答：剪掉睫毛后病人睑缘会有一些残存的睫毛根部，当用力闭合眼睑时会刺向对侧眼睑造成病人刺痒不适，尤其在病人剪睫毛后的第三四天会更加明显，所以出现这样情况时不要揉眼，轻柔的闭眼可以减轻刺痒的产生。随着睫毛的生长这样的不适感也会逐渐缓解。

二、手术巡回护士操作规范

1. 列举手术巡回护士术前需完成的准备有哪些？

答：

（1）迎接病人入手术室，核对科别、住院号、床号，病人的姓名、性别、年龄、诊断、手术方式、手术时间、眼别。

（2）检查病人全身情况：血尿常规、凝血四项、肝功能、生化、血脂、心电图、胸片等是否齐全，如果检查结果异常，及时向手术医师汇报及采取相应的护理措施。

（3）询问病人有无药物过敏史、有无咳嗽，是否有高血压、糖尿病、心脏病等全身病史，洗眼前检查眼周围皮肤是否存在感染病灶。

（4）评估病人的心理状态，对手术的了解及耐受情况、配合程度，指导病人放松的方法；缓慢的深呼吸、听音乐分散注意力等。

（5）需要散瞳的病人应检查术前瞳孔是否散大，必要时给予散瞳药物。如果需要缩瞳的手术则点缩瞳药物。

（6）协助医师穿手术衣、冲洗手套；准备所需的器械；手术进行时巡视各手术台，密切注意手术程序和所需用物；准备手术椅、调节手术灯光。

2. 巡回护士小王在巡回过程中发现新来的小李医师刷手范围不够，请帮小王告知小李医师正确的刷手法？

答：手术者先用刷手液作一般的洗手，再用无菌毛刷蘸刷手液刷洗手臂，从指尖到肘上10cm处，把每侧分为从指尖到手腕、从手腕至肘上臂2个区域依次刷洗，每一区域的左、右侧手臂交替进行。特别注意甲缘、甲沟、指缝等处的刷洗。一次刷完后，手指朝上、肘朝下，用清水冲去手臂上的刷手液。反复刷洗3遍，共约10分钟。用无菌毛巾从手到肘部擦干手及臂，擦过肘部的毛巾不可再擦手部。

3. 在为一台眼前部肿物摘除术巡回时，巡回护士小张不知道怎么处理病理标本，请试述病理标本的处理方法？

答：病理标本及时浸泡在10%的甲醛溶液中，提醒医师填写病理检查申请单，及时送检，并将病理结果回报及时告知医师。

三、器械护士操作规范

1. 器械护士职能有哪两大方面？

答：器械护士职能有：①各种手术的相关器械准备；②所有手术器械的管理及保养。

2. 消毒、灭菌的意义是什么？

答：消毒是指杀灭或清除外环境中和媒介物上污染的病原微生物的过程。灭菌是指杀灭或清除外环境中和媒介物携带的一切微生物的过程。灭菌后的物品必须是完全无菌的。

3. 手术器械的清洁、消毒步骤是什么？

答：手术器械的清洁、消毒步骤是：冲洗（将器械上的血迹冲洗干净）→沥干→酶液浸泡→流动水刷洗→擦干→润滑→打包→高压蒸汽灭菌。

第五节　眼科手术护理配合思考题及答案

一、白内障类手术护理配合

1. 在白内障超声乳化联合人工晶状体植入手术过程中，手术医师发现灌注不流畅，如果您是巡回护士，您会如何处理？

答：白内障类手术过程中如遇灌注不流畅要迅速检查原因，即是否正确连接管道，有无扭曲或折叠现象。

2. 病人B在行白内障囊外摘除术联合人工晶状体植入手术过程中，突然开始咳嗽，手术医师不得不中断手术，如果您是巡回护士，此时您应当如何处理？

答：手术过程中如果病人咳嗽，应当立即暂停手术操作，同时指导病人减轻或避免咳嗽、喷嚏的方法：嘱病人张口深呼吸或舌尖顶向上腭，如再次欲咳嗽，提前示意手术医师，待咳嗽停止再进行手术，避免术中意外的发生。

3. 超声乳化仪能量过高或过低会产生哪些不良后果？

答：超声乳化仪能量过高或过低都会产生不良后果，影响手术效果。

（1）能量太低：晶状体核粉碎发生困难；乳化的晶状体粒子在前房中形成云雾状，降低能见度,并易阻塞手柄的管道系统。

(2)能量过高,易造成角膜损伤和晶状体后囊膜破裂。

二、青光眼类手术护理配合

1. A 护士进入眼科手术室见习,在小梁切除术过程中,发现医师将蘸有某种稀释药液的棉片放置在结膜瓣下方,带教老师同时记录了放置的时间,5 分钟后带教老师提醒手术医师将棉片取出来,并用生理盐水反复冲洗角膜、结膜面和滤过区,A 护士对此过程很疑惑,请问这种药物是什么?有什么作用?

答:这种药物叫做丝裂霉素,它属于抗代谢药物,其作用机制是干扰成纤维细胞 DNA 的生物合成和蛋白质的合成,从而抑制成纤维细胞的增殖,可以减少滤过泡的瘢痕。

2. 病人 B 在术中出现一过性失明,表情很是恐慌,如果您是巡回护士,此时您应该给其做哪些处理?

答:应当立即给予病人氧气吸入,遵医嘱给予血管扩张剂并密切观察视力情况,同时做好病人的心理护理和解释工作,消除病人的恐惧。

三、外眼手术护理配合

1. 病人 A 因左眼上睑发现小硬结,前往门诊就诊,医师诊断其为睑板腺囊肿,并为其开具抗生素眼药点眼,病人 A 没有听懂就诊医师的诊断又不好意思继续打扰医师,故到分诊台询问护士睑板腺囊肿是什么,如果您是分诊护士,您会给予何种解释?

答:睑板腺囊肿的定义为"是因睑板腺开口阻塞,腺体分泌物潴留在睑板内,并对其周围组织慢性刺激所产生的炎性肉芽组织",但此定义病人不容易理解,可以用通俗易懂的语言耐心跟病人做好解释,例如:"眼睑上有很多小的腺体开口,就像下水道出口一样,现在下水道被堵住了,腺体分泌物(脏水)排不出去,就会滞留在睑板(下水道)内,时间长了,周边的组织就会因为不断受到这些腺体分泌物(脏水)的刺激产生炎性肉芽组织(下水道水管周围生锈)。

2. 病人 B 是一名 72 岁的男性病人,两年前曾行左眼睑板腺囊肿切除手术,现又在原处复发,在其行第二次左眼睑板腺囊肿切除手术时,应当注意什么?

答:对于中老年病人,若出现原位复发,应高度怀疑睑板腺癌的可能,在囊肿切除后应当送病理检查以进一步明确诊断。

3. 病人 B 已经做完了左眼睑板腺囊肿切除手术,手术室护士长打算安排右小梁切除术的病人 C 进行接台,请问手术室护士长的此种做法对吗?

答:不对,因为睑板腺囊肿切除术属外眼手术,而小梁切除术属于内眼手术,不可同时进行,以避免交叉感染。

4. 病人 B 即将行翼状胬肉切除术,洗眼护士 A 在给病人 B 执行洗眼操作时,发现病人 B 不跟其交流,经过询问才知道病人 B 是一名智障人员,请问洗眼护士 A 在进行洗眼操作时应如何进行核对?

答:对于智力低下、意识不清的病人,应首先查看病历手册,并与手术医师及家属进行核对,为病人佩戴具有身份识别功能的腕带。

5. 病人 B 正在行翼状胬肉切除术,巡回护士 A 突然感觉一阵腹痛,于是跟主刀医师打

了一声招呼就去卫生间了,请问护士 A 的做法有问题吗?

答:护士 A 的做法不对,因为除特殊情况外,巡回护士不得擅离手术间,必须离开时应另有护士代替,并做好交接工作。

6. 什么是睑内翻矫正?

答:睑内翻指眼睑、特别是睑缘向眼球方向卷曲的位置异常。当睑内翻达一定程度时,睫毛倒向眼球,因此,睑内翻与倒睫常同时存在。需行睑内翻矫正术,目的在于矫正内翻眼睑,避免睫毛长期刺激眼球。

四、眼外伤手术护理配合

1. 病人 B 即将行眼角膜深层异物取出术,在为其进行洗眼时应注意什么?

答:清洁术眼时注意:冲洗动作要轻柔,不能强行翻转眼睑,切勿对眼球施压,勿因冲眼时疼痛加剧;如已发生眼内组织嵌顿,做眼部冲洗时应细心分辨眼内组织与异物。

2. 眼球穿通伤手术的预后怎么判断?

答:眼球穿通伤是由锐器的刺入、切割造成眼球壁的全层裂开,伴或不伴有眼内损伤或组织脱出。以刀、针、剪刺伤等较为常见。预后取决于伤口部位、范围和损伤程度,有无感染等并发症,以及治疗措施是否及时适当。

3. 护士 A 进入手术室实习,跟随带教老师准备眼球穿通伤手术所需要的仪器,在准备显微镜时,应该作好哪些准备?

答:应当根据手术医师的屈光状态、瞳距调节手术显微镜的目镜,并将显微镜的 X-Y 轴调节装置复位,将手术显微镜的脚踏板放置手术医师的脚下。

第六节　眼科疾病护理常规思考题及答案

一、眼睑病的护理

1. 治疗急性睑腺炎耳尖放血操作要点是什么?

答:耳尖放血操作要点为:

(1)告知病人耳尖放血的目的。针灸耳尖穴有清热解毒、凉血消肿之功,对头面五官的炎症有较好的疗效。加之放血疗法,能泄热祛邪、消肿止痛。故耳尖穴放血,相得益彰,更能提高其疗效。

(2)操作者先用 75% 酒精消毒病人左耳廓上部。

(3)沿矢状面对折耳廓,选取折痕最高点作为耳尖放血穿刺点。

(4)用一次性使用三棱针垂直刺入 1～2mm,避免刺伤耳软骨。注意穿刺位置要准确,不可过深,如若过深伤及耳软骨易已发软骨炎。

(5)用双手交替挤压耳廓,用无菌纱布拭去挤出的血液,重复 30～50 次即可;挤压过程中,如出血量逐渐减少,可用 75% 酒精擦拭穿刺点,扩张局部血管以增加出血量。

(6)操作完成后,用消毒棉块按压穿刺位置 3～5 分钟以达到止血目的。

2. 外睑腺炎脓肿切开时切口应注意哪些?

答:

（1）睑腺炎脓肿成熟时需切开排脓。

（2）外睑腺炎，其皮肤切口方向应与睑缘平行。

（3）内睑腺炎，则其睑结膜面切口方向须与睑缘垂直。

（4）切忌挤压排脓，以免细菌随血流进入海绵窦引起脓性栓塞而危及生命。外睑腺炎脓液较多一次不能排净时，应加放引流条，引流条选择视切开大小而定，同时嘱病人次日来院换药。

3. 睑板腺囊肿和睑腺炎的区别？

答：

（1）睑腺炎是化脓性细菌侵入眼睑腺体而引起的一种急性炎症。患处呈红、肿、热、痛等急性炎症的典型表现，触之有压痛。治疗：耳尖放血、冷敷、局部用药。

（2）睑板腺囊肿是睑板特发性无菌性慢性肉芽肿性炎症。表现为眼睑皮下界限清晰呈微隆起的硬结，与表皮不发生粘连，无触痛。治疗：热敷、较大者实施手术切除。

二、泪器疾病的护理

1. 泪囊区局部按摩的作用和方法

答：可均匀用力按摩泪囊区，可以通过外来压力挤压泪囊及泪小管的分泌物，可以起到辅助治疗的目的。

（1）洗净双手，点用抗生素眼液3～5分钟后再予泪囊区按摩。

（2）按摩时，用拇指或示指指腹自内眦鼻骨下方泪囊区由上至下挤压泪囊。均匀加压按摩3～5次/组，一天3～4组。

2. 某患有慢性泪囊炎的病人行鼻腔泪囊吻合术，如何指导病人正确使用鼻腔冲洗装置？

答：

（1）鼻腔冲洗中加入35℃左右温水，加入适量的洗鼻盐，让盐水慢慢融化，准备洗鼻。

（2）低头，并偏向一侧，将冲洗器的出入孔对准另一侧鼻腔，手握冲洗器瓶身慢慢增加压力即可。

（3）注意事项：水温适宜，勿用冷水，一次只能清洗两侧鼻腔，清洗完毕，污水倒掉，不可重复使用。

3. 患儿 A，3 个月，患儿家属主诉"自患儿出生后 12 天即出现左眼溢泪，近 1 个月出现分泌物增多"，曾于外院行泪道冲洗，提示"左眼先天性泪囊炎"，曾行短期保守治疗效果不佳，为行泪道探通来医院门诊就诊，门诊诊断："左眼先天性泪囊炎"。已向患儿家属交代手术风险及预后，家属表示理解，但仍然担心是否错过了患儿的最佳治疗时间，医护人员如何向家属解释？

答：对先天性泪囊炎患儿进行泪道探通术的最佳治疗时间是2～6个月。从组织发育角度看，Hasner 膜通常在出生后4～6周自然穿孔。通过临床发现小于2个月的先天性泪囊炎患儿多数可通过泪囊按摩和泪道冲洗治愈，同时发现由于2个月之内的患儿泪小点小和睑裂窄容易在泪道探通术时形成假道。而超过6个月尤其超过1年的患儿进行泪道探通术失败率较高，原因是随着年龄的增长，泪道阻塞的膜会逐渐增厚；患儿年龄增加，活动幅度大，手术时头部多不易固定等，手术次数和失败率相应会增加。

4. 护士 A 为 5 个月的患儿行泪道探通时疑似发生假道，立即拔针后再次进行泪道探

通,请问这位护士的做法对吗?

答:不对。出现假道时,冲洗液会存留在组织间隙中,眼睑及泪囊处局部会出现水肿,此时应停止冲洗探通。少量冲洗液局部组织可自行吸收,但此时再次行探通术,极有可能再次误入假道,大量冲洗液存留在组织间隙造成损伤。应该待水肿吸收后再次试行泪道探通,一般1~2周后即可。

5. 小儿泪道探通术中制动时应注意什么?

答:头部固定时扶住患儿的下颌及颧弓部,避免压迫囟门。肢体固定时注意按住患儿肩、手、膝部。

(1)解开患儿颈部纽扣,制动时禁止压迫患儿颈部。

(2)一名协助护士位于患儿头部右侧,双手拇指与四指分开,用双手拇指固定患儿下颌骨颏隆凸位置,以分开的四肢固定颞骨部位,避免压迫患儿前、后、蝶、乳突四个囟门。同时用掌根及前臂固定患儿双肩。

(3)另一名协助护士位于患儿左侧膝部,握住患儿双手,同时以前臂压住患儿膝部。

三、结膜病的护理

1. 病人,25岁,主诉"双眼刺痒及异物感5天余"。门诊确诊为"双眼急性细菌性结膜炎",于门诊进行相应治疗。病人2天前出现双眼刺痒及异物感,进而烧灼、畏光、分泌物增多,晨起睁眼困难;现病人双眼上下睫毛粘住,影响视力。

专科查体:双眼眼睑水肿、结膜充血明显、中等量的黏脓性分泌物。结膜表面覆盖一层假膜。实验室检查:结膜分泌物涂片和结膜刮片可见多形核白细胞增多。

护士遵医嘱为病人去除假膜。问题:

(1)护士A为病人去除假膜,但是害怕病人疼痛,只是轻轻擦拭,未将假膜彻底去除,这样做法对吗?

(2)对于传染性结膜炎,如何做到消毒与隔离?

答:不对。这种灰白色膜状物用生理盐水棉签擦去,擦除直至将假膜完全除尽,露出新鲜结膜为止。

对于传染性结膜炎,应按以上方法做好消毒与隔离:

(1)医护人员双手在接触病人前后应彻底清洗、消毒,防止交叉感染。

(2)接触过病眼及其分泌物的仪器、用具等应及时消毒隔离,消毒液浓度为500ppm。

(3)用过的敷料应集中烧毁。

(4)病人的眼药只供病人一人使用,不可与他人混用。单眼患病实行一人一眼一瓶使用眼药。

2. 过敏性结膜炎好发于什么季节?

答:过敏性结膜炎主要为IGE介导的Ⅰ型变态反应所致,最常见的变应原是花粉、真菌孢子、尘螨等。花粉的播散有区域性、季节性的特点。根据病人居住地区和发病的季节性特点,过敏性结膜炎通常发生在冬末春初或气候急变的时候,也就是许多植物开花、抽芽的季节,受到粉尘影响,导致过敏。改善生活环境,特别是空气质量或居室内温度,使过敏源的影响减轻。

3. 请从病因、症状、措施等简述急性细菌性结膜炎和病毒性结膜炎的区别。

	急性细菌性结膜炎	病毒性结膜炎
病因	细菌、肺炎双球菌、淋病双球菌	病毒、腺病毒
症状	结膜充血 起病急、潜伏期短 异物感、灼热感、流泪 大量脓性分泌物	结膜充血 一周左右发病 异物感、疼痛、流泪 水样分泌物
措施	冲洗结膜囊 抗生素 隔离	冲洗结膜囊 抗生素＋抗病毒 隔离

4. 如何做好沙眼病的预防？

答：沙眼以预防措施和重复治疗结合进行，应培养良好的卫生习惯，避免接触感染，改善环境，加强卫生管理。

（1）养成良好的卫生习惯，勤洗手，勤剪指甲；不用手或不洁物品擦、揉眼部；最好用流水洗手、洗脸。

（2）沙眼急性期具有传染性。家庭中洗脸水、毛巾和脸盆专人专用，病人使用过的生活用具，如毛巾、脸盆、枕头、被套等要经常煮沸消毒或阳光下晾晒。

（3）急性感染期实施接触性隔离，不允许到公共场所，以免交叉感染。

（4）与病人接触过后，应立即洗手。

（5）向病人及家属介绍细菌性结膜炎具有传染性以及如何防治，以保护病人的家属、朋友及其他人。并告知合理的预防，可以避免疾病传染给他人。

5. 如何防护以减少翼状胬肉的发生？

答：翼状胬肉发病原因可能与结膜长期暴露于阳光、烟尘、风沙、气候干燥等环境因素有关。眼部应佩戴太阳镜或风镜防护太阳光、灰尘、风沙等，以减少翼状胬肉的发生。

四、角膜病的护理

1. 病人，男性，26 岁，配戴角膜接触镜史 3 年余，近日因左眼眼红、眼痛、分泌物增多、视物模糊 2 天，为求进一步治疗来医院就诊，门诊以"左眼铜绿假单胞菌性角膜炎"紧急收入院，拟行手术治疗。问题：

（1）角膜移植手术后术眼植片观察要点是什么？

（2）病人术后口服醋酸泼尼松片治疗，护士应观察哪些用药不良反应？护理要点是什么？

（3）病人配戴角膜接触镜 3 年，如何指导病人正确佩戴方法？

答：

（1）术后密切观察病人的术眼情况及不适主诉，了解病人有无视力下降、畏光流泪，观察植片的透明度、角膜缝线有无松动、缝线周围有无新生血管等。

（2）病人术后口服糖皮质激素治疗，有可能会出现胃溃疡、出血、精神障碍、失眠、消化道代谢紊乱等副作用，若长期大剂量服用可能发生严重不良反应，因此在用药前，应详询病人有无消化道疾病史及精神状况，向病人详细讲解该药的治疗作用和不良反应，服用糖皮质激素药物时辅以保护胃黏膜药物同时服用，并指导病人晨服、进食后服药，以减少对胃黏膜的刺激,密切观察病人有无胃痛、黑便等消化道出血症状。

（3）对于连续配戴角膜接触镜的人群,要遵从视光师和眼科医师的建议,及时更换镜片；接触角膜接触镜、护理药水及有关配件前,应用皂液洗手,储存镜片的容器必须定期清洁、洗净及保持干爽,以免滋生细菌。若眼部感到不适或眼红,应立刻除掉角膜接触镜,出现眼痛及眼红等症状时,应立即看眼科医师。

2. 糖皮质激素眼药长期使用会出现什么情况?

答:糖皮质激素的应用要严格遵医嘱,长期使用可导致青光眼、损害视神经、视力下降、视野缺损、后囊下形成白内障等,使用过程中应该常规监测眼压,甚至是眼压测量困难的儿童和不合作的病人也不例外；还可以抑制宿主的免疫反应,可能增加继发严重的眼部感染机会；在一些导致角膜、巩膜变薄的病变中使用激素可能导致眼球穿孔的发生；在眼部急性化脓性病变时,激素可掩盖感染并加重已经存在的感染；还可能导致非敏感微生物的过度生长,包括真菌,因此,出现不适症状,应及时治疗。

3. 真菌性角膜炎眼部用药时,为什么频繁点眼?

答:由于抗真菌药物较难透过眼组织,使用抗真菌滴眼液时,应频繁点眼,通常为每小时1次,且在临床治愈后,仍应维持点眼一段时间,以减少复发的可能性。

五、晶状体疾病的护理

1. 患儿,女性,5岁,诊断为先天性白内障,拟全身麻醉下行"左眼白内障摘除联合后囊膜切开联合前部玻璃体切除联合人工晶状体植入术"。问题:

（1）全麻术后的护理要点是什么?

（2）白内障术后护士应如何观察并发症?

（3）术后病人家属询问如何配镜及弱视训练,那么对于先天性白内障的患儿应如何指导家长?

答:

（1）全麻术后的护理要点:患儿术毕回病房后仍需去枕平卧（具体时间遵麻醉师医嘱）,头偏向健眼侧,以避免压迫术眼,同时防止呕吐物污染术眼敷料；观察病人全麻术后的情况,包括生命体征的观察、意识的观察、第一次小便的观察；另外观察患儿有无恶心、呕吐等术后不良反应；患儿完全清醒后可进食少量水,若无呛咳,可少量进食母乳或流食,以免引起胃部不适。

（2）白内障术后护士应如何观察并发症:手术后24小时内术眼会出现轻微疼痛、异物感,是由于眼部组织创伤所致,无需特殊处理。但术眼有眼内出血、角膜水肿及高眼压等并发症的风险,护理人员应及时观察,并报告主管医师给予积极处理。

（3）指导病人家属一般术后1～3个月可给予配镜。先天性白内障患儿都会有一定程度的形觉剥夺性弱视,手术后家长要尽早带患儿到弱视门诊就诊,验光配镜并开始弱视训练,以期达到最好的视力。

2. 先天性白内障患儿手术治疗白内障的最佳时期是?

答:

（1）对于明显影响视力者应尽早给予手术治疗,最佳时间为3～6个月,以免发生形觉剥夺性弱视。

（2）儿童的人工晶状体植入术一般最早在2～3岁进行手术。

（3）先天性白内障已发生弱视病人，宜在术后抓紧进行弱视训练。

六、青光眼疾病的护理

1. 患儿，3岁，家属主诉"发现患儿出生后经常出现双眼怕光、流泪，无眼红、眼痛，未予重视"，门诊以"双眼先天性青光眼"收入院。择日在全身麻醉下行"双眼小梁切开联合小梁切除术"。问题：

（1）患儿术前用卡替洛尔滴眼液局部降眼压治疗，应如何指导患儿家属正确用药？

（2）患儿小梁切除术后为保持术眼滤过通畅，需行眼球按摩，应如何指导家长正确的眼球按摩方法？

答：

（1）对于降眼压的眼药，要指导家长严格掌握用药次数和用量，用药后应按压泪囊（内眦处）3～5分钟，防止药物经泪小点进入泪道、鼻腔，导致药物的全身吸收，进而引起相应的毒副作用，而造成病人全身系统的损害。

（2）小梁切除术后，保持滤过通畅，减少瘢痕形成，术后需对滤过泡进行护理，从而提高手术成功率，而且小儿的组织愈合能力强，一项重要的工作便是眼球按摩，术后2周内是通道闭合的关键时期，术后复查根据眼压，医师会告诉家长适宜的按摩时机，所以应教会病人家属眼球按摩方法。具体方法：按摩时应嘱病人向下看，双手示指指头并拢，放在患眼上眶缘下方的上睑皮肤上，相当于滤过泡上方的地方，双手示指轻轻地、上下交替按摩滤过泡。每天按摩2～3次，每次5分钟或200～300下。注意按摩力度要适宜。

2. 女性，55岁，主诉左眼胀痛伴左侧头痛2天，视力左眼为0.1，眼压45mmHg。房角镜检查左眼房角关闭。眼底检查杯盘比0.7，诊断为左眼急性闭角型青光眼。拟手术治疗收入院。问题：

（1）应为该病人做哪些生活指导？

（2）该病人进行抗青光眼手术治疗，术后次日术眼护理有哪些？

答：

（1）应为该病人做以下生活指导：①合理安排日常生活，自我放松，保持心情舒畅，学会控制情绪；②一次饮水量<300ml，不饮用咖啡、浓茶等有兴奋作用的饮品；③看电视时应有室内照明，避免长时间在黑暗的房间里停留，造成瞳孔散大，引起眼压升高；④选择清淡易消化饮食，保持大便通畅，保证充足睡眠；⑤眼压虽控制但不代表疾病痊愈，仍应注意眼压和视野的变化，此病需终生随访。

（2）术后次日术眼护理包括：术后次日打开敷料，应密切观察术眼眼压、切口、滤过泡（增加房水排出的通道）情况，前房是否形成等。前房形成迟缓合并低眼压者应加压包扎；为预防炎症反应的发生，遵医嘱用药，观察病人有无眼胀、眼痛、头痛、恶心、呕吐等不适症状。

3. 病人，女性，46岁，为双眼开角型青光眼病人，某日主诉左眼胀痛，来院就诊，测量眼压右眼20mmHg，左眼48mmHg，遵医嘱输入20%甘露醇250ml，请问在甘露醇输入过程中应注意哪些要点？

答：

（1）输注时间控制在 30 分钟之内，由于快速组织脱水，可致一过性颅内压降低，病人出现一过性头痛，输注过程中要去枕平卧位，使用后应缓慢起身，防止用药后突然起立引起体位性低血压。

（2）使用时应注意选择管腔较粗、弹性较好的血管，并加强巡视，因为输入过程中可能导致外渗可致组织损伤、静脉炎。

（3）使用过程中，可能导致肾脏损害，注意观察病人的尿量及颜色。

（4）年老体弱或有心血管系统疾病的病人要注意观察呼吸、脉搏的变化，并适当减少用量或减慢滴速；糖尿病、肾功能不全者慎用。

4. 青光眼定期随访的目的和意义？

答：青光眼治疗的直接目的是降低眼压，但部分病人可出现眼压的回升，这种情况无法提前预知、处理及预防，所以需要随访，而对于某些病人，自身本来带有容易促使眼压回升的因素，更需要密切的随访。况且，青光眼治疗的根本目的并不单纯在眼压，更在视功能即视野，要想获得具体的了解和治疗，只有通过随访才能做到。

七、眼外伤的护理

1. 病人，50 岁，主诉"被雷管炸伤 3 个月，自觉异物溅入左眼伴视力下降，于本地医院行左眼角巩膜裂伤缝合术"，进一步治疗收入院。择日病人全身麻醉下行"左眼白内障超声乳化联合玻璃体切除联合激光联合磁性异物取出联合惰性气体注入术"。问题：

（1）病人术后第 2 天视物不清，医师检查确诊为眼内出血，应如何指导病人？

（2）病人术后眼内填充惰性气体，应如何指导病人卧位？

答：

（1）告知病人眼内出血是最常见且较为严重的并发症之一，术后剧烈咳嗽、呕吐或活动都是导致眼内出血的常见原因。应嘱病人卧床休息，取头部略高位，使血下沉，避免角膜血染、瞳孔后粘连和影响黄斑，勿做剧烈运动，术眼包扎，根据病人病情遵医嘱应用止血药物。

（2）应指导病人：

1）告知病人术后采取特殊体位的目的：促进视网膜复位。

2）告知病人采取特殊体位即面向下体位的时间，常规惰性气体注入后采取特殊体位为 2～3 周。具体恢复自由体位时间遵医嘱而定。术后两周为关键期，应持续保持特殊体位。

3）做好病人特殊体位的健康宣教，教会并示范病人特殊体位的具体方法以及如何更换体位。

4）皮肤护理：可告知病人变换多种姿势即坐位、站位、卧位，并督促病人 1～2 小时更换体位，避免局部皮肤长期受压，发红或破溃；受压部位可垫软枕，增加舒适度和减少压疮风险。

2. 病人男性，为实验室工作人员，主诉"左眼碱烧伤 6 个月，左眼视力下降"。专科检查：视力右眼 0.3，左眼眼前手动，入院后全身麻醉下行"左眼板层角膜移植术"。问题：

（1）病人担心角膜移植术后发生排斥反应，应如何指导病人？

（2）病人为实验室工作人员，出院宣教时护士如何指导病人再次发生化学烧伤？

答：

（1）角膜移植术后出现免疫排斥反应问题是导致手术失败的主要原因，多在术后10天～3个月内发生，如果术后2周左右出现畏光、流泪、突然视力下降等，应警惕排斥反应的发生，及时就诊。

（2）告知病人应加强卫生安全意识，注重岗前培训，严格执行操作规章制度，完善防护措施，能有效减少眼外伤。